「十三五」国家重点出版物出版规划项目

「小儿外科疾病诊疗规范」丛书

小儿肿瘤外科疾病

诊疗规范

GUIDELINE

中华医学会小儿外科学分会 编著

人民卫生出版社

图书在版编目（CIP）数据

小儿肿瘤外科疾病诊疗规范/中华医学会小儿外科学分会
编著.—北京:人民卫生出版社,2018
ISBN 978-7-117-26223-1

Ⅰ.①小… Ⅱ.①中… Ⅲ.①小儿疾病-肿瘤学-外科学-
诊疗-规范 Ⅳ.①R730.56

中国版本图书馆 CIP 数据核字（2018）第 073530 号

人卫智网 www.ipmph.com 医学教育、学术、考试、健康，
购书智慧智能综合服务平台
人卫官网 www.pmph.com 人卫官方资讯发布平台

ISBN 978-7-117-26223-1

小儿肿瘤外科疾病诊疗规范

编　　著：中华医学会小儿外科学分会
出版发行：人民卫生出版社（中继线 010-59780011）
地　　址：北京市朝阳区潘家园南里 19 号
邮　　编：100021
E - mail：pmph @ pmph.com
购书热线：010-59787592　010-59787584　010-65264830
印　　刷：三河市宏达印刷有限公司（胜利）
经　　销：新华书店
开　　本：889×1194　1/32　印张：10
字　　数：276 千字
版　　次：2018 年 10 月第 1 版　2018 年 10 月第 1 版第 1 次印刷
标准书号：ISBN 978-7-117-26223-1
定　　价：59.00 元

同心协力
攻克肿瘤

晔明教授惠存

周选张金哲书

3

编写委员会

总 主 编　王维林　孙　宁

主　编　吴晔明(上海交通大学医学院附属新华医院)

副主编　吕　凡(上海交通大学医学院附属新华医院)

　　　　金惠明(上海交通大学医学院附属新华医院)

编　委(以姓氏笔画为序)

　　　　马　杰(上海交通大学医学院附属新华医院)

　　　　王　珊(重庆医科大学附属儿童医院)

　　　　王忠荣(安徽省立医院)

　　　　王焕民(首都医科大学附属北京儿童医院)

　　　　刘　潜(赣州医学院第一附属医院)

　　　　李　凯(复旦大学附属儿科医院)

　　　　李玉华(上海交通大学医学院附属新华医院)

　　　　陈肖鸣(温州医科大学附属第一医院)

　　　　赵培泉(上海交通大学医学院附属新华医院)

　　　　袁晓军(上海交通大学医学院附属新华医院)

　　　　栗相东(第四军医大学西京医院)

　　　　顾　松(上海交通大学医学院附属上海儿童医学中心)

　　　　蒋马伟(上海交通大学医学院附属新华医院)

序

儿童是国家的未来和希望，在现代医学大环境下，如何降低出生缺陷，提高小儿外科疾病的诊治水平，进而提高我国人口素质和生活质量，是小儿外科医生们所面临的神圣责任和挑战。

随着我国儿童医疗健康事业的不断发展，小儿外科专业有了很大的发展，但专业人员数量仍然有限，资源分布尚不平衡，特别在农村和基层医院，专业人员尤为短缺。导致治疗水平在城乡之间、发达与不发达地区都存在明显差异。在《国家卫生和计划生育委员会（原卫生部）贯彻 2011—2020 年中国妇女儿童发展纲要实施方案》中，要求将妇幼卫生知识与技能培训纳入基层卫生人员培训规划，开展以儿童健康管理、儿童常见病防治以及出生缺陷三级防治措施等为主要内容的专项培训。正在开展的医疗卫生体制改革，要求分步实施分级诊疗等措施，可望改善我国目前小儿外科专业分布和诊疗水平的差异。

由人民卫生出版社和中华医学会小儿外科学分会共同策划和组织编写的"小儿外科疾病诊疗规范丛书"在此背景下出版了。本套丛书将为小儿外科专业医生和兼职从事小儿外科专业的临床工作者提供一套具有较高参考价值和可执行性的临床诊疗规范，用于规范小儿外科临床诊疗行为，努力减少由于专业机构区域分布不平衡和专业人员差异而造成的医疗水平差异，提高临床服务质量。也可作为卫生主管部门组织培训课程的参考教材和专业人员能力培训考核的参照标准。

本书以丛书形式出版，涉及小儿外科临床各专业领域，均由各领域的权威专家组织和参与编写。在编写过程中,专家们对各疾病诊断和治疗规范的制定是在系统评价的科学证据支持基础上,结合临床医学实践经验,将规范化医疗与个体化医疗相结合而完成的,并期望在今后的临床应用中不断完善和提高。编写过程中难免存在不足,恳请读者提出宝贵意见。

丛书总主编　王维林　孙　宁
2017 年 1 月

前　言

　　受中华医学会小儿外科学分会孙宁、王维林两位主委的委托，负责编写《小儿肿瘤外科疾病诊疗规范》，旨在将与儿童外科密切相关的儿童实体肿瘤中常见肿瘤的临床表现和目前采用的治疗方法以尽可能简洁的呈现给读者，便于临床医生能在工作中作为工具书参考应用。

　　本书有别于教材和专著，淡于疾病机制的描述，重点于临床诊断和处理原则。本书参考了金先庆、施诚仁教授主编的《儿童实体肿瘤诊疗指南》，并将近年来国际上的新进展结合进本手册。本书特别邀请了上海交通大学医学院附属新华医院放射科李玉华主任、儿童肿瘤内科袁晓军主任及放疗科蒋马伟主任分别撰写了儿童常见肿瘤的影像学表现、常见儿童肿瘤化疗方案及儿童恶性实体瘤的放疗原则三个章节，希望能对年轻医师在实际临床工作中有帮助。

　　我国小儿外科泰斗张金哲院士曾送给小儿肿瘤学组一副题字"同心协力、攻克肿瘤"，与大家共勉。

　　本书出版之际，恳切希望广大读者在阅读过程中不吝赐教，欢迎发送邮件至邮箱 renweifuer@ pmph. com，或扫描封底二维码，关注"人卫儿科"，对我们的工作予以批评指正，以期再版修订时进一步完善，更好地为大家服务。

吴晔明

2018 年 8 月

目 录

第一章 小儿肿瘤总论

【概述】 儿童外科主要涉及四大类疾病:肿瘤、畸形、炎症和创伤。其中,恶性肿瘤是危及儿童生命的主要原因之一,仅次于创伤,位列儿童死亡原因的第二位。儿童恶性肿瘤每年的总体新发病率约在万分之 1~1.5,不同种族、不同地区、不同年龄、不同性别小儿肿瘤的发病率有一定差别,好发的肿瘤也不尽相同。在所有恶性肿瘤中,白血病是儿童最常见的恶性肿瘤,约占 30%,其他依次为脑肿瘤(25%)、淋巴瘤、神经母细胞瘤、软组织肉瘤、肾母细胞瘤、骨肉瘤、视网膜母细胞瘤和肝脏肿瘤等。

随着对儿童肿瘤认识的提高及对肿瘤基础和临床研究的进一步深入,尤其是对肿瘤分子遗传学研究的进步,提高了人们对儿童常见恶性肿瘤发病机制和发病过程的认识,使患儿有机会得到更为规范和有效的治疗。儿童恶性肿瘤的治愈率已由 20世纪 60 年代的 30%,80 年代中期的 65%,90 年代中期的 75%发展到近年来的总体治愈率达 80%以上的水平。但仍有一些晚期恶性肿瘤的疗效不理想,且进展较慢,如Ⅳ期神经母细胞瘤。

儿童肿瘤的临床发病特点:①发病率低,病死率高,是排列第二位的儿童死亡病因;②早期诊断率低,确诊时呈肿瘤晚期病例比例高;③部分肿瘤可自行消退,如儿童神经母细胞瘤和血管瘤临床上可见到肿瘤自行消退现象;④一些肿瘤具有肿瘤和畸形的二重性,如畸胎瘤、血管瘤;⑤一些儿童恶性肿瘤常可产生特异的血清肿瘤标志物,是临床诊断和鉴别诊断的重要依据,也是预后评估的重要指标。

【病因】 儿童肿瘤与成人肿瘤相比有一定的特殊性,成人常见好发肿瘤在儿童并不多见,在儿童恶性实体肿瘤中,以胚胎性肿瘤和肉瘤为主,但对儿童肿瘤的发生原因认识仍不足。目

1

前比较一致的观点认为儿童肿瘤是一种遗传学疾病,肿瘤的发生与各种遗传因素和躯体内外环境的影响有关。

1. **胚胎发育障碍**　一些儿童肿瘤与胚胎发育异常有关,在新生儿期即可被发现,甚至在出生时即已存在,随着产前检查的普及,一些肿瘤在胎儿期即可被发现,如畸胎瘤、神经母细胞瘤等。正常胚胎细胞发育受到细胞遗传学特性的严格调控,当各种遗传因素和躯体内外环境发生改变时,可导致肿瘤的形成。一些肿瘤常伴有其他的先天性畸形,如肾母细胞瘤合并单侧肢体肥大、虹膜缺如及尿道口裂。

2. **遗传倾向和易感致癌因素**　现已知道,儿童肿瘤具有一定的遗传倾向,一些肿瘤患儿有显著的家族史,如呈常染色体显性遗传的视网膜母细胞瘤,肾上腺皮质癌、肾母细胞瘤等也都有一定的遗传倾向。已知的一些具体机制有:①细胞周期调控失活或失调;②影响细胞功能的重要信号传导通路的某些跨膜蛋白受体的异常;③细胞程序性死亡(凋亡)受阻;④染色体结构异常;⑤原癌基因激活或抑癌基因失活;⑥异常的血管生成;⑦某些物理化学因素及生物因素。此外,慢性炎症、免疫缺陷等都可能成为肿瘤的病因。

【病理学特点】　儿童肿瘤病理学的特点是肿瘤分类、分级分期、临床诊断和治疗的基础,对判断预后有重要意义。

1. **胚胎性肿瘤**　是儿童实体肿瘤中最常见的一类肿瘤,以未成熟胚胎细胞为主要组织学特点,多见于骶尾部、腹膜后及纵隔,常见的胚胎性肿瘤有:神经母细胞瘤、肾母细胞瘤、横纹肌肉瘤、视网膜母细胞瘤、肝母细胞瘤、唾液腺母细胞瘤和胸膜肺胚细胞瘤。胚芽细胞瘤是一组以胚芽细胞(germ cell)来源的儿童胚胎性肿瘤,主要包括无性细胞瘤、内胚窦瘤(卵黄囊瘤)及畸胎瘤,包括成熟型和未成熟型畸胎瘤。恶性胚胎性腺瘤、多发性胚胎瘤和性腺胚细胞瘤等也属胚芽细胞瘤。

2. **小圆细胞瘤**　是以一组细胞结构近似、较难鉴别的以小圆细胞为主的儿童肿瘤,此类肿瘤包括神经母细胞瘤、尤因瘤、小泡型横纹肌肉瘤、Burkitt 淋巴瘤、小圆细胞型骨肉瘤、胚芽型肾母细胞瘤、小细胞型恶性周围神经鞘瘤、滑膜肉瘤及其他不易分类的小圆细胞瘤。小圆细胞组织学特点是细胞核与细胞质比例高。通过检测特异性生化标志物可鉴别不同的小圆细胞肿瘤。

3. **异质性** 来源于相同胚胎细胞的肿瘤可因细胞分化程度不同、细胞成分不同而表现为恶性度不同,甚至性质不同的肿瘤。如来源于神经嵴的肿瘤可分为神经母细胞瘤、神经节母细胞瘤和神经节细胞瘤。

4. **多个原发性肿瘤** 少数肿瘤患儿可同时出现多个原发性肿瘤病灶。如双侧原发性肾母细胞瘤(约占肾母细胞瘤的7%)。神经母细胞瘤、横纹肌肉瘤也可发生多个肿瘤病灶。

【常见儿童肿瘤标志物】

1. **甲胎蛋白(AFP)** 是肝母细胞瘤、肝癌及恶性畸胎瘤的重要标志物;需注意新生儿血清 AFP>10 000IU,于 3 个月内迅速下降,6 个月内逐渐降至正常值(8IU)。

2. **儿茶酚胺代谢产物香草扁桃酸(VMA)或高香草酸(HVA)** 是神经母细胞瘤的生物学标志物,VMA 可从收集的24 小时尿液中检测。

3. **β-HCG** 是绒毛膜癌的重要标志物,在含有绒毛膜癌成分的恶性畸胎瘤患儿中升高。

4. **神经元特异性烯醇酶(NSE)和 S-100 蛋白** 对神经细胞来源的肿瘤有一定鉴别诊断及预后评估价值。

5. **MYCN 基因** MYCN 基因高表达常提示肿瘤预后较差。

6. **β-酪氨酸激酶受体(TRK-β)** 高表达往往提示神经母细胞瘤处于增殖状态,分化潜能低,预后不良。

【临床表现】

1. **无痛性肿块** 是最常见的局部症状,多为偶然发现。

2. **肿瘤压迫症状** 可成为最早临床表现。颅内肿瘤多位于中线附近,压迫症状表现为颅内压升高、步态不稳、头颅增大、颅缝扩大以及喷射性呕吐等。胸腔肿瘤如压迫呼吸道可引起呼吸困难,腹腔肿瘤如压迫胆管、肠管可引起黄疸或诱发肠梗阻,骶尾部肿瘤压迫、浸润直肠和膀胱颈部可引起排便排尿困难,肿瘤浸润椎管内可引起相应节段的脊髓压迫症状。

3. **全身症状** 肿瘤早期多无全身症状,中晚期可出现发

3

热、乏力、贫血及消瘦等全身症状。肿瘤转移至胸腔及腹腔者可出现胸腔积液或腹水,转移至颅内可出现烦躁、头痛等症状,肿瘤组织浸润或坏死可出现感染或出血等症状。

【诊断】 儿童肿瘤的诊断主要依靠患儿的临床症状、影像学检查(B超、CT、MRI)及实验室肿瘤标志物检查。部分患儿的肿瘤可在产前体检超声中检出,并可通过MRI检查进一步确认。因儿童肿瘤的特殊性,需警惕和重视因肿瘤压迫浸润引起的相关临床症状,如胸颈部肿瘤引起的Horner综合征、盆腔肿瘤引起的大小便困难、肿瘤椎管内浸润压迫出现下肢无力甚至截瘫等。

骨髓穿刺骨髓细胞学检查对肿瘤转移有诊断意义。

多数肿瘤的确诊仍需通过病理学诊断,对于一些评估无法一期切除或手术风险极大的患儿可通过细针穿刺获取肿瘤组织,目前超声引导下肿瘤穿刺和内镜超声引导下穿刺几乎可完成大多数的肿瘤活检。开放手术肿瘤活检是传统的获取肿瘤病理标本的方法,对于一些特殊部位或无法进行穿刺病理检查时其仍是有效的方法,但需考虑到有增加肿瘤分期的风险。

【肿瘤分期一般原则】 儿童恶性实体肿瘤大多位于后腹膜、盆腔、纵隔及颈部。根据肿瘤是否局限、包膜是否浸润、术中是否有肿瘤残余,局部淋巴结是否转移及有无远处转移进行分期。具体如下:

1. Ⅰ期 肿瘤局限在原发器官或原发部位,包膜完整,可完整切除,肿瘤未破裂,局部淋巴结阴性。

2. Ⅱ期 肿瘤突破包膜或手术活检打开肿瘤包膜,但仍可完整切除肿瘤。瘤旁局部淋巴结阳性。

3. Ⅲ期 手术切除后局部有残留肿瘤存在,多数不能完整切除,局部淋巴结转移,但仅局限于腹腔或胸腔,出现肿瘤细胞栓子。

4. Ⅳ期 通过血液循环、淋巴系统或其他方式出现远处转移(肺、肝、骨或脑组织等)。

【分子诊断技术】

近二十年来,肿瘤分子诊断技术发展迅速,对肿瘤诊断、治疗和预后评估产生了重要影响。肿瘤分子诊断技术作为常规组织病理学和免疫组织化学诊断的辅助手段,用于鉴别肿瘤病理组织的基因或染色体结构异常,部分病例需用分子诊断技术来明确诊断。

常用的分子遗传学方法包括核型分析、荧光原位杂交方法(FISH)和反转录聚合酶链反应(RT-PCR)等。虽然这些技术已在一些医疗中心和研究机构开展,但在临床仍未普及。

分子遗传学分析对一些肿瘤的预后评估有一定指导意义。如检测神经母细胞瘤的 *MYCN* 基因是否扩增可了解肿瘤的侵袭性。Ewing 肉瘤或原始神经外胚层瘤的 EWS-FLI1 的 1 型变异融合基因和腺泡型横纹肌肉瘤的 *PAX7-FKHR* 融合基因是两个被认为相对预后较好的类型。互补 DNA 微阵列分析技术可能会发现许多与预后更有相关性的基因。

一些可以准确高效分析或描述肿瘤组织谱的新技术也在不断涌现,如 RNA 微阵列分析基因表达和蛋白质组学分析蛋白表达可鉴别某些特定肿瘤,并能提供诊断或预后信息的特异"指纹"。蛋白质组学分析也能用于肿瘤的早期检测、危险度分级和复发监测。

基因芯片分析能通过分析肿瘤细胞 RNA 的整个互补性来检测肿瘤细胞对各种刺激物的效应,如应激、低氧合治疗等。今后,基因芯片法有望被常规用于儿童恶性肿瘤分析。

【治疗原则】

儿童肿瘤治疗的基本原则是在规范化前提下体现个体化特点的综合性治疗。

1. 手术治疗

(1)术前准备:经术前充分准备及良好围术期护理,大多数患儿对手术具有良好的耐受性。对新生儿、低体重儿、严重营养不良的肿瘤患儿应制订周密的方案维持呼吸、循环、代谢、体温以及出凝血机制稳定后方可手术。

(2)手术原则:通常 Ⅰ 期及 Ⅱ 期肿瘤患者可采取一期完整肿瘤切除;Ⅲ期和Ⅳ期肿瘤通常先采取 2~4 个疗程的新辅助化疗,待肿瘤体积减小、骨髓转移转阴性、血管生长抑制,肿瘤与正常组织边界明显后,再行延期肿瘤切除术。

(3)手术特点:小儿组织娇嫩,器官功能不健全,因此手术应适当简化,避免过度损伤,术中应注意止血及正常组织的保护。肿瘤切除后应对损害的组织器官功能进行评估及有效的重建,以保证术后组织器官正常的生理功能及良好的生长发育。

2. 化疗 术前化疗的主要目的是缩小肿瘤体积,减少肿瘤血供,控制远处转移灶,为中晚期肿瘤的原发病灶切除提供机会。术后化疗的主要作用是消除残留肿瘤组织、血液中肿瘤细胞、预防复发巩固疗效。

(1)小儿常用化疗药物可分为四类:①烷化剂类:如环磷酰胺、异环磷酰胺;②抗生素类:如放线菌素 D、阿霉素及柔红霉素等;③植物类:如长春新碱类药物、高三尖杉酯碱等;④抗代谢类:如甲氨蝶呤、6-巯基嘌呤、氟尿嘧啶、阿糖胞苷等。

(2)儿童肿瘤化疗基本原则:规范化原则下的个体化治疗,选择敏感药物,联合用药以增强疗效,减低副作用。总体来讲,儿童肿瘤对化疗较为敏感,但敏感程度不尽相同。如神经母细胞瘤、肾母细胞瘤、恶性淋巴瘤、恶性生殖细胞瘤等含胚胎细胞成分多的肿瘤对化疗敏感;软组织肉瘤、尤因肉瘤、骨肉瘤、肝脏肿瘤较敏感;甲状腺癌、黑色素瘤等不敏感。

3. 放疗 儿童肿瘤对放疗较为敏感,在实施放疗时应对拟实施放疗肿瘤进行敏感性评估。

4. 生物治疗及免疫治疗 主要采用某些细胞因子、生物活性物质等作为肿瘤治疗的辅助治疗手段,逐步完善后有望取得突破,为肿瘤治疗展示光明未来。

【预后】

近 20 年来,儿童肿瘤治疗取得了显著进展,总体 5 年无病生存率除极个别病种小于 50% 外,平均值已达 70% 左右,最高可达 95%。

【小结】

恶性肿瘤是儿童排位第二的死亡原因。儿童恶性实体肿瘤以胚胎性肿瘤和肉瘤为主,其发病率低,早期诊断率低,病死率高,一些肿瘤具有肿瘤和畸形的二重性,一些可产生特异的血清肿瘤标志物,是临床诊断和预后评估的重要指标。规范化前提下体现个体化特点的综合性治疗,儿童恶性肿瘤的治愈率已由 20世纪 60 年代的 30%,发展到近年来的总体治愈率达 80%以上。

(吴晔明)

参 考 文 献

[1] Park JR,Bagatell R,London W B,et al. Children's Oncology Group's 2013 blueprint for research:neuroblastoma. Pediatr Blood Cancer,2013,60(6):985-993.

[2] Lawlor ER,Thiele CJ. Epigenetic changes in pediatric solid tumors:promising new targets. Clin Cancer Res,2012,18(10):2768-2779.

[3] Chen X,Pappo A,Dyer MA. Pediatric solid tumor genomics and developmental pliancy. Oncogene,2015,34(41):5207-5215.

[4] Louis CU,Shohet JM. Neuroblastoma:molecular pathogenesis and therapy. Annu Rev Med,2015,66:49-63.

[5] Kiyonari S,Kadomatsu K. Neuroblastoma models for insights into tumorigenesis and new therapies.Expert Opin Drug Discov,2015,10(1):53-62.

[6] Ward E,Desantis C,Robbins A,et al. Childhood and adolescent cancer statistics,2014. CA Cancer J Clin,2014,64(2):83-103.

[7] Majzner RG,Heitzeneder S,Mackall CL. Harnessing the Immunotherapy Revolution for the Treatment of Childhood Cancers. Cancer Cell,2017,31(4):476-485.

[8] Ribeiro RC,Antillon F,Pedrosa F,et al. Global Pediatric Oncology:Lessons From Partnerships Between High-Income Countries and Low-to Mid-Income Countries. J Clin Oncol,2016,34(1):53-61.

[9] Pramanik R,Agarwala S,Gupta YK,et al. Metronomic Chemotherapy vs Best Supportive Care in Progressive Pediatric Solid Malignant Tumors:A Randomized Clinical Trial. JAMA Oncol,2017,3(9):1222-1227.

[10] Merchant MS,Geller JI,Baird K,et al. Phase I trial and pharmacokinetic study of lexatumumab in pediatric patients with solid tumors. J Clin Oncol,2012,30(33):4141-4147.

第二章　血　管　瘤

【概述】　小儿血管瘤（hemangioma）属于小儿血管发育异常性疾病中的真性肿瘤。发病率在 5%～10%，好发于头颈部。血管瘤发病率存在明显的性别差异，女多于男，比例约为 3∶1，出生时低体重儿及有血管瘤家族史的婴幼儿是血管瘤发病的危险因素。一般在出生后 1 个月内被患儿家长发现，随后进入快速增长期，1 年后开始消退，90% 患儿在 7～9 岁基本或完全消退，消退后的病变被纤维-脂肪组织所替代，少数有瘢痕形成。

【病因】　病因尚未明确，有基因缺陷学说、胎盘来源细胞、血管内皮细胞异常增殖、外源性细胞因子介导等多种假说。

【病理】　血管瘤的病理特征是具有增殖期和内皮细胞的增生。增生的血管瘤在组织学上通常表现为大量的内皮细胞分裂增生、肥大细胞浸润及基底膜层的增厚，几乎没有明显的血管管腔。消退期血管瘤内部都有不同程度的肥大细胞浸润，血管周围开始出现逐渐明显的纤维组织和脂肪组织沉积，伴有血管管腔数量减少并融合成膨大的管腔。

血管瘤可分为三大类：单纯性血管瘤，复杂性血管瘤和先天性血管瘤。

【临床表现】

1. **单纯性血管瘤**　是婴儿期最常见的肿瘤，发病率 1%～2.6%，女婴多见，早产儿多见，多为散发，有常染色体显性遗传的报道。往往分布于头、颈、躯干或四肢部位。可以累及皮内，也可累及皮下，称为浅表血管瘤和深层血管瘤。一般说来，浅表血管瘤在生后 2 周左右发病，4～6 个月的增殖期，6～12 个月的静止期，5～6 年的消退期。70%～90% 能自然消退，大多数没有并发症，但受累皮肤表面会有淡红色的印迹残留。深层的血管瘤在生后 3～4 个月变得明显，皮肤表面会呈淡蓝色。9～12 个月龄达到增殖的高峰,然后进入消退期,表现为颜色变浅和皮肤变平。50%的患儿在 5 岁前消退,但可残留血管扩张,皮肤松弛或一些解剖结构的变形等后遗症。

2. 复杂性血管瘤 一般与其他畸形伴发,往往需要进一步检查评估。

(1)颈面部区域:涵盖了颈、颏、面部等区域,需要耳鼻喉科协助评估。溃疡可发生在眼睑、耳朵、鼻部和唇部,头皮或眉部的血管瘤可造成斑秃,眼眶周围的血管瘤会影响视轴和扭曲角膜,导致弱视。声门下血管瘤会阻塞气道,有时需要气管切开。

(2)多发性血管瘤:有 20%的婴儿会患有两处以上的血管瘤,但 5 处以上的血管瘤少见。这种多发的血管瘤往往直径小于 5mm,略隆起于皮面,称为"血管瘤病",这种患儿多有内脏器官的血管瘤病变,肝脏为最常见累及器官,脑、消化道和肺部少见。一般需要常规行 B 超检查排除肝脏病变。

(3)肝血管瘤:肝脏是皮肤以外最常见的血管瘤累及部位,可以为局灶性、多灶性和弥漫性。多数近端肝血管瘤不引起临床症状,偶然发现,但有一部分可导致心力衰竭、肝脏肿大、贫血和甲状腺功能低下。90%的肝脏富血供病变为血管瘤病变,肝动静脉畸形、肝母细胞瘤和神经母细胞瘤肝转移比较少见,而且在影像学上不表现为明显的分流。局灶性的肝血管瘤在不合并有大血管分流(肝动脉-肝静脉,门静脉-肝静脉)的情况下,往往无症状。而上述分流会导致充血性心力衰竭。局灶性肝血管瘤往往不合并有皮肤病变,通常在临床上表现出快速的消退,是一种快速消退型的先天性血管瘤(RICH)。多灶性的血管瘤是典型的血管瘤,Glut1 阳性,伴有皮肤的血管瘤病变。通常情况下无症状,但也可合并有大血管分流而产生充血性心力衰竭。无论是局灶性的还是多灶性的,心力衰竭往往与分流有关,而且可以通过药物治疗加速消退。弥漫性的肝血管瘤会引起弥漫性的肝肿大、呼吸费力、腹腔室间隔综合征,由于肿瘤分泌 3 型碘化甲状腺氨酸去碘酶,患儿还会表现出甲减和不可逆的脑损伤。患儿需要补充甲状腺素片,直到肿瘤消退。

(4)骶尾部血管瘤:血管瘤位于腰骶正中线附近,需要排除合并的脊髓栓系,肛门直肠畸形和生殖系统畸形,但很少见。4个月以下的婴儿可行 B 超检查脊柱,大龄儿可行 MRI 检查。

(5)PHACE 联合畸形:2.3% 的血管瘤患儿有 PHACE 伴发畸形,包括面部血管瘤、后颅窝畸形、动脉畸形、心脏畸形和主动脉缩窄、眼部畸形和胸骨裂及脐上裂。90% 患者是女性,脑血管症状是最常见的表现,8% 的 PHACE 患儿在婴幼儿期有脑卒中表现,故应行头颅 MRI 检查以排除颅内血管病变。

3. **先天性血管瘤** 先天性血管瘤是在生后即已充分生长,生后不再生长的病变。与婴儿型血管瘤不同的是,先天性血管瘤为紫罗兰色,伴有粗糙的血管扩张,中央苍白伴周围苍白的晕轮。多位于肢体,男女分布相当、孤立,平均直径大于 5cm。有两种先天性血管瘤:快速消退型(RICH)和不消退型(NICH)。RICH 在生后快速消退,50% 在几个月后完全消退,受累部位往往为头、颈、肢躯干。RICH 不像婴儿型血管瘤那样消退后留有明显残迹。NICH 不消退,受累部位包括头颈、肢体和躯干。

【诊断与鉴别诊断】

1. **病史** 根据患儿血管瘤的生长规律和瘤体表现,不难判断。

2. **体格检查** 注意瘤体的部位、大小、深浅、压之是否褪色及有无出血、溃疡。是否有多发血管瘤,对于复杂性血管瘤,尤其要注意有无相应脏器结构和功能的影响而进行相关的体格检查。

3. **实验室检查** 无特殊性,个别可能会伴有不同程度的血小板减少和贫血,特殊类型的肝脏血管瘤会有甲状腺功能的异常。

4. **影像学检查** 深部的血管瘤可以采用 B 超、CT 和 MRI 等辅助手段进行诊断。后两者是治疗前了解病变范围和程度的最好的手段。任何血管病变怀疑恶性均应进行活检。

5. **鉴别诊断**

(1)血管畸形:主要和血管畸形进行鉴别,血管畸形的分类主要根据受累的脉管的性质而定,包括静脉畸形、淋巴管畸形、动脉畸形、毛细血管畸形和不同联合形式的脉管畸形。往往和遗传有关,表现形式丰富多样,病变进展缓慢且持续,治疗效果差。瘤体的 Glut1 表达是鉴别血管瘤和血管畸形最有效的方法,敏感性 95%,特异性 100%。对于家族性血管瘤和血管畸形综合征,还可以检测到基因的突变。

(2)卡波西样血管内皮瘤(KHE):是一种少见的血管新生物,它呈现局灶性的进展,但不发生远处的转移,一半以上的 KHE 在生后即发现病变,但 58% 在婴儿期,32% 在 1~10 岁,10% 在 11 岁以后进展。KHE 发病率男女比例相当,呈孤立性,受累部位头颈部、躯干、肢体。50% 的 KHE 患儿会有 Kassabach-Merrit 现象(KMP)。KHE 一般在发病的 2 年后消退,有时持续时间很长,引发慢性疼痛和僵硬。

(3)化脓性肉芽肿:是一种良性的、血管过度旺盛、炎症性的、孤立的皮肤肿瘤,表现为红色丘疹和突起。病变很小,平均直径 6.5mm,平均发病年龄 6.7 岁。男女比例约 2∶1。化脓性肉芽肿的常见并发症有出血和溃疡,一般只累及皮肤,个别有黏膜受累。头颈部最为多见。

【治疗原则与方案】

1. **随访观察** 大多数的婴儿型血管瘤多数仅需要观察随访,因为 90% 的血管瘤体积小且局限,不影响外观和功能。在血管瘤增殖期,16% 的病变会发生溃疡,唇部、颈部、肛周和生殖道周围是最常见的发生溃疡的部位。为了避免溃疡的发生,在血管瘤的增殖期要使其保持干燥,避免创伤,还可以用油纱布覆盖。一旦发生溃疡,需要及时处理。

2. **干预治疗**

(1)非手术治疗:包括局部和全身使用皮质激素、普萘洛尔治疗。

1)瘤体小而局限,阻挡视轴或鼻道,或可能造成毁容的敏感部位(如眼睑、嘴唇、鼻部等)。确炎舒松 3mg/kg 瘤内注射可以使瘤体缩小,建议 4~6 周后重复、多剂注射。

2)全身性应用皮质激素可用在体积庞大的血管瘤患儿,每日口服泼尼松 3~5mg/kg,连用 1 个月,然后每 2~4 周减量,直到患儿 10~12 个月,瘤体不再增长为止。

3)表面使用激素作用有限,反而会引起局部色素缺失、皮肤萎缩和肾上腺功能可能会被抑制,所以目前已不推荐选用。

4)普萘洛尔治疗增殖期血管瘤,1mg/kg,一天两次,连用3~6个月,直到瘤体稳定,逐渐减量。其副作用较皮质激素少,使用方便,作用有效,有取代泼尼松成为一线用药的趋势。

(2)手术治疗

1)增殖期肿瘤切除:一般不推荐在增殖期行血管瘤的手术切除。因为肿瘤血供丰富,医源性损伤与肿瘤消退后再切除残迹相比,美观效果差。指征包括:①对激素治疗不敏感;②病灶局限,解剖部位安全;③不需要复杂的重建技术;④日后无法避免切除,瘢痕相似。环形的病灶,可行环形切除,荷包缝合。用梭形的切口切除环形的血管瘤会使切口拉长原瘤体直径的3倍,而先行环形切除,6个月后行二期瘢痕切除会使切口长度基本与原血管瘤直径相平。

2)消退期行血管瘤切除:相对安全,可以减少出血和重建的难度,可以行分期手术切除。指征如下:①血管瘤溃疡后遗留的瘢痕,皮肤松弛,明显的纤维脂肪残留;②日后切除的瘢痕和现今切除的瘢痕相似。在消退期行手术切除的优点是在孩童有记忆前手术不会造成心理影响。消退后期仅仅为切除残留的纤维脂肪组织和过多的皮肤,尽可能达到美观的效果。

3)其他治疗:栓塞、激光。

局灶或多灶性的肝血管瘤由于大量分流导致充血性心力衰竭,可在全身使用激素的同时采用栓塞治疗,以便早期控制心力衰竭。

增殖期血管瘤是脉冲激光治疗的禁忌证。由于激光只能穿透0.75~1.2mm的表皮,因此只能影响到血管瘤的表面部分。尽管瘤体颜色会变浅,但瘤体增长并不受到抑制,也不会加速消退。相反,患儿还有皮肤萎缩、色素缺失等风险。并发症包括溃疡、疼痛、出血和瘢痕形成。脉冲激光可用在血管瘤消退期,治疗残留的血管扩张。对于气道血管瘤可以在药物治疗的同时采用破坏性激光治疗,以避免气管切开。

【预后】 小儿血管瘤总体预后良好。单纯性血管瘤90%

可以消退,仅残留少许皮肤松弛和色素沉着。复杂性血管瘤由于累及重要的器官组织,部分患儿会出现心力衰竭、气道梗阻、视力影响,癫痫等症状,甚至会威胁生命安全。及时有效的干预可以在很大程度上改善患儿的预后。

【小结】 小儿血管瘤属于良性的血管性真性肿瘤,肿瘤会经历增殖、静止、消退三个典型的时期。根据肿瘤累及的范围、对脏器功能的影响和病理特征,可分为单纯性血管瘤、复杂性血管瘤和先天性血管瘤三大类。根据临床表现基本能明确诊断,但也需要和血管畸形、卡波西样血管内皮瘤和化脓性肉芽肿鉴别。治疗基本以观察随访为主,对于瘤体巨大、生长迅速、影响外观、造成相应器官功能影响的血管瘤,可采用药物、手术和介入相结合的治疗方法。总体来说,小儿血管瘤的预后较好。

附:小儿血管瘤的诊治流程图

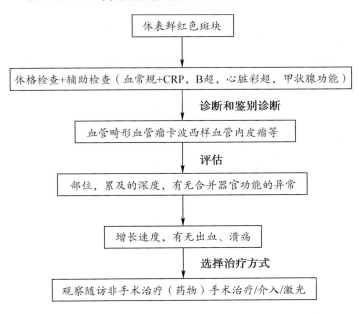

体表鲜红色斑块

体格检查+辅助检查（血常规+CRP，B超，心脏彩超，甲状腺功能）

诊断和鉴别诊断

血管畸形血管瘤卡波西样血管内皮瘤等

评估

部位，累及的深度，有无合并器官功能的异常

增长速度，有无出血、溃疡

选择治疗方式

观察随访非手术治疗（药物）手术治疗/介入/激光

（李　凯）

参 考 文 献

[1] Megha M. Tollefson, Ilona J. Frieden. Early Growth of Infantile Hemangiomas: What Parents' Photographs Tell Us. PEDIATRICS, 2012, 130: 1098-4275.

[2] Roshni Dasgupta, Steven J. Fishman. ISSVA classification. Seminars in Pediatric Surgery, 2014, 23: 158-161.

[3] David H, Darrow. Diagnosis and Management of Infantile Hemangioma: Executive Summary. Pediatrics, 2016, 136: 786-791.

[4] Kyu Han Kim. Comparison of Efficacy and Safety Between Propranolol and Steroid for Infantile Hemangioma A Randomized Clinical Trial. JAMA Dermatology, 2017, 153(6): 529-536.

[5] Greenberger1 S, Bischoff J. Pathogenesis of infantile hemangioma, Br J Dermatol, 2012, 169(1): 12-19.

[6] Léauté-Labrèze C. A Randomized, Controlled Trial of Oral propranolol in infantile hemangioma. The New England Journal of Medicine, 2015, 372(8): 735-746.

[7] Léauté-Labrèze C. Infantile hemangioma. The Lancet, 2017, 390(10089): 85-94.

第三章 淋 巴 管 瘤

【概述】 淋巴管瘤（lymphangioma）现称淋巴管畸形（lymphatic malformations，LM），是儿童常见良性肿瘤，多见于婴幼儿，2岁以前发病率占80%~90%，仅次于血管瘤。淋巴管瘤是因淋巴管先天发育异常即先天性的淋巴管扩张、增生所致的错构瘤，具有先天畸形及肿瘤双重特性。儿童淋巴管瘤好发于颈肩部、腋窝、后腹膜、腹股沟、纵隔等部位，与胚胎淋巴管的形成有密切关系。

【病因】 淋巴管瘤的病因仍不是十分清楚，目前普遍被接受的观点是用胚胎发生学来解释，认为淋巴液未能正常流入静脉系统是致病的主要原因。人类胚胎5~8周原始淋巴管先后从中心静脉系统发出形成5个原始淋巴囊，最后发展形成与静脉走行一致的全身淋巴系统，引流进入中心静脉。当原始淋巴管局部过度增生便形成单纯性淋巴管瘤或者海绵状淋巴管瘤；若原始淋巴囊部分孤立、被分隔，与静脉系统不相通时，就形成囊状淋巴管瘤，如多次分隔就形成多囊性淋巴管瘤。与此同时，也有学者提出淋巴管梗阻学说，梗阻特点是淋巴管扩张、曲折，淋巴管造影可显示淋巴管畸形发育不全。淋巴管系统连接障碍学说也被少部分人提出。

目前原发性淋巴水肿已发现相关致病基因。

【分类及病理】 淋巴管瘤的分类临床大多采用Wegner分类法：毛细淋巴管瘤（单纯性淋巴管瘤）、海绵状淋巴管瘤、囊性淋巴管瘤（囊状水瘤）及弥漫性淋巴管瘤（淋巴管瘤性巨肢症）。

1. **毛细淋巴管瘤** 亦称单纯淋巴管瘤，由毛细淋巴管和若干细小、成熟毛细淋巴管丛所构成，多位于皮肤、皮下组织和黏膜层。

2. 海绵状淋巴管瘤 由淋巴管极度扩张、弯曲,形成众多小房性腔隙,颇似海绵,腔壁衬有内皮细胞层,间质成分较多。基中若有淋巴管较粗大可形成窦状囊腔,多位于皮下和肌肉内。

3. 囊状淋巴管瘤 囊腔较大呈多房性囊性肿块,囊壁光滑、薄而透明,囊腔可见内皮细胞,内有无色或黄色清液,伴波动感,常有纤维隔膜形成多个副囊,彼此间隔可形成交通。肿瘤常位于颈部、腋窝、腹膜后及腹股沟区。

4. 弥漫性淋巴管瘤 由较大的淋巴管组成,组织学上类似海绵状淋巴管瘤,常位于四肢,瘤体弥漫巨大,深达肌肉组织甚至骨膜,常伴有肢体功能障碍。

以上分类很好诠释了淋巴管瘤的临床特征,目前淋巴管瘤分类包含进新的血管异常分类中,国际血管异常研究协会(International Society for the Study of Vascular Anomalies,ISSVA)采纳了 1982 年 Mulliken 和 Glowacki 的观点,依据血管瘤病理学特征、细胞生物学特点、临床表现、自然衍变及预后的不同,将其分为血管瘤和血管畸形两大类。其中血管畸形包括静脉、毛细血管、动脉或淋巴管畸形(可伴有动静脉瘘),具有逐渐加重、不能自行消退的特点;1995 年 Waner 和 Suen 补充将脉管畸形细分为低流速(静脉、毛细血管和淋巴管)与高流速(动脉、动静脉、动静脉瘘);1996 年 ISSVA 将血管畸形中的淋巴管畸形(LM)分为微囊型(例如海绵状淋巴管瘤)和囊状水瘤(例如囊状淋巴管瘤),并将新增加的毛细血管淋巴管静脉畸形(包括大多数 K-T 综合征)归为复合型畸形;随着近年来研究的进展,2012 年美国 Greene AK. 补充了 ISSVA 的血管异常分类,在淋巴管畸形分类中增加了原发性淋巴水肿。同时低流速的合并畸形中除包括了 ISSVA 复合型畸形分类中毛细血管-静脉畸形外,新增了毛细淋巴管畸形、毛细淋巴管-静脉畸形和淋巴管-静脉畸形;在高流速合并畸形中除包括 ISSVA 毛细血管-动静脉畸形外,新增了毛细淋巴管-动静脉畸形,丰富了原来的分类;2014 年版 ISSVA 脉管性疾病分类中,进一步将 LM 分为普通(囊性)淋巴管畸形(包括巨囊型、微囊型和混合囊形)、一般性淋巴管异常(GLA)、Gorham 综合征中的

LM、管道型 LM、原发性淋巴水肿等。分类是依据临床出现的疾病现象而不断发展，目前在临床诊断治疗中，时有发现淋巴管畸形伴有血管瘤、血管畸形和（或）脂肪、纤维组织以不同组合方式而混合存在。

【临床表现】

依据淋巴管瘤分类及其发展和疾病的临床现象，总结临床表现如下：

1. **毛细淋巴管瘤** 临床比较少见，表现为小疱状液性颗粒，压迫时可溢出有黏液性的淋巴液，常见于皮肤的浅层，有时在皮肤上形成隆起，于头皮、肢体、胸壁、会阴部等处多见，亦可见于口腔、舌、唇。大面积出现在舌面时可形成巨舌。

2. **海绵状淋巴管瘤** 是淋巴管瘤中最常见的一种，瘤体通常较大，可局限性或弥漫性生长，多发于头颈部、下肢、臀部及腋窝、躯干、口腔、口唇及舌部，可触及柔软的肿物。病灶可使该部位变形，亦可伴有功能障碍，如侵犯口腔、舌及咽部可引起饮食、发音障碍甚至呼吸窘迫。

3. **囊性淋巴管瘤**（囊状水瘤） 新生儿期最常见的淋巴管瘤，肿瘤体积大，表面光滑，质软，可有波动感，可为单囊，多囊更常见。囊性淋巴管瘤在新生儿期出现约 50%~60%，2 岁以前出现高达 80%~90%，约 75% 位于颈部，尤其是颈后三角，肿瘤可在锁骨后延伸至上纵隔，甚至到达胸腔，或从颈部延伸至腋窝，形成巨大瘤体。腋窝、胸壁及腹膜后也是囊性淋巴管瘤常见的发生部位。瘤体一般张力不高，伴出血时瘤体表面皮肤可呈现淡蓝色。囊性淋巴管瘤临床主要特点是瘤体常常较大及发生部位特定，若囊腔伴有感染或出血，肿瘤可突然迅速增大，张力增高，压迫周围器官、组织引起相应的压迫症状。

4. **弥漫性淋巴管瘤** 可大面积占据躯干和（或）整个肢体，主要发生在四肢，从肩部到手指，或从腹股沟区延伸至足趾。弥漫性淋巴管瘤多数患者病变还可累及肌肉组织甚至骨膜，严重影响肢体外观，伴发功能活动障碍，在肢体为淋巴管瘤性巨肢症。

5. 其他 ①混合型:毛细淋巴管瘤、海绵状淋巴管瘤、囊性淋巴管瘤,瘤体内含 2 种及以上类型。②淋巴血管瘤:部分淋巴管瘤同时含有血管组织,是淋巴管畸形为主的血管混合瘤,病理学统称为淋巴血管瘤。③复杂混合性脉管畸形:CLM,LVM,CLVM,CLAVM,CLVAVM 等,2 种及以上的畸形同在一病灶内。④合并综合征:Klippel-Trenaunay 综合征:CM+VM+/−LM+肢体过度发育,即毛细血管淋巴管静脉畸形,临床表现其典型的三联症为葡萄酒色斑、浅静脉曲张、骨和软组织增生;CLOVES 综合征:LM+VM+CM+/−AVM+过度生长的脂肪瘤;Proteus 综合征:CM,VM 和(或)LM+不对称性躯体过度发育;另外,少数淋巴管畸形可以出现慢性局限性肌间凝血伴高 D-二聚体浓度,伴或不伴轻中度血小板减少(考虑为卡波西形淋巴管瘤病,如手术治疗,可能进展为 DIC)。以上类型临床可表现为各自相应的症状体征合并出现。

【诊断与鉴别诊断】 通常淋巴管瘤依据其病史特点、临床表现及影像学检查特点不难临床诊断,必要时辅以局部穿刺抽液,抽出淋巴液即可临床诊断。而对于临床表现、影像特点、穿刺抽液不典型者,手术行组织病理学检查可明确诊断除外其他疾病。毛细淋巴管瘤少见,小疱状透明液性颗粒是其特征。海绵状淋巴管瘤常见,囊性肿块穿刺抽出淋巴液即可诊断。婴幼儿颈部、腋窝巨大肿物多为囊性淋巴管瘤。四肢弥漫性淋巴管瘤特征明显,临床不难诊断。

1. 影像学检查

(1)超声检查:常作为淋巴管瘤诊断的首选检查方式,能确定病灶的大小、部位,鉴别其囊实性,与周围组织的关系。彩色多普勒还可显示瘤体动静脉血流分布及内部细微结构特点等情况,可与血管瘤鉴别。为手术或者局部药物注射治疗提供依据,并可用于随访预后。近年来报道孕早期采用超声检查可对妊娠 11~14 周的胎儿颈部囊性淋巴管瘤做出诊断。

(2)增强 CT 或 CTA:进一步显示肿瘤与周围组织的关系及血管的形态、位置及走行,了解淋巴管瘤组织中血管结构及与周围正常血管的关系,便于诊断具体分型和选择治疗方式。

（3）MRI或增强MRI:具有无电离辐射、对软组织结构显示清晰的优点,空间分辨力和组织分辨力高,能进行多平面、多参数成像,其中T_2加权像可反映瘤体本身的组织形态学特性,尤其对病灶较深、位置复杂的肿瘤的诊断和鉴别诊断有较好的作用。

（4）淋巴造影:能观察淋巴道内部结构,一般选择经下肢淋巴管造影:可以于第一二脚趾间皮下注射染色剂（如亚甲蓝）,然后切开皮肤显露染色的淋巴管,注入碘剂造影剂（如超液化碘油）,于注射完及12、24小时后分别跟踪摄片,了解下肢、盆腔及腹膜后淋巴管、淋巴结显影情况。可能会发现不增大的淋巴结内的小病灶,鉴别良性反应性淋巴结肿大和淋巴结肿瘤,对肢体淋巴水肿也有诊断意义。淋巴造影X线片结合CT扫描可明显提高诊断的准确性、敏感性和特异型。

2. 鉴别诊断

（1）血管瘤:是先天性脉管发育异常疾病,影像学检查、穿刺抽液通常可鉴别诊断。血管瘤穿刺液通常为新鲜血液。淋巴管瘤穿刺液为血性淋巴液或者淡黄色清亮淋巴液。

（2）单纯性囊肿:多为圆形或椭圆形肿物,生长缓慢,不沿组织间隙生长,极少伴有出血,影像学检查可鉴别。

（3）脂肪瘤:由增生的成熟脂肪组织形成的良性肿瘤,脂肪瘤有一层很薄的结缔组织纤维膜与正常软组织隔离,纤维膜内有若干纤维索。好发于头、颈、背和腹部等部位的皮下组织。肿瘤单发或多发,无疼痛,质地软,影像学检查一般可鉴别,必要时可手术行组织病理学检查助诊。

（4）纤维瘤:来源于纤维结缔组织的良性肿瘤,可发生在人体任何部位,由于纤维的构成不同,可形成各种纤维瘤:如纤维瘤、纤维腺瘤、纤维脂肪瘤及纤维肌瘤等。多表现为圆形或者椭圆形肿块,质地偏硬,边界清楚,活动度可,与皮肤粘连较少,影像学及组织病理学检查可鉴别诊断。

【治疗】 淋巴管瘤一般不会自行消退,多继续生长而扩大,应采取积极的治疗措施。

1. 局部药物注射治疗　近20年临床研究表明,采用药物注射治疗淋巴管瘤疗效明显,主要注射药物为抗肿瘤药物及OK-432(或沙培林),常用抗肿瘤药物有平阳霉素、博莱霉素等。

(1)抗肿瘤药物:抗肿瘤药物局部瘤体注射治疗淋巴管瘤的机制与药物抑制淋巴管内皮细胞生长、刺激瘤体间质纤维有关,其可使淋巴管瘤显著消失或缩减,达到治疗目的,对囊性淋巴管瘤治疗效果尤为显著,而对海绵状及弥漫性淋巴管瘤疗效欠佳。糖皮质激素与平阳霉素有协同作用,临床经验证明两者联合瘤内注射用药效果更好,现已被广泛地用于临床治疗淋巴管瘤,尤其是对海绵状淋巴管瘤。

对于位于深部和隐蔽部位及结构复杂的重要部位或较小的淋巴管瘤可在超声引导下穿刺。具体方法:尽量穿刺抽吸囊腔内淋巴液,根据肿瘤的大小及患儿的年龄选择适量注入病灶内;对海绵状淋巴管瘤可采用瘤内分点注射,可减少并发症的发生。平阳霉素浓度一般不大于1mg/ml。抗肿瘤药物主要的副作用是注射后可以出现低热,偶见腹泻、呕吐,最严重的并发症是肺纤维化,但极少发生。

(2)沙培林:是一种经青霉素处理,失去溶血性链球菌S产物性能而取得的人源性A群溶血性链球菌的冻干品,其作用机制可能是引起局部炎症反应。注射方法:穿刺抽吸出淋巴液后,予容量相等的沙培林注入瘤腔内,1KE沙培林溶于10ml生理盐水,总量控制不超过2~3KE,每2周注射1次,6~8周可重复治疗。其主要副作用是发热、过敏反应及局部肿胀,尤其适用于囊状淋巴管瘤。

(3)OK-432:沙培林的同类产品,亦称溶链菌(picibanil)制剂,使用前最好行青霉素皮试。研究表明OK-432对大囊腔组成的肿瘤、复发性淋巴管瘤的疗效明显。OK-432治疗常用浓度为0.1mg/10ml生理盐水,根据囊性淋巴管瘤抽出液的多少注入等量的OK-432溶液,总量最多不超过20ml。3~6周可重复一次。

2. **外科手术** 当颈部、口底部囊性淋巴管瘤若呈扩张趋势,压迫气道导致呼吸困难,经穿刺抽液减压无效时,应立即急诊手术引流减压或手术切除。淋巴管瘤在局部介入注射治疗效果不佳、病灶局限时或者外观畸形,或者功能明显障碍时可考虑选择手术治疗。

手术方式应根据肿瘤发生的部位、大小、切除的复杂性及操作的危险性决定。手术的基本原则是尽量一次完全切除瘤体,必要时可部分切除受累脏器,尽量避免完全切除受累脏器,并结扎瘤体周围毛细淋巴管道,避免淋巴漏的发生。对于难以完全切除的范围巨大的分隔囊性或海绵状淋巴管瘤或有残留瘤体组织的重要器官,瘤体与神经血管紧密粘连剥离困难、无法认清解剖结构者,可允许残留部分瘤体,但应对残留囊腔及创面进行药物注射或涂擦或者电凝烧灼,减少肿瘤复发。特别巨大的囊性淋巴管瘤、弥漫性淋巴管瘤可采取分期手术方法。

3. **激光治疗** 激光因其对淋巴管瘤治疗的局限性而很少应用。

CO_2 激光及 $Nd:YAG$ 激光和脉冲染料激光对头面部、口腔等浅表部位的毛细淋巴管瘤可以获得一定的疗效,目前不适用于深部的海绵状型及囊状型淋巴管瘤。

4. **压迫捆绑法** 用弹力套、弹力绷带或特制的弹力衣裤袜持续或间隙地压迫肢体及躯干病变部位,尤其是病灶范围广泛的弥漫性淋巴管瘤,可限制病变的发展并促进其好转。

【预后】 影响淋巴管瘤预后的主要因素为淋巴管瘤的分类及病理、部位及范围和机体对治疗的反应情况等相关。表浅部位的毛细淋巴管瘤,激光治疗具有一定的疗效;囊状淋巴管瘤和部分海绵状淋巴管瘤采用局部药物注射治疗大多预后好;部分海绵状淋巴管瘤、弥漫性淋巴管瘤因侵犯邻近组织,与周围组织界限欠清晰,尤其是深部病变者,综合治疗后预后欠佳。

【小结】 淋巴管瘤是因胚胎淋巴组织发育异常所致的错构瘤,一般不能自行消退。根据临床表现及影像学特点可临床诊断,必要时可辅予穿刺抽液抽出淋巴液即可帮助临床诊断。对于临床表现、影像学特点、穿刺抽液均不典型者,手术行组织病理学检查可确诊。除小面积病变稳定且不影响外观和功能者可以密切随访观察外,其余者均应制订个体化治疗方案积极治疗。局部药物注射治疗和手术切除是最主要的治疗手段,同时,辅以穿弹力衣裤袜等其他综合治疗方式以改善预后。淋巴管瘤的预后与该病的分类及病理、部位及范围和机体对治疗的反应等因素密切相关。

附:淋巴流程图

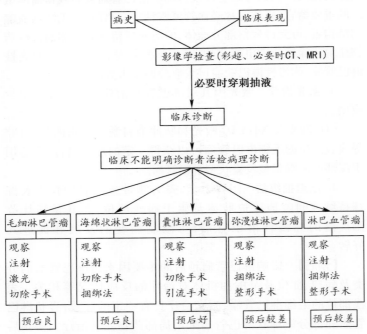

注:观察:对于局限不影响外观功能病灶或病灶稳定者
引流手术:常为影响呼吸等脏器功能者需急诊引流或减积手术
整形手术:为修复外观功能的手术设计

参 考 文 献

［1］ Mulliken JB, Glowacki J. Hemangiomasand vascular malformations in infantsandchildren：aclassification based on endothelialcharacteristics. Plast Reconstr Surg,1982,69(3)：412-422.

［2］ Enjolras O, Mulliken JB. Vascular tumors and vascular malformations (new issues).Adv Dermatol,1997,13：375-423.

［3］ Roshni Dasgupta, Steven J. Fishman. ISSVA classification. Seminars in Pediatric Surgery,2014,23：158-1614.

［4］ Brouillard P, Boon L, Vikkula M. Genetics of lymphatic anomalies. J Clin Invest.2014,124：898-904.

［5］ Michel W,Francine B,Denise A,et al.Vascular anomalies classification：recommendations from the international society for the study of vascular anomalies.Pediatrics,2015,136(1)：649-674.

［6］ 王珊.低浓度平阳霉素注射治疗 1110 例淋巴管瘤单中心临床分析.中华小儿外科杂志, 2017,38(1)：32-37.

［7］ Cozzi DA,Olivieri C,Manganaro F,et al.Fetal abdominal lymphangioma enhanced by ultrafast MRI.Fetal Diagn Ther,2010,27(1)：46-50.

［8］ Bagrodia N,Defnet AM,Kandel JJ.Management of lymphatic malformations in children.Curr Opin Pediatr,2015,27(3)：356-363.

［9］ Ghritlaharey RK. Management of giant cystic lymphangioma in an infant.J Clin Diagnost Res Jcdr,2013,7 (8)：1755-1756.

［10］ Franca K,Chacon A,Ledon J,et al.Lasers for cutaneous congenital vascular lesions：a comprehensive overview and update. Lasers Med Sci,2013,28：1197-1204.

［11］ Elluru RG,Balakrishnan K,Padua HM.Lymphatic malformations：diagnosis and management. Seminars in Pediatric Surgery, 2014, 23：178-185.

［12］ Danial C,Tichy AL,Tariq U,et al.An open-label study to evaluate sildenafil for the treatment of lymphatic malformations. J Am Acad Dermatol,2014,70：1050-1057.

（王 珊）

第四章　儿童淋巴瘤

淋巴瘤(lymphoma)是一种起源于淋巴造血系统的恶性肿瘤,可分为霍奇金淋巴瘤(hodgkin's lymphoma,HL)和非霍奇金淋巴瘤(non-Hodgkin's lymphoma,NHL)两大类。在 15 岁以下儿童中,淋巴瘤的发病率是仅次于白血病和脑肿瘤的第三位常见的恶性肿瘤,约占儿童所有恶性肿瘤的 8%～10%。其典型的临床特征为无痛性、进行性淋巴结肿大,常伴发热、贫血、肝脾肿大及体重减轻。但 HL 和 NHL 在病理类型、分期、临床表现、治疗及预后等方面均有很多不同之处,现分述如下。

第一节　霍奇金淋巴瘤

【概述】

霍奇金淋巴瘤(HL)又称霍奇金病(Hodgkin's disease,HD),是 1832 年由 Thomas Hodgkin 首先对其在解剖学水平进行了描述,故命名为霍奇金病。随着显微镜技术的发展,在 1898 年和 1902 年,Sternberg 和 Reed 分别对霍奇金病的组织病理学特点作了全面阐述,认为 HL 的病变组织中包含有多种细胞成分,其中 Reed-Sternberg 细胞(R-S 细胞)是由相对成熟的淋巴细胞恶性转化而来。HL 多在 5 岁以后发病,青春期发病率明显增多。其临床特点为颈部或锁骨上无痛性、进行性的淋巴结肿大,亦可累及纵隔、侵犯肝脾、骨髓等组织,部分患者伴有发热、消瘦等全身症状。

【病因】

HL 的病因尚未完全明确,可能与病毒感染、免疫功能缺陷、化学药物、电离辐射等因素有关。流行病学调查提示 EB 病毒、疱疹病毒、巨细胞包涵体病毒感染等可能与 HL 的发病密切相关。

【病理】

目前已明确 HL 的肿瘤细胞起源于淋巴结生发中心的 B 细胞,肿大淋巴结的正常结构被破坏,显微镜下可见病变组织中有正常淋巴细胞、浆细胞、嗜酸细胞、组织细胞反应性浸润,伴有细胞形态异常的 R-S 细胞。R-S 细胞通常大而畸形,有丰富的胞浆、核多形、核膜染色深,核仁大而明显,在核仁周围形成淡染的圈影。未找到 R-S 细胞时很难诊断本病,故通常认为 R-S 细胞是诊断 HL 的依据,但在传染性单核细胞增多症、非霍奇金淋巴瘤及其他非淋巴系统恶性肿瘤中有时也可见到类似细胞。目前国内外多采用 WHO2008 分型标准。

1. **结节性淋巴细胞为主型**(NLP) 约占 10%～15%,男孩及年龄小的患儿多见,是分化最好的亚型,淋巴结结构可完全或部分破坏,代之以大小不一的境界模糊的结节性增生,可见大量成熟小淋巴细胞浸润,伴有少量的组织细胞和上皮样组织细胞,典型的 R-S 细胞很少,瘤细胞胞体较大,有中等量淡染胞质,泡状核,呈分叶或多核,又称"爆米花"(popcorn cell)。

2. **经典型**(CHL) R-S 细胞具有诊断性的免疫组化表型组合,即 CD30 阳性、CD15 阳性、CD45 和 CD20 阴性,90% 病例 BASP 阳性。根据 R-S 瘤细胞的形态特征及背景细胞的组成模式和数量的不同,CHL 又可以分以下 4 个组织学亚型:

(1)结节硬化型(NS):在儿童中最常见,易见 R-S 细胞,病变组织内纤维组织增生,形成粗细不等的胶原纤维条索,将肿瘤组织分割成大小不等的结节。临床上以颈部、锁骨上、纵隔发病为多见。

(2)混合细胞型(MC):10 岁以下儿童多见,典型的 R-S 细胞多见,可由淋巴细胞优势型发展而来,本型变化多样;多种细胞成分相互混杂浸润,部分可形成坏死灶。临床上病变范围常较广泛,伴有淋巴结外病变。

(3)淋巴细胞消减型(LD):在儿童中较少见,病变中有大量畸形的恶性网状组织细胞和 R-S 细胞,有广泛的坏死和纤维灶。此型以淋巴细胞减少为特征,各种形状的 R-S 细胞较多。

多为淋巴瘤的晚期,预后差。

（4）富含淋巴细胞型（DLP）：R-S 细胞散在分布于反映新细胞中,主要是小淋巴细胞（T 细胞）,和混杂有组织细胞,但嗜酸粒细胞、中性粒细胞和浆细胞很少或缺乏。免疫组化 CD30＋、CD20＋、PAX-5 阳性、Ki-67＋、LCA－,EREB 往往阳性。

上述病理分型只是反映 HL 某一阶段的病理表现,在病程不同阶段可以变化,如淋巴细胞增多,R-S 细胞瘤细胞减少,提示免疫功能强,预后相对良好。

【临床表现】

儿童 HL 临床表现与成人相似,主要表现为：

1. **淋巴结肿大**　锁骨上、颈部无痛性、进行性淋巴结肿大最常见,约占 90%,其他浅表淋巴结及腹膜后、胸腔等部位均可受累,通常进展较慢,质地由软逐渐变硬后,迅速肿大,甚至粘连。肿大淋巴结可产生相应的压迫症状,近半数患者因咳嗽等气管支气管受压症状就诊时发现有不同程度的纵隔浸润。

2. **全身症状**　约 1/3 患儿可有发热、贫血、食欲减退、恶心、盗汗及体重减轻等非特异性全身症状,原因不明 38℃ 左右的持续发热或周期性发热、6 个月内体重减轻 10% 以上、大量盗汗时应想到本病。

3. **转移症状**　约 1/4 患者在就诊时已转移至淋巴结外组织,以肝、脾、肺、骨髓、骨骼较多见。可表现为肝脾肿大、呼吸增快、皮肤巩膜黄染、血象异常等症状。

4. **合并免疫功能紊乱**　合并免疫性溶血性贫血时,可表现为贫血、黄疸、网织红细胞升高、Coombs 试验阳性;合并免疫性血小板减少症时,则伴有血小板减少、出血倾向、骨髓巨核细胞成熟障碍等。

【诊断】

1. **临床特点**　无痛性、进行性淋巴结肿大,可伴有非特异性全身症状。

2. **血液学检查**　无特异性改变,合并免疫功能紊乱或侵犯骨髓时,可出现贫血、血小板减少、Coombs 试验阳性等,血沉、铁蛋白、血清碱性磷酸酶可升高,但均无特异性。

3. **影像学检查** 如胸部 X 线、腹部 B 超、胸/腹部 CT、PET-CT 等可以确定病变的范围,磁共振成像(MRI)也是目前可以选择的评估脏器受累程度的影像学技术。疑有骨骼浸润时全身骨扫描可确定疾病范围。

4. **病理组织形态检查** HL 必须通过病理组织学检查确诊,可采用局部淋巴结或肿块活检明确诊断,注意细针穿刺得到的标本量较少,常不足以明确诊断及亚型分类。由于骨髓活检较骨髓涂片更容易发现肿瘤细胞,故治疗前应常规进行骨髓活检。

5. **分期与分组** 完整的诊断必须包括治疗前疾病分期与分组,可通过体格检查、影像学检查、骨髓活检等相关实验室检查可做出分期诊断。目前儿童 HL 分期系统多采用 Ann Arber 分期,详见表 4-1。

表 4-1　霍奇金淋巴瘤 Ann Arber 分期系统

分期	定义
Ⅰ期	病变累及一个淋巴结区(Ⅰ);或一个淋巴结以外的器官或部位受累(ⅠE)
Ⅱ期	病变累及膈肌同一侧的两个或两个以上的淋巴结区(Ⅱ);膈肌同一侧的结外器官或组织的局部浸润(ⅡE)
Ⅲ期	膈肌两侧均有淋巴结病变(Ⅲ);或伴发一个结外病变(ⅢE);或伴有脾脏受侵犯(ⅢS);或伴有一个结外病变加脾脏受累(ⅢSE)
Ⅳ期	广泛或远处结外转移

此外,根据有无全身症状 HL 又分为 A 型:无任何 B 症状;B 型:不明原因发热>38℃、夜间盗汗、6 个月以内体重减轻 10% 以上。

6. **危险度分组** 目前临床诊疗中,一般将 HL 患儿分为低危、中危和高危 3 组,治疗方案的强度依据于相应的危险度分组。但不同临床研究方案中,危险度分组定义尚无统一定义。结合国内实际应用情况,建议分组标准如下:低危组(R1):ⅠA、ⅡA(≤2 个淋巴结区受累,无巨大肿块,无肺门浸润);中危组

（R2）：其他Ⅰ、Ⅱ期及ⅢA期；高危组（R3）：ⅢB期和Ⅳ期。

7. 巨大肿块定义

（1）单个肿块或融合肿块直径≥6cm；

（2）纵隔肿块横径>1/3最大胸腔横径；

（3）脾脏浸润（影像学结节）。

【鉴别诊断】

对于年长儿童无痛性、进行性淋巴结肿大应怀疑本病。应详细询问病史并做全面体格检查，确诊有赖于淋巴结或骨髓病理检查。诊断不明时应注意避免使用激素或化疗药物。本病需与急性淋巴结炎、坏死性淋巴结炎、淋巴结结核、传染性单核细胞增多症、急性白血病以及恶性肿瘤的淋巴结转移相鉴别。

【治疗】

1. **治疗原则**　HL的主要治疗手段为化疗和放疗，基于危险度分组的全身化疗加上受累部位的低剂量放疗是目前国际上最常采用的治疗方案。

2. **手术**　在HL治疗中的目的仅仅是为病理活检而明确诊断。

3. **放疗**　HL对放疗敏感，但考虑到放疗对于儿童的远期副作用，放疗原则为年龄>5岁伴巨大肿块或2个疗程评估未CR者，化疗结束后放疗；年龄≤5岁者，则在化疗结束时仍有肿瘤残留才考虑放疗。在放疗联合化疗的前提上，标准放疗剂量为15~25Gy，并考虑缩小放射野体积再另外给予剂量追加。现提倡采用三维适形调强放疗技术，以增加放疗的精准度、减少不良反应。

4. **化疗**　ABVD至今仍为最经典的霍奇金淋巴瘤标准治疗方案，目前仍无确切资料表明有其他方案确实优于该方案。根据不同分期或临床分组治疗周期以4~8个疗程为宜，因资料显示过长的维持治疗并不改善HL的预后。此外MOPP对儿童晚期HL有50%的治愈率，但因氮芥的毒副作用及市场上较难获得此药，使其应用受限。故采用环磷酰胺替代氮芥演变成为COPP方案，疗效接近MOPP方案。将甲氨蝶呤替代COPP方案中的丙卡巴肼演化成的COMP方案的疗效有待进一步观察。近年采用COPP或改良的COMP与ABV交替应用并联合局部放疗治疗巨大病灶的 HL 患者,5 年生存率达到 93%,5 年无病生存率 82%,同样 VAMP 方案也取得了不错的疗效(详见表 4-2)。但应注意这些方案中蒽环类药物的累积剂量,在儿童中一般不超过 320mg/m²,以免导致对心脏的远期毒性作用,出现慢性难治性心功能不全。

疗程:R1~3 组化疗分别为 4、6、6~8 个疗程,每 2 个疗程后进行评估,若 2 个疗程 CR 可不放疗;2 个疗程后 PR 可采用低剂量受累部位放疗,若治疗失败,则进行个体化治疗。R3 组患儿 2 个疗程未 CR 者,化疗至 8 个疗程。

表4-2 儿童 HL 常用的化疗方案

方案	药物组成	剂量及用法
ABVD	多柔比星	25mg/m² d1,15 iv
	博来霉素	10U/m² d1,15 iV
	长春花碱	6mg/m² d1,15 iv
	达卡巴嗪	375mg/m² d1,15 iv
MOPP	氮芥	6.0mg/m² d1.8 iv
	长春新碱	1.4mg/m² d1.8 iv
	丙卡巴肼	100mg/m² d1~14 po
	泼尼松	40mg/m² d1~14 po
COPP	环磷酰胺	600mg/m² d1,8 iv
	(代替 MOPP 中的氮芥)	
COMP	甲氨蝶呤	40mg/m² d1.8 iv
	(代替 COPP 中的丙卡巴肼)	
COPP/ABV	环磷酰胺	600mg/m² d1,8 iv
	长春新碱	1.4mg/m² d1.8 iv
	丙卡巴肼	100mg/m² d1~14 po
	泼尼松	40mg/m² d1~14 po
	多柔比星	35mg/m² d8 iv
	博来霉素	10U/m² d8 iV
	长春花碱	6mg/m² d8 iv

续表

方案	药物组成	剂量及用法
VAMP	长春花碱	$6mg/m^2$ d1,15 iv
	多柔比星	$25mg/m^2$ d1,15 iv
	甲氨蝶呤	$20mg/m^2$ d1,15 iv
	泼尼松	$40mg/m^2$ d1~14 po
A 方案 (COMP/ABV)	环磷酰胺	$1000mg/m^2$ d1 iv
	长春新碱	$1.4mg/m^2$ d1 iv
	甲氨蝶呤	$30mg/m^2$ d1 iv
	泼尼松	$60mg/m^2$ d1~7 po
	多柔比星	$35mg/m^2$ d8 iv
	博来霉素	$10U/m^2$ d8 iV
	长春地辛	$3mg/m^2$ d8 iv
B 方案 (Ifos/EMVP)	异环磷酰胺	$1200mg/m^2$/iv 2h d1~5
	美安	$300mg/m^2$/h0,2,5 iv d1~5
	Vp-16	$60mg/m^2$/静滴>2h d1~3
	甲氨蝶呤	$300mg/m^2$/静滴 3h d1
	长春新碱	$1.5mg/m^2$/iv d8
	泼尼松	$60mg/m^2$/d,tid d1~7

5. **自体造血干细胞移植** 对于常规化疗或联合放疗治疗后 1 年内复发者、发病时即有多脏器浸润者强化疗 3 个疗程后、治疗初始对化疗不敏感未能达到完全缓解的难治性患者,可考虑给予自体造血干细胞移植。

【预后】

1. **疗效判断**

(1)CR:全身影像学检查正常,临床无症状及体征;

(2)PR:肿瘤缩小≥50%;

(3)治疗失败:肿瘤缩小≤50%。

2. 儿童 HL 的总体预后良好,在化疗与低剂量放疗联合治疗下,HL 的治愈率可达 80%～90%。影响 HL 预后的因素包括病理分型(预后依次为淋巴细胞为主型好于结节硬化型好于混合细胞型好于淋巴细胞消减型)、发病年龄(年龄越大,预后越差)、原发灶部位(纵隔起源者好于颈部)、就诊时有无全身疾病(伴有全身症状者预后差)、脾脏受累情况(脾脏受累预后差)等。

附:霍奇金淋巴瘤诊治流程图

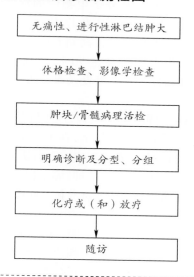

```
无痛性、进行性淋巴结肿大
        ↓
体格检查、影像学检查
        ↓
肿块/骨髓病理活检
        ↓
明确诊断及分型、分组
        ↓
化疗或(和)放疗
        ↓
随访
```

第二节 非霍奇金淋巴瘤

【概述】

儿童非霍奇金淋巴瘤(non-Hodgkin lymphoma,NHL)又称恶性淋巴瘤,是起源于免疫系统的一系列疾病的总称,因其发部位和疾病进展速度类似于儿童急性白血病,因此将其归类为全身性疾病。儿童 NHL 多表现为高度恶性,早期即易发生远处转移,故治疗效果较霍奇金淋巴瘤差。NHL 的发病率因年龄不同而有显著差异,10 岁以下儿童中 NHL 比 HL 更为常见,但后者的相对发病率在大于 10 岁的儿童中迅速上升。男孩 NHL 的发病率明显高于女孩,男女之比约为 3~4∶1。不同组织学亚型的发病率与年龄有关,如淋巴母细胞性淋巴瘤的发病率在各年龄组中比较恒定,Burkitt 及 Burkitt 样淋巴瘤在 5-15 岁儿童中多见,而弥漫性大 B 细胞淋巴瘤是一种好发于大龄青少年的疾病,其发病率在整个童年期稳步上升,并在 15~19 岁年龄组内作为主导地位的组织学亚型达到高峰。随着对 NHL 免疫学及分子生物学的深入认识、分类系统的不断精准和治疗方案的优化以及支持治疗的重视,儿童 NHL 的 5 年无病生存率已提高到 60%~80%,而来源于 B 细胞的 NHL 无病生存率可高达 90%,但部分 Ⅲ~Ⅳ 期 T 细胞 NHL、进展期 B 细胞 NHL、复发及难治性 NHL 的治疗仍面临较大挑战。

【病因】　NHL 的病因尚不明确,可能与下列因素相关:

1. **病毒**　大量研究数据显示,在 Burkitt 淋巴瘤流行区,98% 的肿瘤中可找到 EB 病毒基因组。目前认为,本病与婴幼儿期持续 EB 病毒感染、免疫功能受抑、癌基因激活等环节有关。研究还发现嗜人 T 淋巴细胞 I 型病毒和人疱疹病毒 8 型等亦与 NHL 的发生有关。

2. **遗传学异常**　在遗传或获得性免疫缺陷综合征或接受免疫抑制治疗的患者中,NHL 的发病率增高,而 90% 的恶性淋巴瘤患者可发现染色体易位或癌基因的激活。不同病理亚型的儿童 NHL 各有其常见的基因改变,如几乎所有 B 细胞 NHL 均存在 t(8;14)或涉及 8q24 的染色体易位,导致 c-myc 基因高表达;约 88.5% 的间变性大细胞淋巴瘤发生 t(2;5)易位形成 NPM-ALK 融合基因;淋巴母细胞性淋巴瘤则涉及多个癌基因异常。这些遗传学异常在淋巴瘤发生发展中起着重要作用,并可为不同类型淋巴瘤的确诊提供依据。

3. **免疫功能紊乱**　人体免疫系统具有免疫监视功能,免疫功能受损或先天缺陷时监视功能降低,无法及时清除体内癌变细胞,如免疫缺陷病或长期服用免疫抑制剂患者,淋巴瘤发生率明显高于一般人群。

【病理】

1. **组织学分型**　NHL 的分类系统一度较为混乱,常有不同名称代表同一类型疾病或同一名称在不同分类系统中代表了不同的疾病,使各地区间的诊断、治疗疗效无可比性。随着现代免疫学、分子生物学的发展,NHL 的分类系统也逐步统一,早期儿童 NHL 一直参照成人分类诊断标准,近年来逐渐认识到儿童 NHL 的亚型分类与成人型有明显不同。儿童 NHL 几乎所有类型均为弥漫型,高度恶性。NHL 时淋巴组织结构均被破坏,在非淋巴组织中,肿瘤细胞浸润于正常细胞、胶原、肌纤维之间。儿童 NHL 主要有以下三类:

(1)淋巴母细胞型:占总发病率的 30% ~ 50%,其中多数为 T 淋巴母细胞型,仅 10% 左右为 B 前体细胞型,组织学检查可见大量单一的淋巴母细胞,有丝分裂率高,胞质少、淡染,核膜常有折叠,故可称其为曲核细胞型。目前该亚型在组织细胞学水平、免疫学水平和分子生物学水平均无法与急性淋巴细胞白血病(ALL)浸润相鉴别,虽然人为地把骨髓肿瘤细胞是否超过 25% 来划分 ALL 还是 NHL,但可以认为淋巴母细胞型 NHL 和 ALL 是同一疾病的不同临床类型,前者病变细胞较后者稍成熟,以局部原发并形成肿块为主,后者以骨髓浸润(原发)为主,因此认为二者在治疗上可同样采用治疗 ALL 的方案。其临床特点为多发于男性年长儿,易播散到骨髓、外周血及中枢神经系统。

(2)小无裂细胞型:占 NHL 总发病率的 35% 左右,根据多形性表现可分为 Burkitt 和非 Burkitt(或称 Burkitt 样淋巴瘤)2个亚型,虽然 Burkitt 淋巴瘤在细胞大小及形态上很均一,而 Burkitt 样淋巴瘤有多形性,但尚未发现两者间有临床特征、免疫表型、核型及分子学变化的差别。组织学检查可见大量有丝分裂、浸润的肿瘤细胞间常散在有吞有核碎片的吞噬细胞,呈典型的"星空状"表现,肿瘤细胞中等大小,核呈均一性或多形性,明显可见核仁,胞质嗜碱性,可见空泡。免疫学检查属 B 细胞系。有骨髓浸润时难于与成熟 B 细胞性 ALL 鉴别,二者均可表达有相对成熟的免疫表型,如 SlgM 或/和膜 κ、ʎ 轻链阳性,并可表达 B 细胞抗原(CD19、CD20、CD79a、CD10),同样存在与 8 号染色体上 C-MYC 基因相关的易位,包括 t(8;14)或 t(8;2)或 t(8;22)。目前多数学者认为 Burkitt-NHL 与成熟 B-ALL 是具有不同临床表现的同一疾病,均可采用含有大剂量烷化剂的短程强烈化疗方案。本型侵犯骨髓及中枢神经系统的概率较淋巴母细胞型低。

(3)大细胞型:指成熟或外周 T 细胞及自然杀伤细胞(NK)肿瘤,主要包括间变大细胞型淋巴瘤(ALCL)和 NK 细胞淋巴瘤。ALCL 是儿童大细胞淋巴瘤中最常见的亚型,绝大多数归于成熟 T 细胞和自然杀伤细胞肿瘤。ALCL 约占儿童 NHL 的 8%~12%,或儿童大细胞淋巴瘤的 30%~40%。组织学常表现为凝聚性的、奇形怪状的、含丰富胞浆的多型性大细胞,包含形状怪异的马蹄形细胞核,有多个或单个明显核仁。免疫学和分子学研究表明,大部分 ALCL 表达 T 细胞抗原。该类肿瘤细胞也表达上皮细胞膜抗原和 CD30(Ki-l)抗原。ALCL 常存在特征性非随机染色体[t(2;5)(p23;q35)]平衡易位,染色体 5q35 位上的核磷蛋白基因 NPM 与染色体 2p23 位上的间变型淋巴瘤激酶(anaplastic lymphoma kinase,ALK)融合,ALK 是一种酪氨酸激酶。临床表现特点多见为回盲部肿块,其次为单侧性颈部、腋部或腹股沟部淋巴结肿大,偶见前纵隔或鼻咽部肿块,本病虽可累及骨,但罕见进展为白血病。

2. **细胞遗传学及分子生物学检查**　完整的 NHL 诊断和分型还应包括细胞遗传学及分子生物学的检查,约 80% 的淋巴瘤有某种染色体结构和数目的异常或易位。并发现有诊断意义的染色体异型,如滤泡型 NHL 中 t(14;18)(q32;q21),边缘带型 NHL. t(11;14)(q13;q32);若有 t(8;14)(q24;q32),则是 Burkitt 淋巴瘤的特异性诊断;T 细胞的主要异型为 14qll、7p 或 7q;ALCL 的特征性染色体异常是 t(2;5)(p23;q35),有核型异常的患者免疫组化可在肿瘤的细胞核和细胞质检测到 ALK,而存在 t(2;5)的 ALCL 预后良好。

【临床表现】

NHL 的临床表现差异大,与病理分型、原发瘤部位、受累器官以及疾病的分期有关。一些患者仅有外周淋巴结无痛性肿大,几乎无全身症状,并在病理活检后即明确诊断,而另一部分患者临床表现复杂而危重,而且病理标本的获得与病理诊断均十分困难,需引起注意。

1. **非特异性全身症状**　发热、消瘦、浅表淋巴结肿大、盗汗是较早的症状,热型多为不规则;晚期患者出现消瘦、贫血、出血倾向、发热、肝脾肿大、浆膜腔积液、恶病质等症状和体征。NHL患者的全身症状通常较 HL 更加明显和严重。

2. **淋巴结肿大**　淋巴结肿大部位可为浅表淋巴结或深部淋巴结。浅表淋巴结肿大以颈部最常见,呈无痛性、进行性肿大,晚期可融合成大团块。纵隔、腹膜后、小肠、肠系膜、肺部等亦可出现淋巴结肿大。

3. **局部压迫症状**

(1)原发于纵膈的 NHL:肿块常位于前或中纵隔,巨大肿块可压迫气管、上腔静脉、心脏和肺,有时还合并大量胸腔积液。临床表现为胸痛、刺激性咳嗽、气促、平卧困难,重者有呼吸困难、发绀、颈头面部及上肢水肿,称为上腔静脉压迫综合征。胸部 X 线平片可见中、前纵隔巨大肿块,可伴有不等量胸水。以淋巴母细胞型淋巴瘤/白血病、弥漫大 B 细胞淋巴瘤多见。

(2)原发于腹部的 NHL:可有腹痛、腹围增大、恶心、呕吐、大便习惯改变、肝脾肿大、腹水。有时可表现为肠套叠、胃肠道出血、阑尾炎样表现,甚至少数患者发生肠孔等急腹症。右下腹肿块较多见,需与炎性阑尾包块、阑尾炎鉴别。腹部 NHL 以 Burkitt 型或 Burkitt 样 NHL 多见(成熟 B 细胞型)。鼻咽部也是 Burkitt 型 NHL 较多见的原发部位,可表现为鼻塞、打鼾、血性分泌物及吸气性呼吸困难。

4. **肝脾肿大**　肝脾受累可为原发或继发,表现为肝脾肿大,但肝功能改变不显著。

5. **转移及浸润症状**　骨骼、骨髓、睾丸、中枢神经系统等器官均可受累。骨骼受累早期表现为骨痛,以四肢骨及骨盆常见;骨髓受侵犯后可出现类似白血病表现;睾丸受累后呈进行性、无痛性肿大,可为单侧或双侧。中枢神经系统浸润常与骨髓浸润同时存在,包括脑膜、脑神经、脑实质、脊髓、脊髓旁硬膜外及混合性浸润,临床上出现头痛、呕吐等颅高压症状,或面瘫、感觉障碍、肌力改变、截瘫、眼神经与面神经受累等神经受损症状。

6. 肿瘤细胞溶解综合征:NHL 可自发或化疗诱导肿瘤细胞溶解,当大量肿瘤细胞溶解时可形成综合征,常表现为高尿酸血症、高血磷、高血钾,少尿、无尿、肾功能不全,甚至 DIC。

【诊断】

本病的诊断主要依靠临床表现、影像学检查及组织病理活检等做出诊断。对以浅部淋巴结肿大发病者,多能及时确诊,但对原发于深部淋巴结者,则易漏诊,故对长期发热原因不明者,如怀疑为 NHL,应进行必要的检查。常用的检查方法有:

1. **临床特点** NHL 的临床表现多样,详见临床表现部分的叙述。

2. **影像学分期检查** 是确定 NHL 诊断、分期、疗效评估和随访的重要手段,可利用 X 线、B 超、CT、MRI、PET-CT 等方法对可疑部位进行检查。

(1)X 线检查:包括胸片、腹部平片等检查,是发现胸部、腹部和骨骼 NHL 的基本方法,胃肠钡剂造影是检查胃肠道淋巴瘤的主要方法之一。

(2)B 超扫描:能检出肝、脾、腹膜后淋巴结及消化道壁浸润增厚等病变,可灵活地作任何切面的扫描,但其准确性易受操作者的技术及责任心影响,且不利于前后对比。

(3)CT 扫描:CT 扫描是胸部、腹部盆腔淋巴瘤的常用检查方法,并可观察到肿块与周围血管的关系,其重复性好,空间分辨率较优是淋巴瘤分期和再分期的基本方法。

(4)MRI 检查:常规 MRI 检查 T1WI 易于显示解剖结构,T2WI 易显示多种病变及定性诊断。同时 MRI 可选择冠、矢状面成像,利于观察肿瘤与血管、脏器之间的关系。

3. **病理活检** 为最主要的确诊方法。

（1）淋巴结活检:应选择最大、最有诊断价值的淋巴结完整取出进行活检,不主张穿刺抽吸活检。

（2）骨髓检查:对怀疑淋巴瘤侵犯骨髓的患儿应常规进行骨髓穿刺活检。由于骨髓检查的临床重要性及转移的局灶性,可能需多次复查骨髓涂片、免疫表型和活检,第 2 次活检可增加 5%～10% 的阳性率,骨髓活检将使 1/4 患者的分期修正为Ⅳ期,此主要见于病理为滤泡型淋巴分化不良性及弥漫型淋巴细胞分化良好的Ⅲ期患者。

（3）体液细胞学检测:胸腔积液、腹腔积液及脑脊液离心涂片找肿瘤细胞并可作免疫表型分析及细胞遗传学分析,可据此作出明确诊断。

4. **血液学检查** 乳酸脱氢酶、血沉和血清碱性磷酸酶不同程度升高有助于诊断 NHL,但缺乏特异性,骨髓受累时可出现外周血常规异常。

5. **临床分期** NHL 的完整诊断必须包括疾病分期,以指导临床治疗与随访。儿童 NHL 目前广泛使用 St-Jude NHL 分期系统,详见表 4-3。

表 4-3 St.Jude 儿童非霍奇金淋巴瘤分期系统

分期	定义
Ⅰ期	单个淋巴结区或结外肿瘤,但纵隔及腹部肿块除外
Ⅱ期	单个结外肿瘤伴局部淋巴结受累;膈肌同侧 2 个或 2 个以上淋巴结区受累;原发于胃肠道肿瘤,常在回盲部伴或不伴有肠系膜淋巴结受累,基本完全切除
Ⅲ期	膈肌两侧有单独的结外肿瘤;膈肌两侧有 2 个或更多的淋巴结病变;所有原发于胸腔的肿瘤(纵隔、胸膜、胸腺);所有广泛原发于腹腔内的病变及所有脊柱旁或硬膜下肿物
Ⅳ期	以上任何病变加中枢神经系统和骨髓浸润(恶性细胞<25%)

6. 分组

R1 组:完全缓解(即手术已完全切除肿块),LDH 正常。

R2 组:LDH 小于正常值 2 倍的 I、Ⅱ期,孤立性骨病灶。

R3 组:Ⅲ、Ⅳ期,或 LDH 大于正常值 2 倍。

R4 组:2 个疗程未获完全缓解者。

【鉴别诊断】

1. **急性白血病**　可有发热、贫血、出血、肝脾大等症状体征,骨髓检查原始+幼稚细胞比例>30%可确诊。

2. **淋巴结核**　该病也可出现发热、多汗、乏力、消瘦等症状,血沉增快,但结核病可通过 PPD 试验、胸片、结核抗体测定、结合接触史等检查协助诊断,必要时可行淋巴结活检。

3. **神经母细胞瘤**(NB)　也可出现发热、贫血、多汗、乏力、消瘦、骨痛、肝脾大等症状,但 NB 的原发部位通常沿交感神经链分布,24 小时小便 VMA 和 HVA 和血清 NSE 水平升高,CT 提示肿块可见钙化,骨髓涂片可见典型的菊花团状肿瘤细胞,肿块活检有助于明确诊断。

4. **淋巴结炎**　常有发热、局部淋巴结红肿热痛,部位局限,外周血白细胞总数增高,以中性粒细胞为主,予以抗炎或抗病毒治疗后可明显好转。而 NHL 的局限性或弥漫性淋巴结肿大,局部无红肿热痛,血象多正常,抗感染治疗无效,明确诊断仍有赖于淋巴结活检。

5. **急性阑尾炎**　Burkitt 淋巴瘤经常发生于右下腹,可出现发热、恶心、呕吐、腹痛的症状,但其外周血白细胞升高,以中性粒细胞升高为主,予以抗感染治疗有效。

【治疗】

不同分型及分期的 NHL 采用不同的治疗方案,治疗手段包括手术、化疗和放疗,必要时辅以造血干细胞移植和靶向治疗。随着遗传学和分子生物学新技术的发展,恶性淋巴瘤的治疗正在从以往非特异性的细胞毒性药物化疗为主的治疗,转变为包含生物靶向治疗等多种模式的多学科综合治疗,将进一步提高 NHL 患儿的长期无病生存率。

1. **手术**　在儿童 NHL 治疗中,除了可切除的小的病灶外,外科干预只是为联合化疗提供活检。纵隔和颈部的病变应该进行局部活检而避免全部切除。一些数据支持完全切除手术的作用,特别是肿瘤局限于肠道时,切除手术在这种情况下通过降低肿瘤负荷而影响到预后,同时还能预防肠穿孔等并发症的发生,但估计肿块不能完全切除时应仅做活检,不主张大手术切口作肿瘤部分或大部分切除术。使用胸腹腔镜的微创手术方法对非霍奇金淋巴瘤的患儿进行诊断、分期和治疗中的作用已受到肯定。通常手术仅用于下列情况:

(1)除手术活检外,无其他方法(如腹水、骨髓、脑脊液、胸腔渗出液细胞学检查)可明确诊断及分型时考虑活检术,如肿块较小并为局限性病变,可将肿块完全切除干净;

(2)急腹症:如肠套叠、肠梗阻、可疑阑尾炎、肠穿孔、严重的胃肠道出血等外科急腹症时;

(3)二次活检:化疗 3~6 个疗程后有稳定残留病灶时,可考虑再次活检(手术),虽然手术本身可能对改变预后作用有限,但可为进一步治疗提供有效依据。

2. **化疗**　化疗是治愈儿童 NHL 的主要手段,以多药联合化疗为原则,对不同分期、不同组织类型或免疫分型应采用不同化疗方案。

目前多认为对小无裂型(Burkitt)NHL 应采用强烈、反复、短期治疗的策略,延长治疗期并不改善预后。强调采用 1~2 个足量烷化剂与大剂量的抗代谢物(MTX、ARA-C)联合应用。疗程根据分期而定,一般为 3~6 个疗程。对 T 细胞型采用类似 ALL 的方案,烷化剂的作用较小,化疗应持续 18 个月以上。大细胞型 NHL 对 B 和 T 细胞方案均敏感,如采用 B 细胞方案可相应缩短疗程。除局限性疾病外(Ⅰ期),所有 NHL 必须做中枢浸润预防。可用方案参考详见下。

(1)Ⅰ-Ⅱ期淋巴母细胞性 NHL

1)诱导期治疗:应用 CHOP 方案:长春新碱(VCR)每次 $1.5mg/m^2$(最大量每次 2mg)静脉注射,1 周 1 次,共 6 周,泼尼松(pred)每日 $40mg/m^2$,分 3 次口服,共 28 天,多柔比星(ADM)

每次 30mg/m²,静脉注射第 1 及 22 天各 1 次,环磷酰胺(CTX)每次 750mg/m² 静脉滴注,第 1 及 22 天各 1 次,若原发灶位于头颈部,则在诱导期第 1、8、22 天各加鞘内注药 1 次。

2)巩固治疗:当外周血白细胞计数>(3~4)×10⁹/L,中性粒细胞绝对计数>0.5×10⁹/L,即可开始巩固治疗。以 CHOP 方案为主,但 ADM 只用 1 次 30~40mg/m² 静脉注射,CTX 每次 750mg/m²,第 1 天静脉注射,VCR 每次 1.5mg/m²。静脉注射,均在巩固治疗期第 1 天用,泼尼松 40mg/(m·d),分 2~3 次,日服 7 天。

3)维持治疗:6-MP 每日 50mg/m²,口服 1 日 1 次;MTX 每次 25mg/m²,1 周 1 次,口服,用 3 周休 1 周;每 6 周鞘内用药 1 次(仅用于原发灶在头颈部者,总疗程 9~12 个月)。

(2)Ⅲ~Ⅳ期淋巴母细胞 NHL 基本按急淋白血病方案,应用"VALP"方案。

1)诱导期:用泼尼松每日 40mg/m²,分次口服,第 1~29 天。VCR 每次 1.5mg/m²,静脉注射,1 周 1 次,第 1、8、15、22 天各 1 次。左旋门冬酰胺酶(L-ASP)每次 6000IU/m²,静脉滴注或肌内注射(用前皮试),隔天用×9 次,即第 2,4,6,8,10,12,15,17,19 天用。ADM 每次 25~30mg/m²,静脉注射,第 1、8 天各 1 次。依托泊苷(VP-16)每次 150~200mg/m²+生理盐水 500ml 静脉滴注 3 小时左右,阿糖胞苷(Ara-C)每次 300mg/m² + 0.9% NaCl 100ml,1 小时内滴完,第 22、25、29 天各用 1 次(VCR 每次最大量不超过 2mg)。若在疗程第 22、25、29 天,中性粒细胞绝对值<0.5×10⁹/L,则 VP-16+Ara-C 可延迟 3~7 天应用,以等待造血功能恢复,必要时可用粒细胞集落刺激因子(G-CSF),以加速造血功能恢复,剂量为每日 5ug/kg,皮下注射。此外,若患儿总胆红素>3.0mg/dl(51.3μmol/L)或低蛋白血症(<25g/L),则 VP-16 剂量应减半。

所有病例在接受上述方案治疗期,在诱导期第 1、22、43 天各分别鞘内注射 MTX+Ara-C+Dex 1 次,剂量见前。若诊断时已有中枢神经系统受累,则在诱导期第 8 天及 15 天再各鞘内用药 1 次。

2)巩固治疗(6 周左右):大剂量甲氨蝶呤(HD-MTX)每次

$2g/m^2$,每 2 周左右再用一次,共 3 次,在 HD-MTX 应用同时,加用 6-MP 每日 $75mg/m^2$,口服×7 天,用 HD-MTX 前应静脉滴注 5% 碳酸氢钠 50～100ml,以碱化尿液,接着将 HD-MTX 加在 5% 葡萄糖液 250～500ml 中,静脉滴注 24 小时,在 HD-MTX 应用当天及以后 2 天,每天总补液量应达 1500～2000ml/m²,电解质含量按 1/4～1/3 张计算。从 HD-MTX 开始用起计算 36 小时后应用四氢叶酸钙 $12mg/m^2$,每 6 小时一次,共 6～8 次,肌肉注射。每次应用 HD-MTX 前鞘内注药一次,随后进入维持治疗,持续用 120 周。

3)维持治疗:在维持治疗开始前用原诱导方案 1 疗程,随后 6-MP 每日 $75mg/m^2$ 口服,MTX 每次 20～$30mg/m^2$,1 周 1 次,肌内注射或口服,连用 3 周左右,若白细胞数下降到 $<3×10^9/L$,则改用泼尼松+VCR1～2 周,待白细胞上升到 $3×10^9/L$,再改用 6-MP+MTX,维持治疗。在此疗程中插入下列强化疗:①每 8 周 1 次 HD-MTX(剂量及用法同前):共用 7 个疗程,均同时作鞘内注药;②每 3 个月 1 次小强化,每次可用 VP-16 $150mg/m^2$,静脉滴注,Ara-C 每次 $300mg/m^2$,30 分钟内滴完,1 周用 2 次×2 周,或用 COAP 方案:CTX 每次 $750mg/m^2$ 静脉滴注,VCR 每次 $1.5mg/m^2$,静脉注射,疗程第 1 天用;Ara-C 每次 100～$200mg/m^2$,分 2 次皮下注射,共 7 天,泼尼松每日 1mg/kg,分 3 次口服,共 7 天为 1 疗程,此 2 种方案交替使用;③每 6 个月 1 次大强化,即用诱导期方案 VA L. P(剂量及用法同诱导方案);④在上述化疗间歇期用 6-MP 每日 $75mg/m^2$,口服+MTX 每次 20～$30mg/m^2$,1 周 1 次口服或肌内注射做维持治疗。

若起病时有中枢神经系统受累,则在全身化疗同时鞘内注药 6～8 次,开始时为隔天 1 次,共 4 次左右,脑脊液即可转为阴性,以后每 3 天 1 次共 2 次,随后 1 周 1 次×2 次。若睾丸受累,应在维持治疗开始时做两侧睾丸放疗,总量为 24Gy(分 12 次完成)。

(3)B 细胞性 NHL 以 COMP 方案为主。

1)诱导期:泼尼松每日 $60mg/m^2$,分 3～4 次口服,共 28 天。CTX 每次 $1.2g/m^2$,静脉滴注,疗程第 1 天用。VCR 每次 $1.5mg/m^2$,静脉推注,疗程第 3、10、17、24 天各用 1 次(最大量每次 2mg)。MTX 每次 500mg/m^2(1/3 静脉推注,2/3 静脉滴注 4 小时,继用四氢叶酸钙解救),疗程第 12 天用;鞘内联合化疗第 5、31、34 天各 1 次。

2)维持期:泼尼松每日 60mg/m^2,分 3~4 次口服×5 天。VCR 每次 1.5mg/m^2,静脉滴注,疗程第 1、4 天各 1 次。CTX 每次 1000mg/m^2,静脉滴注,疗程第 1 天静脉滴注。MTX 每次 500mg/m^2,第 15 天用,1/3 静脉推,2/3 静脉滴 4 小时;疗程第 1 天鞘内注射。每 28 天重复 1 疗程,总疗程 I ~ II 期为 8 至 9 个月;III ~ IV 期为 18 个月~2 年。

3. 放疗 儿童 NHL 是全身性疾病,放疗作用十分有限,化疗同时加用放疗在 NHL 中并不改善预后,头颅预防性放疗也可由鞘内注射化疗来替代,加之放疗的近期及远期毒副作用,因此对儿童 NHL 除中枢浸润、脊髓肿瘤压迫症、化疗后局部残留病灶、姑息性治疗等特殊情况下,一般不推荐放疗。

4. 靶向治疗 靶向治疗是指利用具有一定肿瘤靶向性的载体携带治疗肿瘤的药物,在肿瘤局部选择性杀伤肿瘤细胞及转移的肿瘤细胞,避免药物的全身毒副作用,提高疗效的一种治疗方法。临床应用的较成熟的是抗-CD20 单克隆抗体(美罗华),目前主要用于表达 CD20 抗原的低度恶性或难治性 NHL,与化疗联合应用可增加疗效。美国 FDA 批准其作为复发低度恶性非霍奇金淋巴瘤的一线治疗,也可与化疗联合应用于复发的中度恶性 B 细胞 NHL 的救援治疗。目前美罗华在成人 NHL 的疗效已得到证实。由于初发儿童 NHL 多数为高度恶性,肿瘤负荷大,但对化疗敏感,合理常规化疗下预后较好,因此美罗华不作为一线治疗药物。但一些新的临床观察项目已经启动将美罗华联合化疗作为 R4 组患者的一线治疗方案,其疗效有待于进一步观察。

5. 造血干细胞移植(HSCT) 由于儿童 NHL 对化疗多数敏感,经合理化疗可使 5 年 EFS 达 60%~80%,不主张对化疗敏感者在首次缓解后进行干细胞移植,而复发患儿再次缓解后可采用 HSCT 作为挽救治疗手段。首次缓解后复发的患儿进行自体 HSCT,其 EFS 可达 25%~60%,但原发耐药或耐药复发者

EFS 仅为 10% 左右。骨髓浸润或骨髓复发者应进行异基因 HSCT,后者单纯化疗几乎无效。

6. 急症处理 部分儿童 NHL 临床进展较快,以下情况须按急症处理:

(1)上腔静脉压迫综合征:常见于淋巴母细胞淋巴瘤,主要由于巨大纵隔肿块压迫所致,可出现严重头痛、头晕、头胀、嗜睡和憋气等。如短期内上腔静脉完全阻塞,尚未建立侧支循环,则可致上腔静脉压急剧升高,引起颅内压增高,可造成颅内静脉破裂而死亡。如此时尚未明确诊断,又无可作病理活检的外周肿大淋巴结,细胞学检查(如骨髓及体液)也不能确诊时,可紧急采用纵隔镜活检或胸骨旁切口活检。如有危及生命的现象,全身麻醉过于危险,影像学符合 NHL,为抢救生命可给予紧急化疗,常用药物为环磷酰胺 $300 \sim 500mg/m^2$、长春新碱 $1.5mg/m^2$ 和糖皮质激素如氢化可的松 $5 \sim 10mg/(kg \cdot d)$,同时给予肿块在下、腔脉和气道在上的体位以改善症状。儿童 NHL 对化疗多十分敏感,化疗后 $12 \sim 24$ 小时后症状多可改善,病情稍稳定后再行活检($24 \sim 48$ 小时后),此时由于受到化疗的影响,组织细胞学判断可能会出现困难。如有胸腔积液液或心包积液时可穿刺做细胞学检查,并可引流以改善症状。

(2)肿瘤细胞溶解综合征:常见于 Burkitt 淋巴瘤或 Burkitt 样 NHL。多发生于化疗初期,当大量肿瘤细胞溶解时发生的代谢紊乱,主要是高尿酸血症、高钾血症、高磷酸血症及低钙血症。其中高尿酸血症是由溶解细胞所释放的尿酸盐沉积在肾内,并导致肾功能损害。沉积在关节内的尿酸盐可引起痛风;尿素及肌酐增高是由于尿酸盐及磷酸盐沉淀在肾内引起;高磷血症是由肿瘤细胞所释放的无机磷酸多沉着在肾内;低钙血症是由于高磷血症所致,可增加心肌的应激性,严重时可引起意识障碍及抽搐;高钾血症是由于大量细胞内钾的释放和肾排钾功能的减弱,可发生心律失常、EKG 改变及心搏骤停。大量含有组织凝血活酶的细胞内容物的释放可促发 DIC,严重时危及生命,为防治肿瘤细胞溶解综合征发生,对肿瘤负荷较大的患儿,应采取 $3 \sim 7$ 天低强度化疗(引导化疗),常用药物为环磷酰胺 $300 \sim$

500mg/m^2、长春新碱 1.5mg/m^2 和糖皮质激素,使肿瘤细胞不在短期内过度溶解。同时给予水化 2000~3000ml/m^2;5%碳酸氢钠 5ml/(kg·d)碱化尿液;别嘌呤醇 10mg/(kg·d)抑制过多的尿酸形成;注意监护和维持水电解质酸碱平衡、出入量平衡。动态监测血象及血凝指标,有发生 DIC 可能时应尽早给予肝素 0.25~1mg/kg,q6h 治疗。

7. **疗效判定**　应根据原发部位及浸润部位选择相应的影像及细胞学检查进行评估。

(1)完全缓解(CR):CT/MRI、脑脊液及体检均未发现残留肿瘤迹象,骨髓涂片<5%幼稚淋巴细胞、或经病理证实残留病灶无肿瘤细胞,并维持 1 个月以上。

(2)部分缓解(PR):肿瘤缩小>50%,但未达 CR,无新发或重新进展病灶,骨髓涂片<5%幼淋巴细胞、脑脊液必须无肿瘤细胞,并维持在 1 个月以上。

(3)无进展(PF):所有可检测病灶减少<50%,无新发病灶或重新进展。

(4)进展(DP):原有疾病状态基础上的进展或出现新病灶。

【预后】

在过去的 40 年中非霍奇金淋巴瘤的生存率得到了极大的提高,已经成为恶性肿瘤治疗成功的典范。但部分Ⅲ~Ⅳ期 T 细胞 NHL、进展期 B 细胞 NHL 以及复发和难治性 NHL 的预后仍较差,其中肿瘤负荷和分期是影响预后的重要因素。少数长期存活的患者发生了远期并发症,如肺纤维化、心肌损害、生长障碍和第二肿瘤(包括一些实体肿瘤和急性非淋巴细胞性白血病),值得引起注意。

【诊治流程】　拟诊 NHL 时应首选快速、简便并可能明确诊断的检查,首先进行骨髓涂片形态学检查及免疫分型检查排除白血病或明确诊断 NHL 骨髓浸润及其免疫亚型和病理类型。如不能明确病理类型,积极落实肿块活检,推荐手术切开活检,获得足够组织标本以明确诊断及分型。在获得标本困难时可考虑体液(如胸腹腔积液等)细胞形态学检查,但必须结合临床特征、免疫表型、分子生物学检查结果才能明确诊断。应尽量避免诊断不明时使用激素及化疗类药物。

附:儿童 NHL 诊断流程图

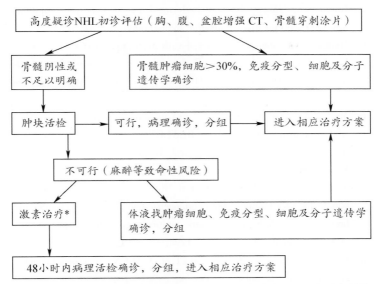

注:* 尽量避免,如确实需要,应事先落实激素应用 48 小时内肿块活检手术

(袁晓军　吕　凡)

参 考 文 献

[1] Swerdlow SH, Campo E, Pileri SA, et al. The 2016 revision of the World Health Organization classification of lymphoid neoplasms. Blood, 2016, 127:2375-2390.

[2] Cheson BD, Fisher RI, Barrington SF, et al. Recommendations for initial evaluation, staging, and response assessment of Hodgkin and non-Hodgkin lymphoma: the Lugano classification. J Clin Oncol, 2014, 32:3059-3068.

[3] Shanbhag S, Ambinder RF. Hodgkin lymphoma: A review and update on recent progress. CA Cancer J Clin, 2017

［4］Behringer K,Goergen H,Hitz F,et al. Omission of dacarbazine or bleo-mycin,or both,from the ABVD regimen in treatment of early stage fa-vourable Hodgkin's lymphoma(GHSG HD13):an open-label,random-ised,non-inferiority trial. Lancet2015,385:1418-1427.

［5］Raemaekers JM,Andre MP,Federico M,et al. Omitting radiother-apy in early positron emission tomography-negative stage Ⅰ/Ⅱ Hodgkin lymphoma is associated with an increased risk of early re-lapse:clinical results of the preplanned interim analysis of the ran-domized EORTC/LYSA/FIL H10 trial. J Clin Oncol,2014,32:1188-1194.

［6］Merli F,Luminari S,Gobbi PG,et al.Long-term results of the HD2000 trial comparing ABVD versus BEACOPP versus COPP-EBV-CAD in untreated patients with advanced Hodgkin lymphoma:a study by Fondazione Italiana Linfomi.J Clin Oncol,2016,34:1175-1181.

［7］Younes A,Santoro A,Shipp M,et al. Nivolumab for classical Hodgkin's lymphoma after failure of both autologous stem-cell transplantation and brentuximab vedotin:a multicentre,multicohort,single-arm phase 2 tri-al. Lancet Oncol,2016,17:1283-1294.

［8］Horwitz SM,Zelenetz AD,Gordon LI,et al. NCCN Guidelines Insights:Non-Hodgkin's Lymphomas,Version 2. 2016. Journal of the National Comprehensive Cancer Network,2016,9:1067-1079.

［9］Schnitz N,Nickelsen M,Zepet M,et al. Conventional chemoimmuno-therapy(R-CHOEP-14)or high-dose therapy(R-Mega-CHOEP)for young,high risk patients with aggressive B-cell lymphoma:final results of the randomized Mega-CHOEP trial of the Gernon High-Grade Non-Hodgkin's Lymphoma Study Group(DSHBHL). J Clin Oncol,2011,29(1):504s. abstract.

［10］Flinn IW,van der Jagt R,Kahl BS,et al. Randomized trial of benda-mustine-rituximab or R-CHOP/R-CVP in first-line treatment of in-dolent NHL or MCL:the BRIGHT study. Blood,2014,123:2944-2952.

第五章 脑 肿 瘤

第一节 髓母细胞瘤

【概述】 髓母细胞瘤是儿童期最常见的后颅窝肿瘤,占儿童后颅窝肿瘤的 30%~40%,占儿童颅内肿瘤的 20%~25%。髓母细胞瘤是儿童颅内恶性程度最高的肿瘤之一,其高度恶性表现为生长极其迅速,肿瘤细胞有沿脑脊液产生播散性种植转移的倾向。平均发病年龄为 5~7 岁,80%患者在 16 岁之前发病。儿童发病有 2 个高峰年龄,第一个高峰为 2~4 岁,第二个高峰年龄为 6~8 岁。髓母细胞瘤男性多见,男女比例为 2:1。

【病理】 髓母细胞瘤主要起源于小脑蚓部,可向前突入、压迫或阻塞第四脑室引起梗阻性脑积水。有时肿瘤向后突入枕大池,少数经枕大池而伸入椎管内,偶尔通过第四脑室侧孔生长入桥小脑池,约 1/3 的病例,肿瘤侵犯脑干。肿瘤质地较脆,呈紫红色或灰红色,是由于肿瘤富于细胞和血管所致。肿瘤中心可发生坏死,但较少见。肿瘤细胞易于脱落,随脑脊液产生播散侵犯软脑膜的发生率非常高。在颅内主要发生于外侧裂池和后颅窝脑池。40%的患者发生椎管内种植转移,常见于胸腹段,全身转移少见,骨骼是全身转移的常见部位。

在光镜检查中,呈弥漫性分布的髓母细胞瘤富含细胞,主要由细胞质少、边缘不清的小细胞构成。其核呈圆形或椭圆形,大小不等,但苏木素染色呈深染,有丝分裂异常活跃。肿瘤细胞通常形成不规则团块,血管基层较薄,偶尔可见内皮样增生。50%患者可见明显的神经元或胶质分化倾向,35%~40%患者可见明显的神经母细胞分化倾向,形成 Homer-Wright 菊形团。病理学检查还可见到血管周围假菊形团,但通常不如在室管膜瘤所见到的明显。

【临床表现】

1. **颅内压增高表现**　头痛、呕吐和眼底视乳头水肿等。

2. **小脑损害表现**　主要表现为躯干性共济失调、患儿步态蹒跚、步行足间距增宽,甚至不能站立和坐稳。肿瘤偏向一侧发展可造成小脑半球症状,主要表现为肢体性共济运动障碍。部分患者有眼肌共济失调,多为水平性眼震。

3. **其他表现**　包括复视、面瘫、强迫头位、头围增大及破壶音、锥体束征、呛咳、小脑危象和蛛网膜下腔出血。

【诊断与鉴别诊断】

1. **病史**　对于儿童,特别是4~10岁的男孩,出现不明原因头痛、呕吐和走路不稳,应首先考虑髓母细胞瘤的可能。若发现眼底视乳头水肿、躯干性共济失调、眼球震颤或强迫头位,则应高度怀疑本病,需进一步行影像学检查。

2. **体格检查**　躯体性共济失调,表现为步态蹒跚,严重者甚至不能站立和坐稳。眼球震颤是眼肌共济失调的表现。其他临床表现有面瘫、复视、进食呛咳和锥体束征阳性等。

3. **影像学检查**

(1)CT:CT平扫表现为位于小脑蚓部或小脑半球和蚓部的边界清楚的等、高密度肿瘤,肿瘤密度较均匀,有时可见小斑片低密度坏死灶,肿瘤向前压迫并突入第四脑室,使第四脑室变形、前移,多伴有梗阻性脑积水,肿瘤周围有轻到中度的脑水肿带。CT增强扫描呈轻到中度均匀强化,小片状坏死囊变区无强化。肿瘤脑膜播散则表现为脑膜增厚及明显强化,边缘光滑或结节样。

(2)MRI:髓母细胞瘤的MRI表现各异,T_1加权像通常呈低到等信号,T_2加权像与白质相比呈低到高信号,肿瘤内一些不均一信号是由其中的静脉、囊肿和钙化造成的。增强扫描显示肿瘤呈均一或不均一强化,有时有些区域完全不被强化,见图5-1。肿瘤位于上蚓部时常常使中脑导水管受压、变窄,向前方移位。肿瘤位于第四脑室顶部时,导水管被撑开并向上移位,因此正中矢状位扫描非常重要。出现沿脑脊液种植转移时,在脑室壁、脑池,甚至蛛网膜下腔呈明显强化。较大儿童髓母细胞瘤的影像学表现不典型,50%~60%患者的肿瘤位于小脑半球。这些肿瘤可在桥小脑角区与小脑幕相连,常被误诊为脑膜瘤,只有轻到中等强化,82%患儿存在囊性变和坏死灶。

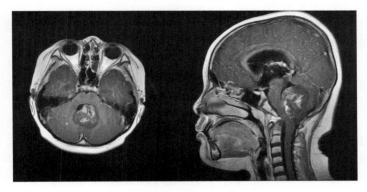

图 5-1　髓母细胞瘤

4. 鉴别诊断

(1)第四脑室室管膜瘤:其源于第四脑室室管膜,早期因刺激第四脑室而引起呕吐,病程较髓母细胞瘤长,小脑的实质性损害不如髓母细胞瘤严重,部分病例甚至无明显的小脑体征。

(2)小脑星形细胞瘤:多见于小脑半球,病程可以很长,主要表现为颅压增高及肢体共济失调运动障碍。

(3)脉络丛乳头状瘤:好发于第四脑室及侧脑室,病程长短不一,以颅内压增高为主要症状,后期可出现共济运动障碍、眼球震颤及强迫头位。CT 显示高密度的边缘出现不规则的肿块,多见钙化,增强明显。

【治疗原则与方案】　外科手术的治疗目标包括明确诊断、在安全前提下尽可能的切除肿瘤及处理并发的脑积水。

1. 围术期处理

(1)围术期脑积水:术前或术中放置脑室引流管。术后持续脑室外引流 1~3 天可排出血液和坏死组织碎片,减少分流术的比例及无菌性脑膜炎的发生。

（2）甾体类激素：术前使用可以预防脑水肿和颅内高压，应持续用至术后几天。使用激素的同时应给予预防性抗酸剂或H_2受体阻滞剂，防止其引起胃肠道并发症。

（3）围术期使用抗生素预防感染。

2. 手术治疗

（1）体位：取俯卧位，用固定头架并使颈部弯曲有利于后颅窝上部的显露。

（2）后颅窝开颅：电钻铣刀后颅窝开颅，可用咬骨钳扩大暴露范围并咬除寰椎后弓，"Y"形切开硬膜，从暴露处外上侧一直到寰椎后弓处中线部。枕部硬膜窦可用丝线结扎。

（3）肿瘤切除：显微镜下分开小脑扁桃体，分离小脑延髓裂，暴露第四脑室入口和延髓背面。有时肿瘤已从第四脑室延伸至椎管，切除部分肿瘤后，可沿第四脑室底部放置棉片以保护第四脑室底部并有利于术中定位脑干位置，但是当肿瘤已经侵犯入第四脑室底部时，则不宜将棉片强行塞入第四脑室内。术中可切开小脑蚓部以暴露肿瘤背侧面。明确肿瘤边界后，使用双极电凝和吸引器或超声吸引器行肿瘤内减压，内减压后再沿肿瘤边界切除，可以沿小脑表面用双极电凝止血，而在脑干和小脑角只能轻柔地压迫止血。术中注意保护脑干和小脑脚，如果肿瘤侵犯了脑干，不需要完全切除肿瘤。术中注意及时堵塞导水管下口防止血液流进第三脑室。肿瘤切除后，仔细冲洗残腔，冲净导水管中的组织残片和血液，严密关闭硬脑膜。

3. 术后并发症及预防

（1）空气栓塞：低血压和心律不齐。需从右心吸出空气，同时防止更多的空气进入循环系统，增加补液量以升高中心静脉压，术野液体灌注，骨蜡填充所有暴露的骨缝。

（2）细菌性脑膜炎：头痛、发热和颈项强直。行脑脊液化验和培养，采用光谱抗生素治疗，直至细菌培养呈阴性。

（3）无菌性脑膜炎：头痛、发热和颈项强直。采用甾体类激素治疗。

（4）小脑缄默症：支持治疗。

（5）脑神经功能障碍：假性延髓麻痹和偏瘫，给予神经营养治疗及康复治疗。

（6）小脑共济失调：躯体性共济失调和眼球震颤，康复治疗。

4. 辅助治疗

（1）放疗：原发灶和转移灶照射，剂量 5400～5800cGY，全脑脊髓照射 3500cGY。

（2）化疗：有较大残余肿瘤或发病时已有转移的患儿可行化疗。尤其适用于小于 3 岁儿童的治疗。

【预后】 小于 3 岁的患者预后较差。全切除和次全切除的患儿预后较好，部分切除的患儿预后较差。

【小结】 髓母细胞瘤是儿童期最常见的后颅窝肿瘤，其为高度恶性，表现为生长极其迅速，肿瘤细胞有沿脑脊液产生播散性种植转移的倾向。主要采用手术切除的方法，结合放疗和化疗辅助治疗方法。

附：髓母细胞瘤诊治流程图

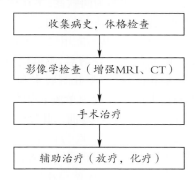

第二节　儿童小脑星形细胞瘤

【概述】 小脑星形细胞瘤是儿童最常见的脑内肿瘤，占儿童肿瘤的 10%～20%。在儿童其发病率仅低于髓母细胞瘤，约占后颅窝肿瘤的 20%。

【病理】　小脑星形细胞瘤大多数位于小脑半球,其次为中线小脑蚓部,少数位于桥小脑角。肿瘤多发生于白质内,亦可侵犯皮质。肿瘤可以为囊性、实质性的或实质性伴中央坏死,约半数为囊性伴瘤结节。钙化少见,主要见于肿瘤的实质部分。囊性变是星形细胞瘤的显著特征,囊性变有 2 种类型:一种是肿瘤组织内有单房或多房的囊,其囊壁由肿瘤组织构成,肿瘤可有边界,但部分可边界不清。另一种为一个很大的囊性占位,有瘤结节附于囊壁上,囊液为棕黄色的液体,通常囊内液体蛋白质含量较高,少数可伴有坏死和出血。

小脑星形细胞分为 2 型,即毛细胞型和纤维细胞型。毛细胞型肿瘤呈双相性,由紧密排列的双极细胞组成,伴有 Rosenthal 纤维散在分布于由松散的星形细胞和颗粒体组成的区域,毛细胞型肿瘤大多数有清楚的边界,该类型约占小脑星形细胞瘤的 80%~85%。纤维细胞型肿瘤约占小脑星形细胞瘤的 15%~20%,其病理特性类似于高级别星形细胞瘤。

【临床表现】　小脑星形细胞瘤易引起梗阻性脑积水,头痛、呕吐为首发症状,头痛初始为间歇性,多在枕部,亦可发生在前额部,随着脑积水逐渐加重,头痛变为持续性,常伴有喷射性呕吐。在年龄较小的患儿,因其不能用语言表达主诉,常有用手击打头部的表现。呕吐常发生在清晨,呕吐时可伴有或不伴有头痛。呕吐后头痛症状减轻,与呕吐时脱水和过度屏气降低了颅内压有关。小脑损害症状表现为单侧肢体共济失调,上肢比下肢明显,表现为持物不稳、动作笨拙。肿瘤位于蚓部或近中线者,出现平衡障碍或共济失调,表现为行走蹒跚,容易摔倒、倾倒,严重者不能行走和站立。神经系统检查时,常发现眼球震颤,其他表现如颈部抵抗和强迫体位是小脑扁桃体下疝压迫颈神经根所致。

【诊断与鉴别诊断】

1. **病史**　头痛、呕吐、躯体性共济失调和局灶性神经功能障碍病史。

2. **体格检查**　颅内压增高可有视乳头水肿,局灶性神经功能障碍有对侧肢体乏力及感觉异常等,共济失调常发现眼球震颤。

3. 影像学检查

（1）CT 显示等密度或低密度影,肿瘤实性部分通常增强明显,10%～20%的患者可见钙化点,70%～85%的肿瘤表现为囊性变,囊变可以很大或多囊化,使邻近的小脑、脑干和第四脑室明显受压。囊壁很少强化。

（2）MRI 影像 T_1 加权像通常呈等信号或低信号,T_2 加权像肿瘤呈高信号,增强明显,见图 5-2。磁共振波谱检查显示,小脑星形细胞瘤的 N-乙酰天冬氨酸与胆碱的比值及肌酸与胆碱的比值均出现下降。

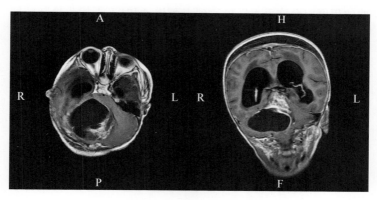

图 5-2　小脑半球毛细胞星形细胞瘤

4. 鉴别诊断

（1）第四脑室室管膜瘤:其源于第四脑室室管膜,早期因刺激第四脑室而引起呕吐,病程较髓母细胞瘤长,小脑的实质性损害不如髓母细胞瘤严重,部分病例甚至无明显的小脑体征。

（2）髓母细胞瘤:多见于 5～10 岁男孩,表现为头痛、呕吐、走路不稳,查体见眼底视乳头水肿、躯干性共济失调、眼球震颤,CT 平扫表现为位于小脑蚓部或小脑半球和蚓部的边界清楚的等、高密度肿瘤,增强扫描呈轻到中度均匀强化,小片状坏死囊变区无强化。

（3）脉络丛乳头状瘤:好发于第四脑室及侧脑室,病程长短不一,以颅内压增高为主症,后期可出现共济运动障碍、眼球震颤及强迫头位。CT 显示高密度的边缘不规则的肿块,多见钙化,增强明显。

【治疗原则与方案】 外科手术的治疗目标包括明确诊断、在安全前提下尽可能的切除肿瘤、处理手术并发症及辅助治疗。

1. 手术治疗

(1)脑积水处理:对于存在脑积水的患儿,术前应放置脑室外引流,或者预留足够的手术区域,以备必要时行术中脑室外引流。

(2)体位:俯卧位,寰枕区域屈曲,中颈部相对平直,颈部屈曲的程度应允许手术轻松达到上颈椎,同时不干扰颈静脉的回流。手术床头抬高,使患儿的头部与心脏处于一个水平面或略高于心脏,可降低静脉窦内的压力。

(3)后颅窝开颅:采用标准中线入路,有利于辨认中线结构,包括第四脑室和脑干。中线切口从第二颈椎棘突至枕外隆突上,从中线切开皮肤和筋膜,在中线无血管区切开枕肌,用电刀或骨膜剥离器将其从枕骨上分离,显露第一颈椎后弓。开颅范围从枕骨大孔延伸至横窦,中线两侧的范围取决于肿瘤的位置。"Y"形切开硬脑膜。

(4)肿瘤切除:找到肿瘤与正常组织之间的界面,分离并切除肿瘤。对于有囊性变的肿瘤,可先穿刺引流囊内的液体,然后进入囊腔,辨认瘤结节,如果 MRI 显示囊壁没有强化,不需切除囊壁。如果肿瘤弥漫性地侵犯了脑干或有软脑膜播散,可考虑行次全切除。

2. 术后并发症及预防

(1)关颅部位假性脑脊膜膨出:有时与切口脑脊液漏同时发生,术后脑室外引流可降低其发生率。

(2)小脑缄默症:可持续数天至术后数月,术中应尽可能避免损伤小脑中线核团和齿状核。

(3)无菌性脑膜炎:头痛、发热和颈项强直。采用甾体类激素治疗。

(4)术后瘤床出血:术中应仔细止血。

3. **辅助治疗** 高级别小脑星形细胞瘤不论手术切除程度都要进行放疗、化疗或两者结合。对于毛细胞型小脑星形细胞瘤全切除患儿,术后无需行放射治疗,次全切除患儿术后放疗目前仍存在争议。

【预后】 取决于肿瘤切除程度。全切肿瘤的患儿 10 年生存率超过 88%,次全切除的患儿 10 年生存率为 17% ~ 32%。

【小结】 毛细胞型小脑星形细胞瘤的预后好于其他多数中枢神经系统肿瘤,但是高级别小脑星形细胞瘤是侵袭性肿瘤,即使积极行手术切除及所有辅助治疗,患者的生存率仍很低。毛细胞型小脑星形细胞瘤全切患儿获得长期无进展生存的可能性较高。

附:儿童小脑星形细胞瘤诊治流程图

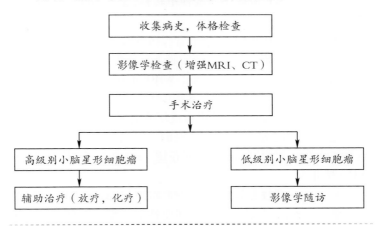

第三节 室 管 膜 瘤

【概述】 室管膜瘤是儿童中较常见的肿瘤,占儿童颅后窝肿瘤的 8% ~ 15%,儿童的好发年龄在 5 ~ 10 岁。60% 的患儿患病年龄在 5 岁以前。室管膜瘤发病率仅次于髓母细胞瘤和小脑星形细胞瘤。室管膜瘤起源于脑室系统和中央管的室管膜细胞及其下的胶质上皮细胞,故其多发生在脑室系统。由于脑室系统外存在室管膜细胞,故脑室系统外亦可以发生室管膜瘤。幕上幕下均可发生,约 3/4 位于幕下,1/4 位于幕上。儿童室管膜瘤中幕下占 70%,极少数可发生在大脑半球白质而与脑室系统基本无关。发生在腰骶部极为少见。

【病理】　室管膜瘤大部分呈浅灰色或红色,结节或分叶状,砂粒样,生长较局限,血供较丰富。肿瘤主要长在脑室内。大多数室管膜瘤为实质性,质地较软,钙化的发生率为 50%,囊变发生率为 20%。发生在第四脑室者大多数起于脑室底延髓部分,肿瘤逐渐增大充满第四脑室的大部分,造成梗阻性脑积水。15%的室管膜瘤可通过两侧侧隐窝延伸入桥小脑角,包绕邻近血管和脑神经。60%的室管膜瘤可通过第四脑室正中孔进入枕大池,部分可通过枕大孔延伸至颈部椎管内的颈髓后方。室管膜瘤可沿脑脊液通路播散种植转移,尤其是间变或恶性室管膜瘤。

组织学上 WHO(1990)将室管膜瘤分为:

1. **室管膜下瘤**　主要为室管膜下胶质细胞,可呈假菊形团样排列,有少量室管膜细胞分布。WHO 分级属Ⅰ级。

2. **室管膜瘤**　有细胞型、乳头型和上皮型 3 种亚型。肿瘤边界清楚,质地软,因有灶性出血或坏死而部分肿瘤呈囊变或伴有钙化,有时邻近脑组织受肿瘤浸润。组织学上室管膜瘤的特点是包绕在血管周围形成"假菊花团"或"真菊花团"样改变,WHO 属Ⅱ级。

3. **间变或恶性室管膜瘤**　肿瘤细胞排列致密成片,细胞及核型态各异,有丝分裂相增多。间变性室管膜瘤在幕上的发生率相对较高。WHO 属Ⅲ级。

4. **黏液乳头型室管膜瘤**　肿瘤细胞呈乳头状排列,围绕乳头状结构的结缔组织有黏液样变性并含有玻璃样变和血管结构。WHO 属Ⅰ级。

【临床表现】　取决于室管膜瘤在中枢神经系统的位置。儿童室管膜瘤多发生于后颅窝,典型表现是头痛、恶心、呕吐和嗜睡等高颅压表现。早期发生较隐匿,从偶尔到持续存在晨起头痛和呕吐。患儿可逐渐出现躯体性共济失调、眼球震颤和脑积水引起的展神经麻痹。一些患儿可有明显的头部歪斜表现，系小脑扁桃体嵌入颈椎管内所致。在疾病后期，会出现血压波动、角弓反张、心动过缓、呼吸暂停，甚至死亡。室管膜瘤经第四脑室外侧孔侵犯到桥小脑角，患儿可出现脑神经功能障碍，包括面瘫、听力下降、吞咽困难和饮水呛咳等症状。幕上室管膜瘤常由邻近侧脑室向脑内生长，最常见部位为额叶，其次为顶叶和颞顶叶。主要症状有颅内压增高症状和局限性抽搐等。

【诊断与鉴别诊断】

1. **病史** 多有高颅压症状、躯体性共济失调和脑神经功能障碍病史。

2. **体格检查** 颅内压增高可有视乳头水肿，脑神经功能障碍可有中枢性面瘫、偏瘫、展神经麻痹、咽反射消失等，躯体性共济失调，眼球震颤。

3. **影像学检查** 室管膜瘤的 CT 和 MRI 影像均表现异质性。CT 平扫一般常为颅后窝中线处等密度、低密度占位性病变，有时可呈不均匀高密度及混杂密度。肿瘤内可见多发小片状低密度囊变区、多斑点或沙砾状高密度的钙化灶，见图 5-3。有时肿瘤内可见出血，CT 增强扫描中肿瘤实质部分一般呈中等

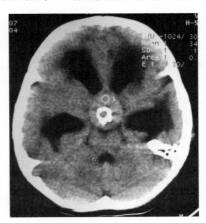

图 5-3 颅咽管瘤

度强化,周围脑组织无水肿。在 MRI 检查 T_1 加权图像上呈低或等信号,在 T_2 加权图像上呈明显高信号,有时可清晰显示血管流空信号,肿瘤强化明显。室管膜瘤有一个生长特点,可通过第四脑室侧孔突入桥小脑角池,也可通过第四脑室后正中孔突入小脑延髓池进入上颈髓。椎动脉和小脑后下动脉可被肿瘤压迫移位或包裹。

【治疗原则与方案】

1. 手术治疗

(1)脑积水处理:对于急性梗阻性脑积水导致明显高颅压的患儿,术前应放置脑室外引流。

(2)体位:后颅窝室管膜瘤通常采用俯卧位,3 岁以上的儿童可用 3 钉固定头架,并使用较短的儿科颅钉,压力调整至 40磅。3 岁以下的儿童应用马蹄形垫支持。

(3)后颅窝开颅:大多数情况下,采用第 2 颈椎棘突至枕外隆突上的正中切口,若肿瘤完全起源于桥小脑角区应使用乙状窦后入路。从中线切开皮肤和筋膜,在中线无血管区切开枕肌,用电刀或骨膜剥离器将其从枕骨上分离,显露第一颈椎后弓。开颅范围从枕骨大孔延伸至横窦,当肿瘤侵犯到枕大池和上颈段应切除寰椎后弓。"Y"形剪开硬脑膜至 C1水平。

(4)肿瘤切除:手术应争取完全切除。肿瘤切除的程度取决于肿瘤与第四脑室的关系。术中依次打开枕大池分离小脑延髓裂,从小脑蚓部中间切开,暴露肿瘤上极,用双极电凝和吸引器进行分离直至肿瘤背部完全显露。可先用吸引器或超声吸引器行肿瘤瘤内切除,再确定肿瘤周围边界后,完整切除或分块全切。术中应熟悉脑干的位置,最后处理与脑干相连的肿瘤部分。对于起源于第四脑室外侧孔或桥小脑角区的肿瘤,在中线附近大部分肿瘤切除后,再进行切除。若肿瘤自第四脑室底部长出,则其与第四脑室底部粘连甚紧,并有不同程度的脑干浸润,这时不可能完全切除,可在第四脑室底部残留薄层肿瘤。

2. 术后并发症及预防

（1）术后意识障碍：如果残存的麻醉剂和肌松剂不能解释患儿的持续无反应状态，应立即行 CT 检查，如果排除了术区血肿、硬膜下血肿、硬膜外血肿和脑积水等情况的发生，术后应保留气管插管进 ICU 继续观察。

（2）假性球麻痹综合征：包括木僵、易激惹、情绪不稳、构音障碍、声带麻痹、缄默、眼球震颤和面瘫等。几周至几个月内可缓解。

（3）小脑缄默症：术后期间突然不能言语，保留感觉性语言功能。症状恢复需数天至术后数月，术中应尽可能避免损伤小脑中线核团和齿状核。

（4）无菌性脑膜炎：头痛、发热和颈项强直。采用甾体类激素治疗。

（5）假性脑脊膜膨出：有时与切口脑脊液漏同时发生。给予加压包扎伤口，并间断腰穿，每次放液 10~20ml。术后脑室外引流可降低其发生率。

（6）术后交通性脑积水：需行脑室腹腔分流术。

3. 辅助治疗　大于 3 岁的患儿，术后常规行局部放疗，如果术后有残存肿瘤，可联合化疗。有软脑脊膜播散转移的患儿应行全脑脊髓轴放疗。小于 3 岁的患儿，术后给予化疗。

4. 肿瘤复发　术后 MRI 检测在前 2 年内每 6 个月检查 1 次，以后 3 年中前一年每年 1 次，再后每 2 年 1 次。局部复发病例可以考虑再手术。

【预后】　与预后有关的因素有年龄、肿瘤部位、切除程度、病理学及在诊断时是否播散。5 年无进展生存率为 40%。

【小结】　颅内室管膜瘤是儿童神经肿瘤中最棘手的疾病之一。应尽可能全切肿瘤，术后定期复查 MRI 评价残存肿瘤。除婴儿患者接受术后化疗外，大部分病例应接受局部放疗。如果有残余肿瘤可考虑化疗。

附：室管膜瘤诊治流程图

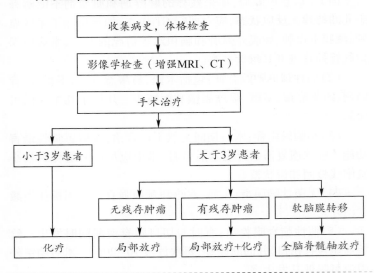

第四节　颅咽管瘤

【概述】　颅咽管瘤是胚胎发育异常肿瘤中最常见的一种。儿童颅咽管瘤（釉质型）起源于胚胎期 Rathke 囊的原始上皮细胞，是儿童期最常见的非胶质瘤细胞来源的肿瘤，占儿童颅内肿瘤的 5%～10%，占鞍区及鞍上肿瘤的 56%，约 50% 以上的颅咽管瘤发生于儿童，好发于 5～15 岁的儿童。

【病理】　颅咽管瘤在大小和形状上变化很大。边界清楚，多数肿瘤为囊性或部分囊性，囊壁可以是薄而透明，也可以很厚且坚韧，囊壁多有钙化，有时实质性部分钙化，十分坚硬。囊液呈黄褐色或暗绿色，囊液中漂浮着胆固醇结晶及坏死的上皮碎屑。囊液量通常在 10～30ml。显微镜下肿瘤有上皮细胞构成，囊壁被覆上皮为复层鳞状上皮，有排列整齐的基底细胞层，棘细胞层和角化团块，出现角化物和钙化是本病的特点。根据组织形态，颅咽管瘤分为 3 型：①上皮型；②牙釉型；③梭形细胞型。

梭形细胞型属恶性外,其他 2 型为良性。儿童颅咽管瘤几乎均为牙釉型,都有钙化,90%伴有囊变。颅咽管瘤可引起周围脑组织强烈的胶质反应,使肿瘤周围的神经胶质形成反应增生带,并常与脑底部的主要动脉粘连紧密。颅咽管瘤常与脑底部主要动脉例如 Willis 环紧密粘连。鞍上颅咽管瘤的血供主要来源于前循环的小供血动脉,也可直接来自颈内动脉、后交通动脉的分支供血,鞍内肿瘤的血供来自海绵窦内颈内动脉的小穿支动脉。

【临床表现】

1. **颅内压增高症状** 临床表现为头痛、呕吐和视乳头水肿。产生颅内压增高的原因主要是肿瘤向上长入第三脑室引起室间孔阻塞或由于肿瘤压迫导水管引起梗阻性脑积水,有时肿瘤巨大的占位效应也是颅内压增高的原因之一。

2. **视力视野障碍** 视力和视野的改变。儿童由于主诉不清,常常在视力障碍达到很严重的程度,甚至失明时才被家长发现。视力视野障碍的原因是肿瘤位于鞍上,压迫视神经和视交叉引起视神经萎缩,或者肿瘤梗阻室间孔造成颅内压增高,视乳头开始水肿,继发视神经萎缩。

3. **下丘脑症状** 肿瘤侵犯损伤视上核、视旁核、下丘脑-垂体束或神经垂体可导致抗利尿激素生成减少,引起尿崩症,表现为多饮多尿,每 24 小时出入量可达数千毫升。

4. **垂体功能障碍** 垂体功能障碍引起的内分泌功能紊乱是儿童颅咽管瘤最常见的症状。主要因为肿瘤压迫垂体,导致垂体功能不足。儿童常出现生长发育障碍、骨骼生长迟缓、身材矮小、易乏力、少动、皮肤光滑苍白、基础代谢率低下。

【诊断与鉴别诊断】

1. **病史** 根据视力视野改变、多饮多尿、内分泌功能紊乱和头痛恶心呕吐病史。

2. **体格检查** 颅内压增高可有视乳头水肿,脑神经功能障碍有中枢性面瘫、偏瘫、展神经麻痹、咽反射消失等,躯体性共济失调,眼球震颤。

3. **影像学检查**

(1)颅骨 X 线平片检查:蝶鞍改变表现为蝶鞍扩大变形或

破坏;鞍内或鞍上区可有钙化斑,钙化的形态多种多样,有时肿瘤囊壁钙化呈弧线状或蛋壳状;颅内压增高改变表现为颅缝分离、脑回压迹增加和头围增大等。

(2)CT扫描检查:CT扫描可以很好地反映肿瘤、骨质及其他组织的密度情况,显示蝶鞍、颅底和蝶骨的骨性解剖,对手术入路的选择很有帮助。肿瘤多数位于鞍上,呈圆形或椭圆形。90%以囊性为主,90%的肿瘤有钙化,钙化可以是囊壁线状或蛋壳样钙化,也可以是肿瘤实质内斑片状钙化,肿瘤的囊性部分以低密度为主,少数肿瘤含蛋白质成分较多,平扫可呈等密度,甚至高密度,因此,仅根据CT平扫密度值来判断肿瘤是囊性或实质性会造成误诊。CT增强扫描肿瘤囊壁呈线状强化,多房囊性肿瘤可见囊内间隔强化,实质部分不均匀强化,若肿瘤增大向上压迫室间孔,则可见梗阻性脑积水的表现。一般具有钙化、囊腔及强化后增强3项表现的鞍区肿瘤,即可诊断为颅咽管瘤。

(3)MRI检查:MRI通常不能显示肿瘤钙化灶,但可以清楚显示肿瘤与周围结构的关系。颅咽管瘤好发于鞍上,常累及鞍内,但多无垂体异常信号,表现为垂体受压变小,可见视交叉移位。实质性肿瘤表现为长 T_1 和长 T_2,囊性肿瘤因囊内液体成分不一,表现复杂,囊内液化坏死和蛋白增高者为稍长 T_1 和长 T_2,囊内液体为液化胆固醇结晶的为短 T_1 和长 T_2,伴有出血的表现为短 T_1 和长 T_2。

4. **内分泌检查** 包括ACTH-肾上腺功能、甲状腺功能、水电解质平衡的检查。术前检测有肾上腺皮质功能减退和甲状腺功能低下者,除非手术急诊进行,一般应术前予以纠正。应用大剂量类固醇激素纠正肾上腺功能低下可防止术中因牵拉而引起的脑水肿。术后还必须进行内分泌、神经-眼科、神经心理等方面的随访。

5. **鉴别诊断**

(1)垂体腺瘤:大多见于15岁以后的患者,一般不产生颅内压增高症状,无生长发育迟缓,常有典型双颞侧偏盲,眼底可有原发性视神经萎缩。

（2）视神经胶质瘤：视神经和视交叉的胶质瘤一侧或两侧视神经孔扩大是重要的诊断依据。

（3）生殖细胞瘤：可发生在鞍上，突出的临床表现为尿崩症，可有性早熟，蝶鞍形态大多正常，也无钙化。

（4）第三脑室前部胶质瘤：早期出现颅内压增高，并进行性加重，可呈发作性头痛。一般无蝶鞍改变，无钙化，无内分泌症状，CT 和 MRI 有助于诊断。

【治疗原则与方案】 在不引起严重并发症和神经功能障碍的前提下，首次手术应尽可能做到根治性切除。部分颅咽管瘤无法全切，通常是由于肿瘤与周围重要神经和血管结果紧密粘连。残留肿瘤必须采用其他方法治疗，可采用放射治疗、观察其生长情况再进行进一步治疗，或立即再次手术治疗。

1. **手术治疗**

（1）脑积水的处理：患者主要表现为脑积水引起的各种症状时，可先行分流术，当肿瘤堵塞双侧室间孔时，需要行双侧脑室置管，再连接于单管分流系统。

（2）肿瘤切除：颅咽管瘤有多种手术入路，入路的选择应根据肿瘤的大小、生长部位、肿瘤的钙化程度等决定。术前应仔细阅片了解肿瘤与视交叉、第三脑室、大脑前动脉、前交通动脉和 Willis 动脉环等结构的关系，室间孔和中脑导水管是否通畅。主要的手术入路包括翼点入路（适用于肿瘤位于鞍上、鞍旁、鞍后甚至突入第三脑室者）、额下入路（适用于肿瘤位于鞍上者、视交叉后置者、肿瘤位于鞍上和鞍内但主体仍在鞍上者）、终板入路（适用于肿瘤位于鞍上、视交叉前置或肿瘤上极将第三脑室推到室间孔水平）、胼胝体或侧脑室入路（肿瘤生长入第三脑室）、经蝶入路（适于位于鞍内、鞍内向鞍上轻度生长或向蝶窦生长的肿瘤）、前额纵裂入路（适于鞍上、鞍后生长的肿瘤）。对于肿瘤巨大，且为实性肿瘤，可使用分期联合入路。主要有胼胝体-纵裂入路和胼胝体-翼点联合入路。

（3）垂体柄的保留：垂体柄可移位到肿瘤表面的各个位置，但在其穿过鞍隔到达垂体处通常较容易辨别。垂体柄表面有较独特的门状静脉形成的纹状外形。

2. 术后并发症及预防

（1）无菌性脑膜炎：系囊性内容物溢出，刺激室管膜或脑膜所致，术中应尽可能多地切除囊壁，用生理盐水充分冲洗囊腔。术后反复腰穿适当排放脑脊液，并给予皮质类固醇激素。

（2）下丘脑损伤：表现为尿崩症和体温失调。尿崩症一般可在 2 周内自愈，对重症者则给予垂体后叶素，同时注意水电解质平衡。体温失调多表现为中枢性高热，体温可达 41℃ 以上，处于昏迷状态。也有表现为体温不升，低于 32℃ 以下，患儿陷入垂危状态，应给予对症治疗，预后不佳。

（3）上消化道出血：患儿可有黑便、呕血，甚至急性胃穿孔等，术后常规应用 H_2 受体拮抗剂或质子泵抑制剂预防，并给予禁食、胃肠减压、停用激素、应用止血剂等。

（4）垂体功能低下：出现多种激素水平低下，需行激素的替代疗法，术前术后复查垂体激素水平，根据"缺什么，补什么"的原则进行补充。

3. 辅助治疗

（1）放射治疗：对颅咽管瘤的治疗价值尚无统一意见。一般认为对部分切除或有肿瘤残留的患者术后可行放射治疗，可以提高生存率。但对于儿童患者，放疗能引起严重的智力损害，可推迟放疗的时间。立体定向放射治疗是一种比较适合儿童的新型放射治疗，伽马刀常是治疗儿童残余或复发性颅咽管瘤的首选。

（2）内放射治疗：适用于囊性颅咽管瘤，使用放射性核素 ^{32}P-磷酸铬，通过 Ommaya 储液囊注入。注入放射性核素的剂量应根据肿瘤囊腔的大小决定。一般主张放射剂量为 74 ～ 148MBq。^{32}P-磷酸铬悬胶液产生的 β 射线在组织内穿透距离为 0.8cm，故使用得当不会引起脑组织的严重放射反应。

（3）囊内化疗：主要针对囊性颅咽管瘤，采用博来霉素等药物。

【预后】 预后取决于手术质量和对神经系统的损伤程度，全部切除肿瘤的患儿 10 年存活率达 80% 以上。次全切除的患儿需要进一步的治疗，如放射治疗或再次手术。

【小结】 颅咽管瘤组织学上是良性,但由于位置深,常与重要血管和神经结构粘连,手术切除较为困难。采用手术结合放射治疗的方法可取得较满意的疗效。

附:诊治流程图

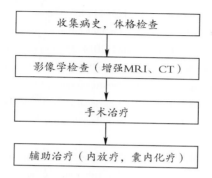

（马 杰）

参 考 文 献

[1] Pollack IF.Brain tumors in children. N Engl J Med,1994,331(22):1500-1507.

[2] von Bueren AO.Treatment of Children and Adolescents With Metastatic Medulloblastoma and Prognostic Relevance of Clinical and Biologic Parameters. J Clin Oncol,2016,34(34):4151-4160.

[3] Gajjar AJ,Robinson GW,Medulloblastoma-translating discoveries from the bench to the bedside. Nat Rev Clin Oncol,2014,11(12):714-722.

[4] Chin AL.Survival Impact of Postoperative Radiotherapy Timing in Pediatric and Adolescent Medulloblastoma. Neuro Oncol,2018.

[5] Park TS.Medulloblastoma:clinical presentation and management.Experience at the hospital for sick children,toronto,1950-1980. J Neurosurg,1983,58(4):543-552.

[6] Millard NE,De Braganca KC,Medulloblastoma. J Child Neurol,2016,31(12):1341-1353.

[7] Nelson AC.Recurrent anaplastic medulloblastoma in cerebrospinal fluid after autologous hematopoietic stem cell transplant. Diagn Cytopathol,

2013,41(11):980-985.

[8] Wippold FJ.2nd and A.Perry,Neuropathology for the neuroradiologist: rosettes and pseudorosettes. AJNR Am J Neuroradiol,2006,27(3): 488-492.

[9] Taylor MD.Molecular subgroups of medulloblastoma:the current consensus. Acta Neuropathol,2012,123(4):465-472.

[10] Perreault S.MRI surrogates for molecular subgroups of medulloblastoma. AJNR Am J Neuroradiol,2014,35(7):1263-1269.

[11] de Carvalho Neto A.Adult cerebellar medulloblastoma:CT and MRI findings in eight cases. Arq Neuropsiquiatr,2003,61(2A):199-203.

[12] Gok A,.Alptekin M,Erkutlu I.Surgical approach to the fourth ventricle cavity through the cerebellomedullary fissure. Neurosurg Rev,2004,27 (1):50-54.

[13] Thompson EM.Prognostic value of medulloblastoma extent of resection after accounting for molecular subgroup: a retrospective integrated clinical and molecular analysis. Lancet Oncol,2016,17(4):484-495.

[14] Ramaswamy V.Medulloblastoma subgroup-specific outcomes in irradiated children:who are the true high-risk patients? Neuro Oncol,2016,18 (2):p.291-297.

[15] Collins VP,Jones DT,Giannini C Pilocytic astrocytoma:pathology, molecular mechanisms and markers. Acta Neuropathol, 2015, 129 (6):775-788.

[16] Plaza MJ. Conventional and advanced MRI features of pediatric intracranial tumors:posterior fossa and suprasellar tumors. AJR Am J Roentgenol,2013,200(5):1115-1124.

[17] Poretti A,Meoded A,Huisman TA,Neuroimaging of pediatric posterior fossa tumors including review of the literature. J Magn Reson Imaging,2012,35(1):32-47.

[18] Sridhar K, Sridhar R, Venkatprasanna G. Management of posterior fossa gliomas in children. J Pediatr Neurosci, 2011, 6(Suppl 1): S72-77.

[19] Fisher PG.Outcome analysis of childhood low-grade astrocytomas. Pediatr Blood Cancer,2008,51(2):245-250.

[20] Louis DN. The 2016 World Health Organization Classification of

Tumors of the Central Nervous System:a summary. Acta Neuropathol, 2016,131(6):803-820.

[21] Vinchon M.Intracranial ependymomas in childhood:recurrence,reoperation,and outcome. Childs Nerv Syst,2005,21(3):221-226.

[22] Merchant TE. Craniopharyngioma:the St.Jude Children's Research Hospital experience 1984-2001. Int J Radiat Oncol Biol Phys,2002, 53(3):533-542.

[23] Martinez-Barbera JP,Buslei R Adamantinomatous craniopharyngioma: pathology,molecular genetics and mouse models. J Pediatr Endocrinol Metab,2015,28(1-2):7-17.

[24] Sterkenburg AS.Survival,hypothalamic obesity,and neuropsychological/ psychosocial status after childhood-onset craniopharyngioma:newly reported long-term outcomes. Neuro Oncol,2015,17(7):1029-1038.

第六章　神经母细胞瘤

【概述】　神经母细胞瘤是儿童最常见的颅外恶性实体肿瘤,可发生于新生儿期。发生率约为万分之一,占儿童恶性肿瘤的7%~10%。男性略多于女性。肿瘤可发生在任何有交感神经组织的躯体部位,好发部位依次为:腹膜后、后纵隔、盆腔和颈交感神经节。

【病因】　神经母细胞瘤是一种胚胎性肿瘤,其确切的病因仍不清楚。通常认为与神经嵴细胞发育异常有关,原始成神经细胞在胎儿肾上腺中即可发现。

【病理】　神经母细胞瘤可因发生部位不同而成大小不一、形态不同的实质性肿块。早期肿块表面包膜完整,形态规则,晚期可呈结节状改变。瘤内可出现出血、坏死、钙化等病理改变。

镜下肿瘤细胞呈染色较深的小圆形或卵圆形细胞,细胞基质少,细胞核大而深染,有数个核仁,常见有丝分裂。形态学上神经母细胞瘤与多种小圆细胞儿童恶性肿瘤相似,如尤文瘤、非霍奇金淋巴瘤、软组织肉瘤等。可通过波纹蛋白(VIM)、白细胞共同抗原(LCA)、神经元特异性烯醇化酶(NSE)及S-100等免疫组织化学方法进行鉴别诊断。镜下肿瘤细胞常形成具有特征性的假性玫瑰花结改变,具有诊断意义。

细胞基质多少与肿瘤性质有关,国际神经母细胞瘤病理学分类(INPC)根据肿瘤细胞的形态和分化程度将原始成神经细胞来源的肿瘤分为:①神经母细胞瘤:细胞基质贫乏,细胞呈未分化或弱分化;②节细胞神经瘤:细胞基质丰富,细胞分化成熟;③节细胞神经母细胞瘤:细胞基质和分化程度情况介于神经母细胞瘤和节细胞瘤之间。良性的神经节细胞瘤表现为细胞基质丰富,基质少的肿瘤包含不成熟分化差的神经母细胞瘤。核分裂指数(MKI)是指每5000个细胞中的具有核分裂的细胞数。

MKI 和患儿年龄相关,小于 18 个月的婴幼儿有价值的 MKI 指标是大于 200/5000(4%)个细胞,大于 18 个月的是大于 100/5000(2%)个细胞。所有大于 5 岁的儿童为组织不满意型。基质少的肿瘤通常有 N-myc 的扩增、高 MKI 和较差的预后。

根据肿瘤的组织学特点已建立对预后有重要意义的神经母细胞瘤的病理分型,目前最为成熟应用最广的为 Shimada 分型,该分型系统根据患儿年龄、肿瘤基质的多少、肿瘤核分裂指数(MKI)将神经母细胞瘤分为满意型(预后良好型)和不满意型(预后不良型)(见表 6-1)。

表 6-1 改良的神经母细胞瘤 Shimada 病理分型

表现	满意组织型	不满意组织型
基质丰富	分化良好(节神经细胞瘤)节细胞神经母细胞瘤,混合	节细胞神经母细胞瘤,结节
基质少(神经母细胞瘤)		
年龄<18 个月	MKI<4%	MKI>4%或未分化
年龄 18~60 个月	MKI<2%和分化	MKI>2%或未分化/分化差
年龄>5 岁	无	上述所有表现

神经母细胞瘤恶性程度高,常在短期内突破包膜,侵入周围组织与器官。肾上腺肿瘤将肾脏推移至下方,如肿瘤来自交感神经链,则将肾脏推向外侧,肿瘤常浸润肾脏。腹膜后神经母细胞瘤破裂时沿腹膜后大血管迅速生长,超越中线,并包绕大血管。脊柱旁的肿瘤可沿神经根蔓延,从椎间孔侵入椎管,形成哑铃状肿块。肿瘤沿淋巴管转移到局部淋巴结或远处淋巴结,如锁骨上淋巴结。肿瘤进入血液循环,可见骨髓、颅骨、眼眶、脊柱及长骨转移,少见肺转移。新生儿转移常波及肝脏和皮肤。临床上可见转移瘤巨大而原发肿瘤很小甚至极难发现的情况。

已应用于临床的与神经母细胞瘤诊断、预后评估相关的分子生物学指标：

1. **染色体**　神经母细胞瘤抑癌基因序列位于 1p36.1 和 1p36.2，该区域染色体异常可导致神经母细胞瘤发生。

2. **DNA 指数**　神经母细胞瘤 DNA 指数(DI)可反映化疗效果及预后。DI>1 或 DI<1 为异倍体，常为病变早期，并有良好预后；DI=1，即二倍体，常与进展期病变和不良预后相关。

3. *MYCN* **基因**　约 30% 神经母细胞瘤伴有 *MYCN* 基因扩增，对肿瘤血管形成及肿瘤播散有激活作用，导致肿瘤快速生长及不良预后。神经母细胞瘤早期仅 5%～10% 病例 *MYCN* 基因扩增，晚期则高达 40%。

【临床表现】

1. **局部肿块及与肿块压迫引起的相关症状**

(1)头颈部：局部肿块，颈部肿瘤可因迷走神经受压导致 Horner 综合征(眼球内陷，瞳孔缩小，眼睑下垂，无汗症)。

(2)眼眶：眼眶内肿瘤可导致眶周水肿、肿胀和棕黄色瘀斑(熊猫眼)、眼球突出、上睑下垂、斜视、视性眼阵挛。

(3)胸部：肿瘤可因对肺、气管、食管的压迫出现呼吸困难、肺部感染及吞咽困难。若肿瘤进入椎管压迫神经，可出现步态不稳、肌无力甚至截瘫、膀胱功能障碍、便秘等。若肿瘤在下胸部，常可无症状。

(4)腹部：可触及腹部包块，因肿块压迫可致食欲缺乏、呕吐，偶有腹痛和压痛。

(5)盆腔：肿瘤可压迫膀胱颈和直肠导致尿潴留和便秘，直肠指检可触摸到骶前肿块。

(6)椎旁：背部局部疼痛及触痛、肿瘤可进入椎管压迫脊髓导致下肢软弱无力、跛行、肌张力减低、大小便失禁。

2. **非特异性全身症状**　肿瘤早期全身症状不明显，晚期可出现低热、食欲缺乏、面色苍白、消瘦、体重下降等恶性肿瘤的常见非特异性全身症状。

3. **与肿瘤引起的内分泌代谢异常产生的相关临床表现**

(1)肿瘤可释放儿茶酚胺(VMA/HVA)导致儿茶酚胺代谢

异常,并引起相应的临床症状,如面色苍白、多汗、头痛、心悸、肾素分泌增多所致的高血压。

(2)约在 5%～10% 的神经母细胞瘤患儿中肿瘤分泌胃肠激素(血管活性肠肽)可引起的难治性水样腹泻、消瘦、低血钾。

【实验室检查】

1. 血高香草酸(HVA)和尿香草扁桃酸(VMA)　大于 90% 的儿童神经母细胞瘤患者存在儿茶酚胺或其代谢产物水平升高。因此,作为神经母细胞瘤的特异性指标之一,收集 24 小时尿量测定尿 VMA 增高具有诊断意义。在随访中尿 VMA 可作为治疗效果及预后评估的指标之一。

2. 血清乳酸脱氢酶(LDH)、神经元特异性烯醇化酶(NSE)和铁蛋白作为神经母细胞瘤的非特异性指标,在肿瘤的预后评估中也有指导意义。三项指标都升高,常提示肿瘤处于进展期,预后较差。25% 的病例癌胚抗原阳性。虽然这些指标具有临床意义,但不能作为独立的诊断指标。

3. 影像学检查

(1)X 线平片:50% 的病例显示病灶有点状钙化灶,同时也可出现因肿块推移造成器官被推压移位。

(2)超声检查:作为一种快捷、方便、重复性好的检查手段,可为 95% 的原发肿瘤进行肿瘤定位和测量大小。

(3)CT 检查:在超声初步定位基础上,可提供肿瘤详细信息,包括肿块质地、肿瘤与周围组织及血管的关系,淋巴结是否肿大及远处是否转移等。约 80% 病例中的肿瘤内存在钙化,通过 CT 增强,可以从肾上腺和脊柱旁病变区分出肝脏和肾脏以及评估远处转移情况。螺旋 CT 三维成像能有效的评估肿瘤与相邻血管的关系。

(4)MRI:可提供原发肿瘤、淋巴结及周围血管组织浸润情况,转移病灶的检查,补充一些 CT 检查的不足。磁共振对于检测脊柱内肿瘤生长情况以及某些情况下肿瘤与相邻主要血管关系非常有用。

(5)PET-CT:结合间碘苄胍(MIBG)扫描及正电子发射体层扫描技术(正电子发射体层技术(positron emission tomography,

PET)是对原发性及继发性肿瘤特异性很强的检查。能早期发现肿瘤是否存在远处转移及放化疗后肿瘤残余灶是否存在活性。

4. 组织学检查

（1）骨髓穿刺：骨髓中存在玫瑰样肿瘤细胞提示神经母细胞瘤诊断并有骨髓浸润，骨髓免疫分子学检查更能提高肿瘤诊断的敏感性。

（2）细针穿刺活检术：通过对肿瘤组织直接穿刺获取组织进行病理学检查是一项损伤小、效率高的诊断技术，减少甚至避免了传统的开放手术肿瘤活检术。如在 B 超引导下进行，可减少对瘤旁血管及脏器的损伤，提高穿刺的准确性。

【诊断和鉴别诊断】 通过临床症状、体格检查结合实验室检查和影像学检查，根据患儿的年龄特点、各部位常见好发肿瘤及影像学检查特点可以获得肿瘤的初步诊断，包括肿瘤的确切部位、与周围组织血管的关系，以及可能的肿瘤类型和性质。但最终的确诊仍需组织细胞学的支持。

目前公认的神经母细胞瘤确诊标准需具备以下两项之一：

1. 肿瘤组织光镜下获得肯定的病理学诊断（下列检查可有可无：免疫组织化学染色、电镜检查、血清 NSE 或尿中儿茶酚胺代谢产物升高）。

2. 骨髓抽吸涂片和活检发现特征性神经母细胞（小圆细胞，呈巢状或菊花团状排列；抗 GD2 抗体染色阳性），并且伴有血清 NSE 或尿中儿茶酚胺代谢产物升高。

需与神经母细胞瘤进行鉴别诊断的肿瘤有：腹膜后及盆底部神经母细胞瘤需与畸胎瘤、卵黄囊瘤、尤因肉瘤以及盆腔横纹肌肉瘤等鉴别。好发于椎旁神经嵴、肾上腺，瘤内点状钙化灶、尿 VMA 升高等是神经母细胞瘤的临床特征。瘤内骨骼、牙齿影和血 AFP 升高分别是畸胎瘤和卵黄囊瘤的临床特点之一，但最终的诊断仍需通过组织细胞学的诊断，尤其是尤因肉瘤以及盆腔横纹肌肉瘤。

【临床分期】 过去神经母细胞瘤有许多不同的分期方式，目前国内外常用的为国际分期系统（INSS）。

1. INSS 分期

（1）Ⅰ期:肿瘤限于原发组织或器官,肉眼完整切除肿瘤,淋巴结镜检阴性。

（2）Ⅱ期

1）Ⅱa:肿瘤肉眼切除不完整,同侧淋巴结阴性。

2）Ⅱb:肿瘤肉眼完整或不完全切除,同侧淋巴结阳性。

（3）Ⅲ期:肿瘤超越中线,同侧淋巴结镜检阴性或阳性;肿瘤未超越中线,对侧淋巴结镜检阳性;中线部位肿瘤,双侧淋巴结镜检阳性。

（4）Ⅳ期:远距离转移至骨骼、淋巴结、骨髓、肝或其他脏器。

（5）Ⅳs期:年龄≤18个月,表现为原发肿瘤表现为Ⅰ、Ⅱ期肿瘤,但伴肝脏肿大(转移灶生长)、皮下肿瘤转移结节,骨髓转移。小于1岁的神经母细胞瘤患儿中30%可归为Ⅳs期。

2. 危险度分组 在临床实践中传统的分期系统对预后的评估和治疗方案的制订仍有一定的局限,一些生物学和基因学因素也被证实是预后重要的评估标志,可以影响治疗及预后。为了便于制订合适的治疗方案,根据神经母细胞瘤分期(INSS)、确诊时患儿年龄、*MYCN*基因拷贝数、Shimada组织学病理分类(INPC)及DNA指数五项指标作为评估危险度和预后因素指标的危险因素评估系统(危险度分组),并以此来制订治疗方案。以危险度分组评估预后的新的个体化治疗方案有效提高了生存率,减少远期并发症并改善了患儿的生活质量。将神经母细胞瘤分为低危组、中危组及高危组,并由此决定治疗方案。

危险度分组:

1. 低危组

（1）所有Ⅰ期;

（2）小于1岁的所有Ⅱ期;

（3）大于1岁、MYCN未扩增的Ⅱ期;

（4）大于1岁、MYCN虽扩增但INPC为预后良好型的Ⅱ期;

（5）MYCN未扩增、INPC为预后良好型且DNA为多倍体

Ⅳs 期。

2. 中危组

（1）小于 1 岁、MYCN 未扩增的Ⅲ期；

（2）大于 1 岁、MYCN 未扩增且 INPC 为预后良好型的Ⅲ期；

（3）小于 1 岁半、MYCN 未扩增的Ⅳ期；

（4）MYCN 未扩增、DNA 为二倍体的Ⅳs 期；

（5）MYCN 未扩增且 INPC 为预后良好型的Ⅳs 期。

3. 高危组　大于 1 岁，MYCN 扩增 INPC 为预后不良型的Ⅱ期；

（1）所有年龄（小于或大于 1 岁），MYCN 扩增的Ⅲ期；

（2）大于 1 岁、MYCN 未扩增但 INPC 为预后不良型的Ⅲ期；

（3）小于 1 岁、MYCN 扩增的Ⅳ期；

（4）大于 1 岁半的所有Ⅳ期；MYCN 扩增的Ⅳs 期。

【治疗】　神经母细胞瘤主要的治疗方法包括手术、化疗、放疗和骨髓移植。

1. 治疗原则

（1）低危组

1）手术、术后密切随访（每月 1 次）。

2）手术+化疗：化疗至 VGPR（非常好地部分缓解）后 4 个疗程，一般 4~6 个疗程，总疗程不超过 8 个；MYCN 扩增的Ⅰ期，所有的Ⅱ期及具有临床症状的Ⅳs 期；

（2）中危组：化疗前或化疗中（约 4 个疗程左右）择期手术，术后化疗至 VGPR 后 4 个疗程，总疗程不超过 8 个疗程，必要时行二次手术。维持治疗：13-顺-维甲酸 160mg/m²，14 天/月，共 6 个月。

（3）高危组：先化疗（约 4 个疗程左右）后择期手术。术后化疗至 VGPR 后 4 个疗程，总疗程不超过 8 个疗程，常规化疗结束后自体干细胞移植和瘤床放疗（推荐行序贯自体干细胞移植，瘤床放疗在两次自体干细胞移植之间进行）。停化疗后 13-顺-维甲酸 160mg/m²，14 天/月，共 6 个月（若不具备干细胞移植条件可继续进行化疗至 12 个疗程）。

化疗常用多药联合化疗,神经母细胞瘤的常用药物有环磷酰胺、阿霉素、顺铂、Vp-16、足叶乙苷和长春新碱(具体方案见附录)。

2. 手术治疗

(1)手术指征:①所有Ⅰ期、Ⅱ期和部分Ⅲ期病例;②经化疗后转移灶得到控制,骨髓转移由阳性转阴病例;③局部的肿瘤残余灶或转移灶经化放疗后不能完全消退,全身情况好的患儿再次行肿瘤切除或转移灶切除。

(2)手术禁忌及相对禁忌:①Ⅳ期患儿应首选化疗;②肿瘤与重要脏器或血管浸润,预计无法一期完整切除或大部切除肿瘤,且术中风险极大的Ⅲ期病例;③其他无法耐受麻醉和手术的全身性疾病。

(3)手术操作:手术采用气管插管麻醉,术中需要严密监测生命体征。上肢需要留置足够的静脉通路以防术中大失血时保证快速输血输液。术中需严密监测血压以及时发现因肿瘤释放大量儿茶酚胺造成的突发性高血压。

如肿瘤原发于后腹膜,应采用腹部脐上横切口,切口应足够大,有些病例甚至需行双侧肋缘下人字切口或胸腹联合切口。进入腹腔,解剖侧腹壁使结肠向中前方游离。左侧后腹膜肿瘤可游离脾脏和胰尾暴露肿瘤。右侧的肿瘤可游离十二指肠和胰头部暴露肿瘤,大多数病例可获得全部或大部分肿瘤的成功切除。不应在首次手术中过度追求肿瘤切除而造成涉及生命或导致严重并发症的危险。对于一些来源于肾上腺或椎旁的神经母细胞瘤侵及肾脏而术中无法将一侧肾脏分离的患儿,切除肾脏是必需的,但术前得确认对侧肾脏是否正常。术中需切除腹主动脉旁可疑淋巴结及肾周淋巴结以便于术后分期。通常无需常规行后腹膜淋巴结清扫。肿瘤切缘放置银夹以便于术后放疗的准确定位。

术中操作需仔细以防止肿瘤溃破和出血。神经母细胞瘤经常粘连或包绕大血管,应根据部位仔细分离周围重要脏器的供应血管,如腹腔干分支和肠系膜上动脉、双侧肾动静脉。原发于肾上腺的肿瘤需熟悉其动静脉解剖可减少术中出血,动脉通常由数支来源于腹主动脉的小动脉滋养。主要静脉右侧直接进入下腔静脉,左侧进入左肾静脉和左侧膈下静脉。

鉴于多数神经母细胞瘤对化疗敏感,手术风险过大的肿瘤可以在化疗2~4个疗程肿瘤缩小后延期手术切除或二次手术切除。

对于下段椎旁和原发于盆腔的肿瘤需将肿瘤与腹主动脉分叉和下腔静脉仔细分离出来。

纵隔神经母细胞瘤经胸后外侧切口进行手术,术中需仔细游离结扎供应肿瘤的肋间血管。肿瘤可能与周围交感神经节和肋间血管粘连,且常在一个或多个椎间侵入椎间孔,完全切除椎间孔的肿瘤可能性不大,并可能导致难以止血的椎管内出血。

侵及椎管内的椎旁肿瘤(哑铃状肿瘤)可出现脊髓压迫症状(包括偏瘫),应迅速做MRI检查,并尽快行椎板切开术,切除硬膜外肿瘤解除脊髓压迫。纵隔椎旁肿瘤的切除可延至患儿神经系统症状缓解后进行。如果影像学检查示硬膜外肿瘤存在而无临床症状,可先行化疗待肿瘤缩小后再行椎旁肿瘤切除术,可避免椎板切开手术。

颈部和上纵隔的肿瘤常浸润星状神经节链。术前常可没有症状,但肿瘤手术切除后可导致霍纳综合征。虽然其相对于肿瘤能否完整切除及术后生存来说是个小的后遗症,但患儿家属会认为其是一个手术并发症,因此需于术前给予解释。该部位肿瘤术中需特别注意保护臂丛、膈神经、迷走神经和喉返神经。

微创手术在选择性神经母细胞瘤中已经开展,腹腔镜主要应用于较小的来源于肾上腺的Ⅰ期肿瘤切除手术。少数原发纵隔的肿瘤也可通过胸腔镜切除,胸腹腔镜也可做肿瘤组织活检。

3. **放疗** 放疗通常用于:①不能完全切除的肿瘤或肿瘤局部复发后局部照射;②骨髓移植前准备(减轻肿瘤负荷);③晚期姑息性治疗(减轻转移灶疼痛)。

【预后】 至今,较为一致的观点认为儿童神经母细胞瘤的预后与患儿年龄、INSS分期、N-myc状态、染色体1p36异常、DNA指数和肿瘤病理分类有关。目前国际上报道低危组存活率大于90%,中危组为70%~75%,高危组为25%~30%,3年的总存活率为50%。

【小结】

神经母细胞瘤是儿童最常见的颅外恶性实体肿瘤;根据 Shimada 病理分型将神经母细胞瘤分为满意型(预后良好型)和不满意型(预后不良型);已应用于临床的与神经母细胞瘤诊断、预后评估相关的分子生物学指标包括染色体 1p36.1 和 1p36.2,DNA 指数,MYCN 基因。神经母细胞瘤的治疗是根据 INSS 分期和危险分组,联合手术、化疗和放疗的综合治疗。早期神经母细胞瘤预后尚好,但Ⅳ期神经母细胞瘤预后长期得不到改善。

附:神经母细胞瘤诊治流程图

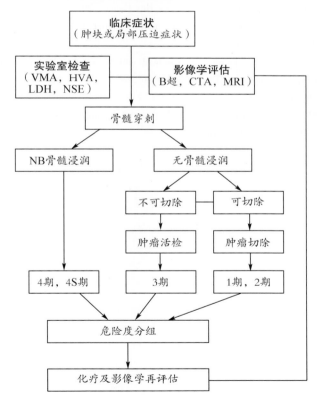

(吴晔明)

参 考 文 献

［1］中国抗癌协会小儿肿瘤专业委员会,中华医学会小儿外科学分会肿瘤外科学组.儿童神经母细胞瘤诊疗专家共识.中华小儿外科杂志,2015,36(1):3-7.

［2］Brodeur GM,Bagatell R. Mechanisms of neuroblastoma regression. Nat Rev Clin Oncol,2014,11(12):704-713.

［3］Pugh TJ,Morozova O,Attiyeh EF,et al. The genetic landscape of high-risk neuroblastoma. Nat Genet,2013,45(3):279-284.

［4］Cheung NK,Dyer MA. Neuroblastoma:developmental biology,cancer genomics and immunotherapy. Nat Rev Cancer,2013,13(6):397-411.

［5］Maris J M. Recent advances in neuroblastoma. N Engl J Med,2010,362(23):2202-11.

［6］Pinto NR,Applebaum MA,Volchenboum SL,et al. Advances in Risk Classification and Treatment Strategies for Neuroblastoma. J Clin Oncol,2015,33(27):3008-3017.

［7］Maris JM,Hogarty MD,Bagatell R,et al. Neuroblastoma. The Lancet,2007,369(9579):2106-2120.

第七章　肝母细胞瘤

【概述】　肝母细胞瘤(hepatoblastoma, HB)是一种胚胎性肿瘤,90%发生于5岁以内,是儿童最常见的肝脏原发性恶性肿瘤,在腹腔肿瘤中发病率仅次于肾母细胞瘤和神经母细胞瘤,位居第三。肝母细胞瘤一般男性患者多于女性,肝右叶多于左叶,约30%病变累及肝脏左右两叶,少数可同时并发数个肿瘤病灶。约20%的病人在诊断时已发生远处转移,目前以手术联合化疗为主的多学科诊治成为HB治疗的标准模式。

【病因】　肝母细胞瘤发病原因尚不明了。一般认为肝母细胞瘤是一种胚胎性肿瘤,与胚胎发育时期肝脏细胞的增生与分化异常有关。

1. 染色体异常及遗传因素　肝母细胞瘤常可以发现在11号染色体常有11p15.5的杂合子丢失。多数为散发病例,但也有家族性发病的报道,在某些综合征中发病率较高:如家族性腺瘤样息肉病、Beckwith-Wiedenmann综合征、Alaglle综合征等。

2. 其他因素　母亲妊娠期大量饮酒导致胎儿酒精综合征,低体重婴儿较正常体重出生儿发病率高。

【病理组织学分型】

根据2011年洛杉矶会议形成的国际儿童肝肿瘤分类共识,儿童肝母细胞瘤病理组织学分为上皮型和上皮间叶混合型二类,按具体细胞成分又可细分如下:

1. 上皮型:①胎儿型:最常见,肿瘤细胞排列成束,类似于胎儿肝细胞,按分化程度又可细分为:a. 分化良好的胎儿型(单纯胎儿型伴低有丝分裂活性,<2/10高倍视野);b. 拥挤的胎儿型(核分裂活跃,≥2/10高倍视野);c. 多形性胎儿型(分化差型);②胚胎型:较常见,混合胎儿及胚胎细胞,细胞较小,很少分化良好的细胞,排列不规则,常见核分裂象;③小细胞未分化

型:此型再按肿瘤是否表达整合酶相互作用分子 1(integrase in-
teractor1,INI1)基因分为:a. INI1 阳性;b. INI1 阴性;④混合上皮
型;⑤粗大小梁型:可见胎儿及胚胎细胞位于粗大的小梁结构;
⑥胆管母细胞型:肿瘤细胞类似于胆管成分。

2. 上皮与间叶混合型:上皮结构中混合间叶成分,①伴畸
胎样特征的混合型;②不伴畸胎样特征的混合型。除了高度分
化的胎儿型预后好,未分化小细胞预后差,其他各个组织亚型同
预后之间的关系还不完全清楚。

【临床表现】 肝母细胞瘤大多表现隐匿,早期无明显特征
性临床表现,多数因其他原因体检 B 超时发现肝脏肿块就诊。

1. 主要症状 上腹膨隆,腹围增大,根据肿瘤生长部位不
同而临床表现各异,当肿块压迫胆管左右支或胆总管,可出现进
行性的阻塞性黄疸,或出生后生理性黄疸出现过早或可能发生
黄疸消退后继而出现进行性黄疸加深。后期出现食欲下降、呕
吐、体重减轻或不升、发育迟缓等。

2. 腹部肿块 初期不典型,多在无意间发现右上腹不规则
肿块,无压痛。随着肿瘤的进展,可出现明显腹胀、腹水、腹壁静
脉曲张,以及肿块压迫横膈而引起呼吸困难。体格检查触诊肝
脏呈弥漫性或结节性增大,质地较硬。

3. 其他 部分男性患儿以性早熟为首发症状就诊,这是由
于肿瘤细胞合成人绒毛促性腺激素 hCG 引起。少数患儿可产
生明显骨质疏松甚至病理性骨折。肝母细胞瘤破裂亦可产生急
腹症。

【诊断及鉴别诊断】 当出现典型体征时,根据患儿年龄、
临床表现和肿物的特点,诊断一般多无困难。早期症状隐匿,诊
断有一定难度。对于肿瘤的诊断、鉴别诊断以及肿瘤切除危险
因素的评估还需要依靠体检及精细的影像学检查和实验室
检查。

1. 影像学检查

(1) B 超检查:是本病首选的无损伤性、准确率高的检查方
法,可明确肿块大小、位置及性质,了解肝门血管的侵犯情况,有
利于指导制订手术方案。

（2）CT 和 MRI 检查：特别是采用增强扫描时可清晰了解肿块的位置，与周围血管及胆道的关系，有无血管内瘤栓，评估手术的可行性，并排除有无肝外、腹腔内肿瘤转移。肺部 CT 平扫可以了解有无肿瘤的肺部转移。肝动脉造影目前只用于治疗（肝内动脉化疗灌注，TACE）。

（3）正电子发射断层成像术（PET-CT）：用来检测复发和转移的肝母细胞瘤有较高的灵敏度，特别是在 AFP 升高，而常规检查（超声，CT，MRI）结果阴性时。

2. 实验室检查　血清甲胎蛋白（AFP）测定，AFP 是肝母细胞瘤重要生物学标记，其阳性率>90%，因此测定血清 AFP 浓度，特别是动态监测对肝母细胞瘤诊断、治疗效果及预后判断有重要价值。在分析 AFP 含量的临床意义时必须考虑年龄因素，婴儿往往在检测时需要设定同月龄正常儿参考值作为对照标准。另外，肝母细胞瘤患儿可有不同程度贫血及血小板增多，血清 LDH、胆固醇、碱性磷酸酶也可增高。晚期则会出现不同程度的肝功能紊乱。

3. 活体组织检查　活检可以通过剖腹探查、腹腔镜或影像学引导的经皮粗针穿刺进行。对于不能一期切除的肝母细胞瘤患儿，肿瘤活检可以明确病理诊断。

4. 鉴别诊断

（1）肝细胞肝癌：临床症状很相似，但年龄是非常重要的因素，肝母细胞瘤多见于 3 岁以下小婴儿，肝细胞肝癌则常见于 12~15 岁左右的较大儿童。但确切诊断需要依靠病理切片。

（2）间质错构瘤：多见于 3 岁以下小婴儿，但右季肋部包块多为囊实相间，较光滑，但患儿营养及发育状况良好，血清 AFP 阴性。

（3）肝脏转移瘤：由于肝有全身动脉系统和门静脉双重血供给，许多恶性肿瘤经血运转移至肝脏。神经母细胞瘤常转移至肝脏，有时原发瘤很小但转移瘤明显，检测尿 3-甲氧-4 羟-苦杏仁酸（VMA）水平及 AFP 往往能鉴别。转移瘤影像学特点是一般呈弥漫、散在、多发、小圆结节，这点可与肝脏原发恶性肿瘤鉴别。

（4）肝血管瘤：主要是海绵状血管瘤及婴幼儿型血管内皮瘤。多发于 2 岁以下婴幼儿，常为单发性，半数伴发皮肤血管瘤，可导致高排量充血性心力衰竭。部分合并血小板减少。

（5）其他肝脏恶性有横纹肌样肿瘤、脂肪肉瘤和平滑肌肉瘤。原始恶性胚芽细胞瘤也可长在肝上或镰状韧带。血 AFP 升高但蛋白有不同的糖基型即异质体，也有原发非霍奇金淋巴瘤的报道。

【分期系统】

为便于将肝母细胞瘤获得诊断后在治疗前进行评估和治疗方案的制定及总体预后的评估，国际上有不同的分期系统。

1. PRETEXT（治疗前）分期与 POST-TEXT（化疗后手术前）分期　通过增强 CT、MRI 等检查了解肿瘤侵犯肝脏的范围及与血管的关系进行划分，在 Couinaud 肝脏 8 段划分的解剖学基础上把肝脏从左至右纵分为 4 个肝区（2 和 3 段构成肝左外叶；4 段为左内叶；5 和 8 段是右前叶；6 和 7 段组成右后叶），1 段的肝尾状叶不纳入。PRETEXT 是指治疗前肿瘤累及肝脏的范围，主要用于评估初诊手术完整切除的可行性；POST-TEXT 则是指新辅助化疗后肿块的累及范围，主要用于评估延期手术完整切除的可行性。各期定义如下：

■ PRETEXT/POST-TEXT Ⅰ：单发肿瘤局限在一个肝区，相邻的另外 3 个肝区无肿瘤侵犯；

■ PRETEXT/POST-TEXT Ⅱ：单发肿瘤局限在一个肝区，相邻的另外 3 个肝区无肿瘤侵犯；或肿瘤累及 2 个肝区，相邻的另外 2 个肝区未受肿瘤侵犯；或肿瘤局限于肝尾状叶；

■ PRETEXT/POST-TEXT Ⅲ：肿瘤累及 2 个肝区，另 2 个非相邻肝区未受累；或肿瘤累及 3 个肝区；

■ PRETEXT/POST-TEXT Ⅳ：肿瘤累及所有 4 个肝区。

2. Evans 分期（美国儿童肿瘤组织（COG））　根据肿瘤能否切除及有无远处转移分期，属于术后分期系统。

■ stage Ⅰa：肿瘤完全切除，组织病理学类型为单纯胎儿型；

■ stage Ⅰb：肿瘤完全切除，除单纯胎儿型以外其他组织病理学类型；

- stage Ⅱ：肿瘤基本切除，有镜下残留；
- stage Ⅲ：基本切除，有肉眼残留；或不完全切除，遗留肝内疾病；
- stage Ⅳ：发生远处转移，不论是否完全切除。

【危险度分层】

危险度分层将传统 Evans 分期，PRETEXT 分期，诊断时 AFP 指标，是否存在预后差的病理亚型及肿瘤与重要血管的关系等几个对治疗和预后有重要影响的指标综合进行分析评估后获得，并由新成立的儿童肝脏国际合作组（CHIC）综合更新后在国际上推出。中国儿童抗癌分会和中华小儿外科分会肿瘤学组 2016 年共同组织达成的儿童肝母细胞瘤临床诊疗专家共识也将危险度分层作为评估预后指导治疗方案的重要指标。

综合 SIOPEL 及 COG 协作组的危险度分层标准，将初诊 HB 患者分为极低危组、低危组、中危组和高危组。

（1）极低危组：术后 COG 分期为 stage Ⅰ 且组织病理学类型为单纯胎儿型患者。

（2）低危组：符合以下标准任何一条均为低危组

- 血清 AFP≥100ng/ml，前 PRETEXT Ⅰ、Ⅱ 期且除外 P+、V+、E+、H+、M+、N+；
- 术后 COG 分期为 stage Ⅰ、Ⅱ 期，且组织病理学类型为非小细胞未分化型；

（3）中危组：符合以下标准任何一条均为中危组

- 术前 PRETEXT Ⅲ 期；
- 术后 COG 分期为 stage Ⅰ 期或 Ⅱ 期，且组织病理学类型为小细胞未分化型；
- 术后 COG 分期为 stage Ⅲ；

（4）高危组：符合以下标准任何一条均为高危组

- 血清 AFP<100ng/ml；
- 术前 PRETEXT Ⅳ 期或存在远处转移；
- P+、V+、E+、H+、M+、N+；
- 术后 COG 分期为 stage Ⅳ 期；

备注:P+侵犯门静脉;V+侵犯下腔静脉或者肝静脉;E+肝外腹内疾病;H+肿瘤破裂或腹膜内出血;M+远处转移;N+侵犯淋巴结

【治疗】　儿童肝母细胞瘤的治疗根据危险度分层包括手术、化疗、介入治疗,必要时给予放疗或局部射频消融治疗。

1. 手术　手术完整地切除肿瘤仍是最重要、最有效的治疗手段。对于一些巨大肿瘤或侵及重要血管的肿瘤,术前新辅助化疗、介入治疗、必要时的放射治疗使初期不能切除的肿瘤大大增加了切除的机会。

(1) Ⅰ期手术切除指征(需同时满足以下条件,否则先行辅助化疗):美国麻醉师协会对患儿术前麻醉评分 1~2 级;经影像学评估,残存肝脏组织大于原体积的 35%,功能能够满足代谢需要;PRETEXT Ⅰ、Ⅱ期的单发肿瘤病灶,距离重要血管有足够间隙(≥1cm);预计镜下肿瘤残留(COG Ⅱ期)无需 2 次手术者。

(2) 延期手术指征:PRETEXT Ⅲ期、Ⅳ期患者,在活检明确诊断先行新辅助化疗后,再行延期手术;化疗后评估为 POST-TEXT Ⅰ期、Ⅱ期,或没有重要血管累及的 POST-TEXT Ⅲ期(V-和 P-)患者,可行肝叶切除或分段切除;对 PRETEXT Ⅳ期和化疗后评估为 POST-TEXT Ⅲ期伴有下腔静脉(V+)、门静脉(P+)累及的患者,应该尽早转入具有复杂肝段切除或肝移植能力的医院治疗;

(3) 手术治疗原则:手术应完整切除肿瘤,根据肝脏肿瘤大小可选择适当手术方式。通常,PRETEXT/POST-TEXT Ⅰ期肿瘤可以行肝段切除术;PRETEXT/POST-TEXT Ⅱ期肿瘤行半肝切除;POST-TEXT Ⅲ期中路行扩大半肝切除或肝中叶切除。任何侵犯肝脏血管,肝后下腔静脉,门静脉及其主要分支,影像学(+V,+P)或累及所有四个肝段(POST-TEXT Ⅳ)应当将其送往具有复杂肝切除(包括血管重建)和肝移植经验的医疗中心手术。不能肝脏移植的多发灶肿瘤可采用非典型肝脏切除。手术切除的目标是达到切缘肿瘤阴性,对于一期肿瘤切除的病例切缘最好距肿瘤 1cm 以上。对于无法一期手术的病例,先行新辅助化疗。对存在残留肿瘤组织,术后积极辅以化疗,仍有机会获得较好的疗效。术中应尽量减少出血,大量输血已经被证实会增加肿瘤复发转移的风险。

(4)术后并发症:出血、胆管损伤、术后胆漏、腹腔内脓肿、肝坏死和肝硬化术后肝功能衰竭。伤口感染与肺部感染在肝切除术后也可见到。

(5)肝移植:随着肝移植技术的成熟,一些无法手术切除的儿童肝母细胞瘤也被列入肝移植的适应证。具体指征有:多灶性 PRETEXT Ⅳ 期肿瘤或累及所有分区的单个巨大 PRETEXT Ⅳ 期肿瘤,并且化疗后未降级;肿瘤累及肝脏重要血管,无法完整切除,且对化疗后反应不佳;首次肿块切除后在肝脏原位复发。这些患儿需同时无肝外浸润及远处转移(单纯肺转移除外)。化疗后行肝移植手术,5 年存活率已高达 85%。

2. 化疗　肝母细胞瘤对化疗敏感,辅助化疗和新辅助化疗对于大幅度提高患儿生存率起着极重要的作用。目前针对肝母细胞瘤的主要化疗方案是包含顺铂的联合化疗方案,常用的化疗方案有:顺铂,5-氟嘧啶和长春新碱的 C5V 方案、加上阿霉素的 C5VD 方案,顺铂+阿霉素的 PLADO 方案等。

(1)不同危险度的化疗方案

极低危组:直接手术后可暂不化疗,术后密切随访;

低危组:直接或化疗 2 疗程左右择期手术,总疗程不超过 6 个疗程;

中危组:化疗 2~4 个疗程后择期手术,总疗程不超过 8 个疗程;

高危组:化疗 4~6 疗程后择期手术,总疗程不超过 10 个疗程。

(2)具体化疗方案:(中国抗癌协会儿童分会专家共识(2016))

【低危组化疗方案(C5V)】

顺铂(CDDP),d1,90 mg/m^2,避光持续静滴≥6 小时;

5-氟脲嘧啶(5-FU),d2,600mg/m²,静滴 4 小时;

长春新碱(VCR),d2,1.5mg/m²,静推(单次最大剂量≤ 2mg)。

每一轮化疗间隔 3 周,且中性粒细胞≥1.0×10⁹/L,血小板≥100×10⁹/L,肝肾功能正常。

【中危组化疗方案(C5VD)】

顺铂(CDDP),D1,90mg/m²,避光持续静滴≥6 小时;

5-氟脲嘧啶(5-FU),d2,600mg/m²,静滴 4 小时;

长春新碱(VCR),d2,1.5mg/m²,静推(单次最大剂量≤ 2mg);

阿霉素(Doxo),d2,d3,25mg/(m²·d),静滴 2 小时。

每一轮化疗间隔 3 ～ 4 周,且中性粒细胞≥1.0×10⁹/L,血小板≥100×10⁹/L,肝肾功能、心肌酶谱及心电图正常。

【高危组化疗方案(C-CD+ ICE)】

■ 术前化疗:

①第一轮:

顺铂※(CDDP),d1,80mg/(m²·d),静滴 24 小时;

顺铂(CDDP),d8,70mg/(m²·d),静滴 24 小时;

阿霉素(Doxo),d8、d9,30mg/(m²·d),静滴 24 小时;

②第二轮:

顺铂(CDDP),d1、d8,70mg/(m²·d),静滴 24 小时;

阿霉素(Doxo),d8、d9,30mg/(m²·d),静滴 24 小时;

③第三轮:

顺铂(CDDP),d1、d8,70mg/(m²·d),静滴 24 小时;

阿霉素(Doxo),d8、d9,30mg/(m²·d),静滴 24 小时;

■ 术后化疗:共 3 轮

卡铂(Carbo),d1,500mg/(m²·d),静滴 1 小时;

阿霉素(Doxo),d1、d2,20mg/(m²·d),静滴 24 小时;

■ 如术前化疗后评估仍无法手术,则改用 ICE 方案化疗:

异环磷酰胺(Ifos),d1～5,1.5g/(m²·d),静滴 2～3 小时;

卡铂(Carbo),d1,450mg/(m²·d),静滴 2～4 小时;

足叶乙甙(VP16),d1～3,100mg/(m²·d),静滴 2～4

小时。

2疗程后评估手术可行性,术后重复上述 ICE 方案化疗 2 疗程。

备注:高危组患儿每一轮化疗间隔 4 周,至中性粒细胞 ≥ $1.0×10^9/L$,血小板 ≥ $100×10^9/L$,肝肾功能、心肌酶谱及心电图正常。

（3）化疗药物副作用:顺铂引发的耳毒性以及其他相关的毒副作用在化疗时要加以注意。铂类诱导的听力损伤是进行性且不可逆的。它涉及到内耳的外毛细胞退化。造成耳毒性的风险与治疗年龄成反比,且直接与剂量相关联。顺铂剂量累积越高会增加高分贝听力损失的风险。阿霉素潜在的心脏毒性可以导致早发和晚发的心力衰竭。并可以在几年后才出现明显的临床表现,在应用时也需加以警惕。

3. 经导管动脉化疗栓塞技术(transcatheter arterial chemo-embolization,TACE) 肝动脉化疗栓塞治疗:经皮穿刺股动脉插管到肝固有动脉,进行化疗药物推注并选择患侧分支进行超选择性节段性和次节段性的栓塞治疗,栓塞剂常用碘油和 PVA 等,可以多次栓塞提高疗效。该技术主要应用于那些化疗后肿瘤仍无法切除的患者,可使患者获得部分缓解,部分病人可获得肿瘤切除机会和肝移植机会。

4. 免疫治疗 采用转移因子、干扰素、白细胞介素-2 以及卡介苗、免疫核糖核酸、自体或异体瘤苗、左旋咪唑等,作为免疫刺激因子,在肿瘤综合治疗中发挥提高机体免疫力作用。目前为白细胞介素-2 应用相对较成熟。

5. 高强度聚焦超声(high intensity focused ultrasound,HI-FU) 利用超声聚焦后的高能量非侵入性聚焦于体内肿瘤靶组织,消融灭活肿瘤细胞达到切除肿瘤目的。临床初步应用于Ⅲ、Ⅳ期肝母细胞瘤已取得一定疗效。

【预后】

影响肝母细胞瘤预后的因素:

1. 能否完整切除肿瘤。Ⅰ～Ⅱ期生存率大于 95%。

2. 肝母细胞瘤的组织类型是影响预后的最主要因素,胎儿型肝母细胞瘤的预后较好。

3. 肝母细胞瘤的临床分期和肿瘤部位也是影响预后的主要因素。

4. 肿瘤切除后 AFP 很快明显下降或已达到正常标准,提示预后较好。

【疗效评估】

1. 完全缓解(CR) 体格检查及 CT 或 MRI 显示肿瘤完全消失,且 AFP 正常 4 周以上;

2. 部分缓解(PR) 肿瘤缩小≥50%,无任何新发或疾病进展的证据;

3. 疾病稳定(SD) 肿瘤缩小<50%,无任何肿瘤增大或新发病损证据;

4. 疾病进展(PD) 肿瘤增大≥25%,有新发肿瘤或 AFP 升高;

5. 复发(Recurrence):

● 活检证实;

● 或明确的影像学证据且血清 AFP 4 周内连续 3 次增高。

6. 难治性肝母细胞瘤

● 接受新辅助化疗 2 个疗程后,评估为疾病进展或复发;

● 或化疗 6 个疗程后仍无法行根治性手术切除(COG 分期Ⅰ期或Ⅱ期);

● 停止治疗后 18 个月内复发。

【小结】

肝母细胞瘤是儿童最常见的肝脏原发性恶性肿瘤,危险度分层对于病情的判断、治疗方案的确定和评估预后有重要意义。血清甲胎蛋白(AFP)是肝母细胞瘤重要生物学标记,对肝母细胞瘤诊断、治疗效果及预后判断有重要价值。手术完整切除肿瘤仍是最重要、最有效的治疗手段。肝母细胞瘤对化疗敏感,手术前新辅助化疗可以使肿瘤有不同程度地缩小,利于手术切除。肝移植使一些无法手术的肝母细胞瘤患儿获得了生存的机会。

附:肝母细胞瘤诊治流程图

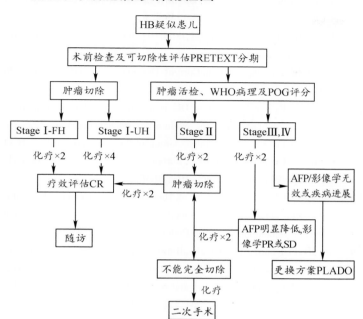

（陈肖鸣　周欢栋）

参 考 文 献

［1］ Ross JA, Gurney JG. Hepatoblastoma incidence in the United States from 1973 to 1992. Medical & Pediatric Oncology, 1998, 30（3）: 141-142.

［2］ Spector LG, et al. Perinatal risk factors for hepatoblastoma. Br J Cancer. 2008;98（9）:1570-1573.

［3］ Roebuck DJ, Aronson D, Clapuyt P, et al. 2005 PRETEXT: a recise staging for primary malignant liver tumors of childhood developed by the SIOPEL group. Pediatr Radiol. 2007;37（2）:123-132.

［4］ Finegold MJ, Lopezterrada DH, Bowen J, et al. Protocol for the examination of specimens from pediatric patients with hepatoblastoma. Archives of Pathology & Laboratory Medicine, 2007, 131（4）:520-529.

[5] Maibacha R, Brugieres L, Capra M, et al. Prognostic stratification for children with hepatoblastoma: The SIOPEL experience. European Journal of Cancer, 2012, 48(10): 1543-1549.

[6] Meyers RL, Tiao G, De V d GJ, et al. Hepatoblastoma state of the art: pre-treatment extent of disease, surgical resection guidelines and the role of liver transplantation. Current Opinion in Pediatrics, 2014, 26 (1): 29-36.

[7] Czauderna P, Otte JB, Aronson DC, et al. Guidelines for surgical treatment of hepatoblastoma in the modern era--recommendations from the Childhood Liver Tumour Strategy Group of the International Society of Paediatric Oncology (SIOPEL). European journal of cancer (Oxford, England: 1990), 2005, 41(7): 1031-1036.

[8] Tiao GM, Bobey N, Allen S, et al. The current management of hepatoblastoma: a combination of chemotherapy, conventional resection, and liver transplantation. Journal of Pediatrics, 2005, 146(2): 204-211.

[9] Otte JB, Pritchard JAronson DC, Brown J, et al. Liver transplantation for hepatoblastoma: results from the International Society of Pediatric Oncology (SIOP) study SIOPEL-1 and review of the world experience[J]. Pediatric Blood & Cancer, 2004, 42(1): 74.

[10] Brown J, Perilongo G, Shafford E, et al. Prognostic factors in childhood hepatoblastoma—results of the first prospective clinical trials of the International Society of Pediatric Oncology SIOPEL 1. Eur J Cancer. 2000; 36: 1418-1425.

[11] Trobaugh-Lotrario AD, Meyers RL, Feusner JH. Outcomes of Patients With Relapsed Hepatoblastoma Enrolled on Children's Oncology Group(COG) Phase Ⅰ and Ⅱ Studies. Journal of Pediatric Hematology/oncology, 2016; 38(3): 187-190.

[12] 中国抗癌协会小儿肿瘤专业委员会. 儿童肝母细胞瘤多学科诊疗专家共识（CCCG-HB-2016）. 中华小儿外科杂志, 2017, 38（10）: 87.

第八章　肝脏非恶性肿瘤

【概述】　小儿肝脏非恶性肿瘤在肝脏原发性肿瘤中比例低于 1/3,少于恶性肿瘤。从组织来源看,主要有以下几类:上皮来源(局灶性结节性增生、肝腺瘤)、间叶来源(肝脏血管瘤、间叶性错构瘤)、其他(畸胎瘤、炎性假瘤等)。

【病因】　多数病因不明确。肝腺瘤与患儿父母口服避孕药有关。此外在儿童再生障碍贫血接受雄激素治疗、β-型地中海贫血多次输血或肾移植后接受糖皮质激素治疗等情况下,肝腺瘤发生风险也有增高。I型糖原累积病患者发生肝腺瘤和局灶性结节性增生风险增高。儿童患结核性硬化者易发生肝错构瘤。

【诊断】

1. **病史**　一般无特殊病史。对某些父母孕前较长期时间口服避孕药或接受糖皮质激素、雄性激素等治疗的患儿,要注意发生肝脏良性肿瘤可能。

2. **临床表现**　瘤体较小时一般无临床症状,多数在体检时偶然发现。增大后主要表现为肝肿大或因包块压迫胃、十二指肠等邻近器官,引起上腹部不适、腹胀、嗳气、腹痛等症状,严重者可能出现腹压升高、呼吸困难。肝脏血管瘤患者可能出现充血性心力衰竭,伴或不伴血小板减少综合征(kasabach-merritt phenomenon,KMP)。巨大间叶性错瘤也可能伴发充血性心力衰竭。部分瘤体可能在外力作用下破裂而导致急腹症。胎儿水肿可见于部分肝脏血管瘤或间叶错构瘤患儿的产前超声检查中。黄疸和体重降低一般少见,如出现,需警惕其向恶性转变可能。

以下按种类分述:

(1)肝脏血管瘤:肝脏血管瘤是小儿最常见的肝脏非恶性肿瘤,所占比例超过其他所有种类的总和,多数可在新生儿期或产前超声检查中发现。和全身其他部位血管瘤一样,肝脏血管瘤也包括肿瘤和畸形两大类。前者根据病灶情况又分为局灶性、多发性以及特殊类型如弥漫性血管瘤,其组织学分型尚有待进一步研究。部分病例可同时伴有皮肤血管瘤。此外还有肝海绵状血管瘤等旧称,因易引起混淆,不建议采用。

局灶性肝脏血管瘤病灶大小不一,大者直径可达 8cm。肿瘤较小者一般无临床症状。MRI 表现为实性包块,与正常肝组织相比,病灶 T_1 加权成像呈低信号区,而 T_2 加权成像呈高信号区。CT 增强扫描呈现边缘增强而中心无明显增强。部分病例与皮肤迅速消退型先天性血管瘤(rapidly involuting congenital hemangioma,RICH)相似,可在 1 岁以内显著消退。如无症状,多数不需特殊治疗。

多发性肝脏血管瘤的 MRI 表现为均匀增强、广泛分布的多发球形病灶。部分病例可观察到流空现象,提示可能存在动静脉短路分流。临床上可能发生充血性心力衰竭,可伴发 KMP。使用糖皮质激素治疗效果显著,如果激素治疗不能控制充血性心力衰竭,则应考虑行栓塞治疗。这些患者往往伴有皮肤血管瘤,部分还伴有甲状腺功能低下,所以对多发性肝脏血管瘤患者而言,应考虑常规检查甲状腺功能。

肝脏动静脉畸形(arteriovenous malformation,AVM)并不属于肿瘤,而是一种血管畸形。常表现为肝脏体积增大,动静脉分流严重时可伴充血性心力衰竭。年长儿和成人患者肝 AVM 可能是遗传性出血性毛细血管扩张症(即 Osler-Weber-Rendu 综合征)全身表现的一部分。血管造影检查可以确诊肝动静脉畸形。可行介入栓塞治疗,如失败,可以结扎肝动脉进行控制。激素治疗对本病无效。

弥漫性肝血管瘤是一种较特殊的类型。病变可累及整个肝脏。肝大显著时可导致腹腔间隔室综合征、多器官功能衰竭乃至死亡。但充血性心力衰竭少见。部分患儿可有严重甲状腺功能低下表现。糖皮质激素治疗为首选手段,部分病情恶化迅速的病例,也可考虑长春新碱治疗。如无效,应尽快考虑肝移植手术。干扰素治疗由于存在严重的副作用,已不再推荐使用于本病。

(2)间叶性错构瘤:通常表现为右上腹无痛性包块,常见于两岁以内幼儿。其来源可能是残留的间叶组织,与正常肝组织相对独立。其表现与肿瘤中何种组织占主导有关,如以胆管组织为主则会形成液性囊肿,以血管组织为主,临床上则可能出现充血性心力衰竭。

腹部超声及 CT 检查往往提示单个巨大、分隔状、液性肿块,不伴钙化。

间叶性错构瘤需与肝结节性纤维化病变鉴别。后者多发,更小,同时可能伴有肾脏等部位血管平滑肌脂肪瘤,好发于两至三岁以上儿童。

虽有个别报道,但整体而言恶变机会少。治疗上以手术切除为首选。如囊肿型瘤体过于巨大或同时累及两叶,难以完整切除,可考虑行囊肿去顶或开窗引流术。部分病例在姑息术后有复发可能。

(3)肝腺瘤:肝腺瘤多见于成人,而在儿童期少见。成人肝腺瘤多与合成代谢类固醇及雌激素有关。在儿童期,则与患者接受合成代谢类固醇治疗、慢性贫血长期输血、Ⅰ型糖原累积症有关。显微镜检查可见肝细胞沿肝窦呈片状和条索状分布,但没有管状结构,细胞质中糖原堆积,核小,无分裂。邻近肝组织和管腔结构受压,但无侵入现象。通常不伴肝硬化。在组织学上,肝腺瘤的这些特点与分化良好的肝细胞癌相似,曾有报道发现肝腺瘤发展为肝细胞癌。

临床上,小儿肝腺瘤通常表现为无症状的肝脏实质性包块。肝功能酶学检查和 AFP 水平正常。与其他肝良性肿瘤相比,肝腺瘤有突发破裂导致腹腔内出血的倾向。在成人病例中,这种情况常见于雌激素治疗患者,而且一旦停药,肿瘤有可能出现消退。在糖原累积症伴肝腺瘤患者中,肿瘤也有可能在代谢障碍纠正后消退。

所以,对于儿童期肝腺瘤病例,应首先明确其是否与类固醇使用或糖原累积症有关。如与两者无关,应尽量手术切除肿瘤。术后常规监测血清 AFP 水平。如术后 AFP 水平出现升高,或病变加重出现全身症状,可考虑行肝移植术。

(4)局灶性结节性增生:儿童肝脏局灶性结节性增生多表现为形态不规则,无触痛的肝脏肿块,常偶然发现。男女性别比为1:4,女性多见。CT典型表现为过度血管化病变,中央为密集的星状瘢痕影像。动脉介入造影或磁共振血管造影显示为血管增生性肿块,可见滋养动脉从外周进入,逐渐向中央集中。影像检查不能完全区分局灶性结节性增生和某些类型肝细胞癌,有时需要活检辅助。值得注意的是,局灶性结节性增生与肝细胞肝癌有共存于同一病例的现象。

局灶性结节性增生肿块没有包膜,偶有蒂,质地较硬。镜下可见肝细胞增生、胆管和特征性的中央纤维化。病灶恶变及出血现象少见。

(5)畸胎瘤:较少见,主要见于1岁以内的婴儿。常伴有钙化,可作为与其他肿瘤的区别。血清AFP可有轻微升高,与肝母细胞瘤相比升幅较小。与其他部位畸胎瘤一样,有恶变潜能,所以,手术切除是首选治疗方式。

(6)炎性假瘤:较少见,主要见于3岁以上的儿童。影像学表现为实质性肿块。血清AFP正常。发热、白细胞总数增多、C反应蛋白升高等炎症表现有一定参考价值。由于与其他肿瘤鉴别诊断困难,绝大多数病例行手术切除,术后病理检查确诊。

3. 实验室检查

(1)血常规分析:有助于了解患儿基本情况。并判断有无炎症、腹腔或肿块内出血及其程度,有无血小板减少等现象。必要时,可检查凝血功能。

(2)血清甲胎蛋白(AFP)测定:AFP在出生时浓度很高(48 000±35 000ng/ml),但在8个月时迅速下降至成人水平(小于10ng/ml)。间叶性错构瘤或畸胎瘤病例可有AFP轻度升高,但在儿童肝脏肿块中如出现AFP水平明显升高,则高度提示为恶性。

(3)血清肝功能酶学检测:有助于了解患儿肝功能状况,协助鉴别诊断及确定治疗方案。

(4)甲状腺功能测定:部分病例(如肝血管瘤患儿)需明确

是否伴有甲状腺功能减退。

（5）其他检查：根据具体情况确定，如儿茶酚胺相关项目。

4. 影像学检查

（1）腹部平片：可协助判断肿块有无钙化。

（2）腹部多普勒超声检查：可协助判断肿块性状，血供情况，对肝脏血管瘤诊断有较大价值。近年来，其多在成人病例中结合超声造影剂使用，协助鉴别肝良恶性肿瘤，但在小儿临床中开展尚较少。

（3）CT 扫描：一般需结合增强扫描，了解病变性状。

（4）磁共振（MRI）检查：可结合磁共振血管造影（MRA），协助诊断及术前准备（图 8-1）。

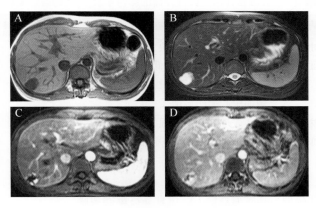

图 8-1 肝血管瘤 MRI 图像

A：横轴位 T_1WI 显示肝右叶后上段一低信号结节，信号均匀，边缘清晰；
B：轴位 T_2WI 病变呈明显高信号；C：增强扫描肿瘤边缘结
节状明显强化；D：延迟扫描病变强化向中心蔓延

（5）介入性血管造影：对于部分诊断不清，或有介入栓塞治疗指针的病例，可以进行介入性血管造影。

（6）超声或 CT 引导下穿刺活检：所取标本位置、大小等对诊断的准确性有较大影响，且有出血、破裂、转移等风险，故对儿童肝脏肿瘤而言，建议不予推荐。

【鉴别诊断】 主要需与肝脏恶性肿瘤进行鉴别。

1. 肝母细胞瘤 多发生于小年龄儿童，表现为进行性腹胀和无痛性腹部肿块,肿块生长速度迅速,可达脐下或超过中线,伴血 AFP、hCG 增高,B 超可见肝脏孤立肿大包块,CT 平扫+增强可见肝脏占位,可伴肝脏血管包绕。

2. **肝脏转移瘤**　肝脏转移瘤多为多发性,散布在肝脏实质内,CT 扫描见转移瘤形态呈"牛眼状",有原发肿瘤病灶,可协助确诊。

3. **肝细胞肝癌**　多见于年长儿童,病灶可多发,有乙肝感染史。

肝脏各种常见良性肿瘤的影像学及 AFP 的鉴别要点见表 8-1。

表 8-1　肝脏各种常见良性肿瘤的影像学及 AFP 的鉴别要点

疾病类型	影像学特点	血清 AFP
局灶性肝脏血管瘤	MRI 表现为实性包块,与正常肝组织相比,病灶 T_1WI 呈低信号,而 T_2WI 呈高信号。CT 增强扫描呈现边缘增强而中心无明显增强	–
多发性肝脏血管瘤	MRI 表现为均匀增强、广泛分布的多发球形病灶。部分病例可观察到流空现象,提示可能存在动静脉短路分流	–
肝脏动静脉畸形	血管造影(CTA)检查显示滋养动脉及动静脉瘘及引流静脉,可确诊	–
间叶错构瘤	超声及 CT 检查往往提示单个巨大、分隔状、液性肿块,不伴钙化。MRA 有助于诊断和制定手术切除方案	–
肝腺瘤	超声瘤体成分不同,表现各异,可表现为强回声,低回声或混合性回声;CT 平扫:与正常肝组织密度相当,或由于脂肪成分呈现低密度。增强扫描:周围高信号提示包膜下滋养血管;中央坏死或出血信号有助于区分局灶性结节性增生和肝腺瘤	AFP 水平正常,如术后 AFP 水平出现升高,或病变加重出现全身症状,可考虑行肝移植术

续表

疾病类型	影像学特点	血清 AFP
局灶性结节性增生	CT 典型表现为中央密集星状瘢痕的过度血管化病变。动脉介入造影或 MRA 显示为血管增生性肿块,可见滋养动脉从外周进入,逐渐向中央集中。但影像检查不能完全区分局灶性结节性增生和某些类型肝细胞癌,需活检辅助	AFP 水平测定和活检可作出明确诊断
畸胎瘤	CT 平扫见形状不规则肿块,结节状、分叶状,密度不均匀,通常有高密度实性成分,低密度囊性及钙化,骨化等;强化后,密度不均匀,囊壁强化可呈多个环状影;MRI T_1、T_2 加权信号极为混杂,边界较清楚,无水肿,增强后瘤壁及实质明显强化	发生 AFP 中度升高。在儿童肝脏肿块 AFP 水平明显升高提示恶变,并和预后相关
炎性假瘤	实质性肿块	AFP 正常

【治疗】 根据不同类型,应确定个体化治疗方案。常见方式有手术、栓塞、药物治疗等。详见各类型分述。

【小结】

1. 小儿肝脏肿瘤,非恶性少于恶性。

2. 种类较多,肝脏血管瘤最常见,另有间叶性错构瘤、肝腺瘤、局灶性结节性增生等。

3. 一般无症状,包块较大时可能有压迫表现。部分可伴充血性心衰、血小板减少等症状。部分病变有恶变潜能。

4. 辅助检查主要包括肝脏超声、CT、MRI 血管造影等影像学检查。部分病例术前确诊困难。

5. 不同类型的治疗选择有差异。常见方式有手术、栓塞、药物治疗等。

附:肝脏非恶性肿瘤的诊治流程图

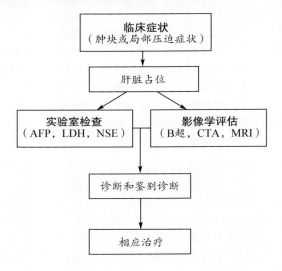

（刘　潜　刘海金）

参 考 文 献

［1］ EASL Clinical Practice Guidelines on the management of benign liver tumours. J Hepatol,2016,65(2):386-398.

［2］ O' Rafferty C,O' Regan GM,Irvine AD,et al. Recent advances in the pathobiology and management of Kasabach-Merritt phenomenon. Br J Haematol,2015,171(1):38-51.

［3］ Bajenaru N,Balaban V,Savulescu F,et al. Hepatic hemangioma -review. J Med Life,2015,8:4-11.

［4］ Choi HH,Manning MA,Mehrotra AK,et al. Primary Hepatic Neoplasms of Vascular Origin:Key Imaging Features and Differential Diagnoses With Radiology-Pathology Correlation. AJR Am J Roentgenol, 2017, 209(6): W350-W359.

［5］ Chiorean L,Cui XW,Tannapfel A,et al. Benign liver tumors in pediatric patients-Review with emphasis on imaging features. World J Gastroenterol, 2015,21(28):8541-8561.

［6］Fernandez-Pineda I, Lopez-Gutierrez JC. Hepatic Hemangioma and Kasabach-Merritt Phenomenon. Pediatr Neonatol, 2017, 58(2): 200-201.

［7］Chang MY, Kim MJ, Han SJ, et al. Choledochal cyst rupture with an intrahepatic pseudocyst mimicking hepatic mesenchymal hamartoma in an infant. Clin Imaging, 2015, 39(5): 914-916.

［8］Klompenhouwer AJ, Broker M, Thomeer M, et al. Retrospective study on timing of resection of hepatocellular adenoma. Br J Surg, 2017, 104(12): 1695-1703.

［9］Gurses C, Oksar FS, Erol B, et al. Natural course of hepatic focal nodular hyperplasia from childhood to adulthood and review of the literature. Turk J Gastroenterol, 2017, 28(6): 492-497.

［10］Zhang HT, Gao XY, Xu QS, et al. Evaluation of the characteristics of hepatic focal nodular hyperplasia: correlation between dynamic contrast-enhanced multislice computed tomography and pathological findings. Onco Targets Ther, 2016, 9: 5217-5224.

第九章　肾母细胞瘤

【概述】　肾母细胞瘤，又称 Wilms 瘤，是儿童最为常见的肾脏原发恶性肿瘤。由于外科手术、化疗、放疗等治疗方式的改进，肾母的总体治愈率已经超过 85%。对肾母的基因学研究已经使我们初步认识了肾母细胞的抑癌基因和染色体组标记。

【病因】　该病可能是由于多种基因调控紊乱导致泌尿生殖系胚胎发育障碍引起的，目前尚未证实与环境因素确切相关。肾母细胞瘤可以以遗传或非遗传的形式出现。女孩患病风险稍大，男女比例约为 0.92∶1。确诊时平均年龄单侧为 44 个月，双侧为 31 个月。约 1.5% 的患儿有家族史。大约有 10% 的患者伴发其他畸形，如虹膜缺如、单侧肢体肥大、头颅颌面畸形、马蹄肾、尿道下裂、假两性畸形、隐睾、神经纤维瘤病等。

【病理】　肾母细胞瘤起源于后肾胚基，由胚牙细胞、间叶细胞、上皮细胞三种组织成分构成。按细胞数及所占比例，分为上皮为主型、间质为主型、胚芽为主型和混合型，在各型中检出肿瘤组织具有间变者为间变型。以美国为主的肾母细胞瘤研究组（NWTS）将肾母细胞瘤分为了预后良好型（FH）和预后不良型（UH）。前者（FH）主要包括上皮为主型、间叶为主型、胚芽为主型和混合型；后者（UH）为间变型，在肾母细胞瘤中约占 10%，包括局灶间变型及弥漫间变型；以欧洲为主的国际儿童肿瘤学会（SIOP）将肾母细胞瘤分为低危组，中危组及高危组：低危组包括完全坏死和部分分化的囊性肾母细胞瘤；中危组包括退行性、上皮为主型、间叶为主型、混合型或局灶间变型肾母细胞瘤；高危组包括胚芽型或弥漫间变型肾母细胞瘤。

【临床表现】

1. 症状

（1）腹部包块或腹胀：多数患儿主要因为腹胀或发现腹部

包块就诊,多于洗澡或换衣时无意发现。

（2）血尿:部分患儿(约30%)因肉眼血尿就诊,血尿为间歇性,与肿瘤侵犯肾盂有关。

（3）其他:早期不伴有其他症状。肿瘤较大时,可出现腹痛、发热、高血压、贫血等症状。

2. **体征** 腹部肿块,多为无意中发现,位于一侧上腹部,向季肋部鼓出,表面光滑,实质性,中等硬度,较固定。少数肿瘤巨大者可超越腹部中线,多无疼痛。

3. **肿瘤播散** 肾母细胞瘤可通过局部和血源性传播。局部扩散,通常会出现到肾门的结构,并且可以穿透肾包膜。这些肿瘤也极易侵入肾静脉,在下腔静脉形成血栓,有时瘤栓可达右心房。局部和远处淋巴结受累可发生。血行转移的最常见的部位是肺部和肝脏。

【诊断与鉴别诊断】

1. 症状

（1）腹部包块:无意发现腹部包块。

（2）血尿:间歇性血尿。

2. **体征** 腹部肿块,多为无意中发现,位于一侧上腹部,向季肋部鼓出,表面光滑,实质性,中等硬度,较固定。少数肿瘤巨大者可超越腹部中线,多无疼痛。

3. **影像学检查**

（1）腹部 B 超:确定肿瘤的位置,包块性质及血管内肿瘤情况。

（2）腹部 CT 和 MRI:更好地了解肿物性质,评估对侧肾脏情况,观察血管受累情况及局部是否发生转移。

（3）胸部 CT 或胸片:观察是否有肺部转移病灶。

4. **鉴别诊断**

（1）神经母细胞瘤:肿瘤位于肾外,常包绕大血管生长,影像学检查瘤体呈混杂密度回声,常可见泥沙样钙化,可出现有肝脏、骨髓、骨转移等。

（2）腹膜后畸胎瘤:肾外肿物,常见钙化和骨骼影。

（3）肾积水:肾内囊性肿物。

【治疗原则与方案】 根据分期及病理组织分型采取综合

治疗措施。

1. 美国 NWTS 分期

（1）Ⅰ期:肿瘤局限于肾内,完整切除,肾包膜完整,术前或术中未破溃,切除边缘无肿瘤残留。

（2）Ⅱ期:肿瘤扩散到肾外,完整切除;有局限性扩散,如肿瘤浸润肾包膜达肾周软组织,肾外血管有瘤栓或已被浸润,或术中有瘤组织溢出,但限于肾窝,切除边缘无肿瘤残留。

（3）Ⅲ期:腹部有非血源性肿瘤残留;肾门或主动脉旁淋巴结转移;弥漫性腹腔播散;腹膜有肿瘤种植;肉眼或镜检有肿瘤残留;局部浸润至重要脏器,未能完全切除,曾做过活检。

（4）Ⅳ期:血源性肿瘤转移,如肺、肝、骨、脑、腹腔外远处淋巴结转移。

（5）Ⅴ期:双侧肾母细胞瘤。

2. 病理分型

（1）预后良好型:上皮型、间叶型、胚芽型、混合型。

（2）预后不良型:间变型。

3. 治疗原则　以美国为首的 COG 建议对肾母细胞瘤先行手术治疗,之后进行化疗、放疗。但对于一些特殊类型的肾母细胞瘤,可以进行术前化疗,其中包括异时性双侧肾母细胞瘤、孤立肾肾母细胞瘤、下腔静脉瘤栓达肝静脉以上者、肿瘤侵犯周围脏器(如脾、胰腺、结肠等,肾上腺除外)者、无法直接手术的肾母细胞瘤、由于肺转移而引起的肺功能异常等。术前化疗药物包括:长春新碱（VCR）+放线菌素 D（ACTD）。

4. 参考治疗方案

Ⅰ期	FH/UH	ACTD +VCR×18 周
Ⅱ期	FH	ACTD +VCR×18 周
Ⅲ～Ⅳ期	FH	ACTD +VCR+DOX×24 周,局部放疗
Ⅱ～Ⅳ期	局灶间变型	ACTD +VCR+DOX×24 周,局部放疗
Ⅲ～Ⅳ期	弥漫间变型	CTX+VCR+DOX+VP-16×24 周,局部放疗

【并发症】　肾母细胞瘤巨大者容易造成周围器官组织损伤,肿瘤侵犯肝脏或肾上腺时需要切除部分肝脏或肾上腺。

【预后】　目前,肾母细胞瘤是治疗效果最好的恶性肿瘤之一,综合治疗预后良好型Ⅰ、Ⅱ期 5 年存活达 92% 以上;Ⅲ、Ⅳ期为 70%~80%;预后不良型为 60%。

【小结】

肾母细胞瘤是儿童时期肾脏最常见的恶性肿瘤之一,腹部包块或腹胀为其主要表现,依靠腹部超声及 CT 检查明确肿瘤情况、除外转移,此病常需要与神经母细胞瘤、畸胎瘤等鉴别,参照 NWTS,将肾母细胞瘤分为五期,根据肿瘤显微镜下组织成分构成的不同,将肾母细胞瘤分为预后良好型及预后不良型,治疗方案需结合分期及病理分型来决定,由于外科手术、化疗、放疗等治疗方式的改进,肾母细胞瘤已成为治疗效果最好的恶性肿瘤之一,总体治愈率已经超过 85%。

附:肾母细胞瘤流程图

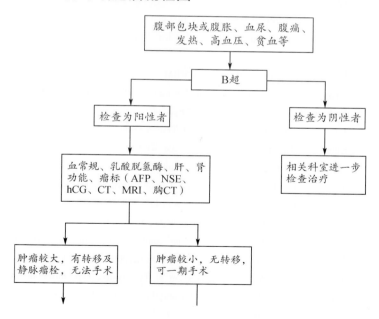

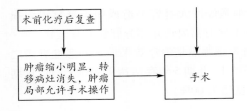

（王焕民）

参 考 文 献

［1］Lowe LH, Isuani BH, Heller RM, et al. Pediatric renal masses：Wilms tumor and beyond. Radiographics, 2000, 20(6)：1585-1603.

［2］Lee SB, Haber DA. Wilms tumor and the WT1 gene. Exp Cell Res, 2001, 264(1)：74-99.

［3］Qualman SJ, Bowen J, Amin MB, et al. Protocol for the examination of specimens from patients with Wilms tumor (nephroblastoma) or other renal tumors of childhood. Arch Pathol Lab Med, 2003, 127(10)：1280-1289.

［4］Neville HL, Ritchey ML. Wilms' tumor. Overview of National Wilms' Tumor Study Group results. Urol Clin North Am, 2000, 27(3)：435-442.

［5］Ritchey ML, Green DM, Thomas PRM, et al. Renal failure in Wilms' tumor patients：A report from the National Wilms' Tumor Study Group. Pediatr Blood Cancer, 2015, 26(2)：75-80.

［6］Graf N, Tournade MF, Kraker JD. THE ROLE OF PREOPERATIVE CHEMOTHERAPY IN THE MANAGEMENT OF WILMS' TUMOR：The SIOP Studies. Urol Clin North Am, 2000, 27(3)：443-454.

［7］D'Angio GJ. The National Wilms Tumor Study：a 40 year perspective. Lifetime Data Anal, 2007, 13(4)：463-470.

［8］Ritchey ML, Shamberger RC, Haase G, et al. Surgical complications after primary nephrectomy for Wilms' tumor：report from the National Wilms' Tumor Study Group. J Am Coll Surg, 2001, 192(1)：63-68.

［9］Termuhlen AM, Tersak JM, Liu Q, et al. Twenty-five year follow-up of childhood Wilms tumor：a report from the Childhood Cancer Survivor Study. Pediatr Blood Cancer, 2011, 57(7)：1210-1216.

［10］ Fernandez CV, Mullen EA, Ehrlich PF, et al. Outcome and prognostic factors in stage III favorable histology Wilms tumor （FHWT）: A report from the Children's Oncology Group （COG）study AREN0532. J Clin Oncol. 2018,36(3):254-261.

［11］ Ehrlich P, Chi Y Y, Chintagumpala M M, et al. Results of the First Prospective Multi-institutional Treatment Study in Children With Bilateral Wilms Tumor （AREN0534）: A Report From the Children's Oncology Group. Ann Surg,2017,266(3):470-478.

［12］ 中国抗癌协会小儿肿瘤专业委员会.儿童肾母细胞瘤诊断治疗建议（CCCG-WT-2016）.中华儿科杂志,2017,55(2):90-94.

第十章　颅外生殖细胞肿瘤

第一节　生殖细胞肿瘤

生殖细胞肿瘤(germ cell tumors,GCTs)又称胚芽细胞肿瘤,是一组来自原始生殖细胞的肿瘤,因肿瘤发生部位、性别和肿瘤基因等不同形式而形成不同的类型。

【病因】　在人类胚胎发育的过程中,最初的生殖腺细胞位于尿囊蒂旁。妊娠4~5周后移行至附近的间充质,并继续移行至生殖嵴区。生殖细胞周围形成性腺上皮,以后便成为睾丸或卵巢的雏形。而生殖细胞肿瘤是在这个过程中脱离正常调控的原始生殖细胞所引起的,生殖细胞的正常偏移导致了性腺肿瘤(如睾丸肿瘤和卵巢肿瘤),一旦发生异常偏移则导致了性腺外肿瘤(如畸胎瘤等)。

【病理】　不同部位的各种生殖细胞肿瘤肉眼形态相似,但组织学类型及其生物学特性因患儿的年龄和肿瘤起源位置的不同而有差异。生殖细胞肿瘤中既有良性成分又有恶性成分,生物学行为由恶性成分所决定。依据肿瘤部位及组织来源可将生殖细胞肿瘤进行分类。

1. **睾丸肿瘤**　①生殖细胞瘤:卵黄囊瘤(内胚窦瘤)、畸胎瘤(成熟、未成熟、恶性变)、胚胎性癌、精原细胞瘤、混合性生殖细胞瘤、生殖腺母细胞瘤;②非生殖细胞性:性索及基质性肿瘤。

2. **卵巢肿瘤**　①生殖细胞性:无性细胞瘤、卵黄囊瘤(内胚窦瘤)、畸胎瘤(成熟、未成熟、恶性变)、胚胎性瘤、混合性生殖细胞瘤、多胚瘤、绒毛膜癌、生殖腺母细胞瘤;②非生殖细胞性:性索及基质性肿瘤、上皮性肿瘤。

3. **性腺外生殖细胞肿瘤**　畸胎瘤(骶骨、纵隔、腹膜后、松果体等)、内胚窦瘤、胚胎性癌。

【分期】 肿瘤的分期是根据其病变范围而定,直接影响患者的预后。常用的是 COG(美国儿童肿瘤组)分期系统,按照病变部位又有不同(表 10-1 ~ 表 10-3)。

表 10-1 COG 的睾丸肿瘤临床分期

分期	判断标准
Ⅰ期	病变局限于睾丸内,完整无破裂地经高位腹股沟切口,腹股沟管内环处离断精索后转入向阴囊方向游离行睾丸切除术,切缘及淋巴结无肿瘤浸润,血清学指标在术后经半衰期后降至正常
Ⅱ期	经高位腹股沟切口转为阴囊睾丸切除术伴肿瘤肉眼破溃,经阴囊肿瘤穿刺术,镜下检查有残留病灶,或腹膜后淋巴结累及,血清学指标持续升高
Ⅲ期	肿瘤肉眼残余,腹膜后淋巴结转移(>2cm),无内脏及腹腔外转移
Ⅳ期	远处有转移,包括肺、肝脏、脑、骨骼、远处淋巴结及其他部位

表 10-2 COG 的卵巢肿瘤临床分期

分期	判断标准
Ⅰ期	肿瘤局限于一侧或双侧卵巢,完整切除无破溃,镜下切缘阴性,腹膜冲洗液细胞阴性,肿瘤标志物在相应的若干个半衰期后降到正常值(AFP 半衰期 5 天,β-HCG 半衰期 16 小时)
Ⅱ期	肿瘤局限于一侧或双侧卵巢;完整切除无破溃,镜下见残留,淋巴结阳性,腹膜冲洗液细胞阴性,术后一个半衰期后肿瘤标志物下降或正常
Ⅲ期	腹膜后淋巴结阳性(≥2cm);肿瘤肉眼残留或仅做活检;相邻内脏受侵,腹膜病检为阳性,腹水或腹腔冲洗液检查出恶性肿瘤细胞,肿瘤标志物阳性或者阴性
Ⅳ期	包括肝脏的远处转移

表 10-3 性腺外生殖细胞肿瘤临床分期（借鉴 COG 分期标准）

分期	判断标准
Ⅰ期	局限性病灶，肿瘤完整切除，骶尾部肿瘤切除尾骨，组织切缘病理检查无肿瘤细胞，局部淋巴结阴性，术后一个半衰期后肿瘤标志物正常
Ⅱ期	肿瘤肉眼完全切除，肿瘤侵犯包膜，有镜下残留，肿瘤囊壁侵犯，淋巴结阴性或镜下淋巴累及，肿瘤标志物可持续阳性或阴性，肿瘤标志物不能下降至正常或增加
Ⅲ期	肉眼肿瘤残留或仅取活检，肉眼淋巴结累及（>2cm），腹水或胸腔积液中细胞学检查找到肿瘤细胞，肿瘤标志物阳性或阴性
Ⅳ期	远处转移，包括肝脏

【实验室检查】

1. 甲胎蛋白（alpha fetoprotein，AFP） 甲胎蛋白是诊断卵黄囊瘤、畸胎瘤等生殖细胞肿瘤的重要指标。胎儿和新生儿肝脏分泌大量 AFP，明显高于成人正常水平，在 8 个月龄至 1 岁时降至正常成人水平，正常婴幼儿 AFP 的变化范围见表 10-4。对于 1 岁以下的儿童评估应考虑正常生理性变化，如果 AFP 明显高于各月龄组的正常水平或肿块的免疫组化染色显示阳性说明肿块含有恶性生殖细胞瘤成分。

AFP 的半衰期是 5~7 天，在肿瘤切除 5 天后，AFP 逐渐降至正常水平。术后监测 AFP 水平可判断肿瘤是否完整切除及早期发现肿瘤复发。如果术后 AFP 水平未降至正常水平，则考虑肿瘤转移或残留的可能，需进一步检查（表 10-4）。

表 10-4 正常婴幼儿 AFP 变化范围趋势
（具体数值不同检测方法有差异，仅供参考）

年龄	AFP 均值±SD（ng/ml）
早产儿	134734±41444
新生儿	48406±34718
生后 2 周	33113±32503
2 周~1 个月	9452±12610

年龄	AFP 均值±SD(ng/ml)
2 个月	323±278
3 个月	88±87
4 个月	74±56
5 个月	46. 5±19
6 个月	12. 5±9. 8
7 个月	9. 7±7. 1
8 个月	8. 5±5. 5

2. **β绒毛膜促性腺激素**(β-hCG) hCG 是一种人胎盘绒毛膜滋养层细胞所合成和分泌的糖蛋白,由 α 和 β 两个亚单位组成。在 hCG 的生殖细胞肿瘤患者中如 β-hCG 增高表明肿瘤中存在人胎盘绒毛膜滋养层细胞,常见于绒毛膜癌、精原细胞瘤、无性细胞瘤、胚胎性癌等。

β-hCG 的半衰期是 24~36 小时,肿瘤切除后可迅速下降,术后监测有助于评估 β-hCG 分泌功能肿瘤的进展。而 β-hCG 的骤然升高可见于化疗后肿瘤细胞坏死溶解导致,也见于双侧睾丸或卵巢切除术后免疫交叉反应引起黄体生成素升高引起。

3. **乳酸脱氢酶**(LDH) 血清乳酸脱氢酶(LDH)是一种肝脏产生的糖酵解酶,是非特异性标记物,与生殖细胞肿瘤的类型无关,但与肿瘤的生长和进展有关,可作为分期或疾病评估的参考。

4. **胎盘碱性磷酸酶**(PLAP) PLAP 是碱性磷酸酶的胚胎同工酶,是生殖细胞肿瘤分化的一种可靠标记物,30% Ⅰ期以及几乎所有的进展期精原细胞瘤血清 PLAP 浓度升高。

5. **其他** 糖类抗原 125(CA125)是一种由单克隆抗体确定的抗原,与胚胎发育过程中在体腔上皮表达的一种高分子量的糖蛋白有关。可用于生殖细胞及上皮细胞起源卵巢癌的鉴定。性激素测定对具有内分泌功能的卵巢肿瘤有诊断价值,如颗粒细胞瘤尿检雌激素增加,性腺母细胞瘤血浆睾丸素上升。

【影像学检查】 治疗前应进行 B 超、CT、MRI 等影像学检查,以明确肿瘤大小、周围组织和脏器的浸润情况、是否有腹膜后淋巴结肿大以及远处转移状态。

1. **B 超** 对于睾丸、卵巢、骶尾部畸胎瘤、后腹膜肿块等肿瘤的大小、质地都可由 B 超查证,通常肿块密度不均,可伴有液化灶。另外还可了解肿瘤有无腹腔脏器及腹膜后淋巴结的转移。肿瘤的病理类型不同,其 B 超影像表现也有各自特点。如成熟畸胎瘤可有类似骨组织样的强反光团。

2. **CT 或 MRI** 可清晰显示肿块与周围组织脏器之间的关系,检查腹膜后淋巴结有无转移,其已成为肿瘤临床分期的常规检查方法。

【治疗】 儿童生殖细胞肿瘤的治疗手段主要有手术、化疗和放疗。无论良、恶性,手术仍为首选并强调早期,可明显降低肿瘤恶变率。以顺铂为中心的联合化疗已使生殖细胞肿瘤患儿的生存率不断提高。随着年龄的增长,恶性率增高,生存率下降。

目前国内对生殖细胞肿瘤缺少统一的危险度分级,借鉴 COG 后推荐分三组:低危组(Ⅰ期原发性腺生殖细胞肿瘤,未成熟畸胎瘤),中危组(睾丸Ⅱ~Ⅳ期、卵巢Ⅱ~Ⅲ期及性腺外Ⅰ~Ⅱ期)和高危组(性腺外Ⅲ~Ⅳ期及Ⅳ期卵巢生殖细胞肿瘤)。

化疗的指征参照 CCCG-GCTs-2018 中国颅外恶性生殖细胞肿瘤诊疗专家共识:除了成熟畸胎瘤、未成熟畸胎瘤Ⅰ级及部分Ⅱ级、Ⅰ期原发性腺生殖细胞肿瘤可术后观察,其他所有的恶性生殖细胞肿瘤术后常规应用联合化疗;对于确诊时年龄远大于 1 岁、血清 AFP 升高的患儿,即使肿瘤标本中未检出恶性成分,最好术后也给予联合化疗;复发的畸胎瘤应再作手术切除及病检恶性者加以化疗。

一般推荐应用 PEB 或 JEB 方案。标准 PEB 方案为 5 天,每 3~4 周 1 次,疗程与分期及分危度相关。对于高危组及复发肿瘤推荐采用高剂量 PEB 方案。JEB 方案目前也被临床应用,有报道 JEB 方案的肾毒性较 BEP 有所减轻,且对合并卵黄囊瘤成分的畸胎瘤治疗效果较好(表 10-5)。

表 10-5 小儿恶性生殖细胞肿瘤常用参考化疗方案

方案	博莱霉素 bleomycin	依托泊苷 etoposide	顺铂 cisplatin	卡铂 carboplatin
PEB（每 21 天）	15mg/m², 第 1 天	100mg/m², 第 1~5 天	20mg/m², 第 1~5 天	
JEB（每 21~28 天）	15mg/m², 第 3 天	120mg/m², 第 2 天		600mg/m² or GFR-based dosing, 第 1 天

【预后】 性腺外生殖细胞肿瘤患儿存活率相对卵巢和睾丸生殖细胞肿瘤要低,恶性生殖细胞肿瘤治疗为综合原则,铂类化疗药物的引入使颅外 GCTs 5 年生存率超过 90%。

第二节 睾 丸 肿 瘤

睾丸肿瘤是少见肿瘤,仅占全身肿瘤的 1%,且绝大多数是生殖细胞肿瘤,经综合治疗预后好。目前该病病因不明,可能与睾丸下降异常、曲细精管发育不良、遗传、内分泌失调、感染及外伤因素有关。

【临床表现】 睾丸肿瘤的典型症状是阴囊内无痛性肿块,有压痛或自发疼痛者少见,常常在无意间发现。晚期肿瘤可突破包膜呈浸润性生长,转移至腹股沟淋巴结、甚至腹膜后转移。有时睾丸原发肿瘤较小,而腹膜后已有较大转移灶。当肿瘤出现出血、坏死或是血管栓塞时,常常有阴囊急症的表现。

体检阴囊时以双手触诊,从健侧开始,再检查患侧,以便对照睾丸的大小、质地以及形状。可触及患侧睾丸局限性肿块,质硬而无压痛,透光试验大多阴性,15%~20% 的患儿并发鞘膜积液。阴囊皮肤皱褶减少,用手托起时睾丸有沉重下坠感。

【诊断与鉴别诊断】 主要根据无痛性的阴囊肿块表现来诊断,血清 AFP 和 β-hCG 检查有助于诊断。B 超对于鉴别睾丸形态、肿块大小有价值,增强 CT 扫描可以发现肿大的腹膜后淋巴结。胸部 CT 有助于检查肺部转移灶。对于肿块组织成分还有赖于病理切片诊断。

1. **卵黄囊瘤**（yolk sac tumor） 又称内胚窦瘤，是最常见的恶性睾丸生殖细胞肿瘤，多见于 2 岁以下儿童，常经血液转移，Ⅰ期病程占 85% 以上，睾丸切除术后痊愈，2 岁以下患儿预后较好。肿瘤细胞可以分泌甲胎蛋白，是卵黄囊瘤的标志物。肉眼下呈粉灰色至黄色固体肿物，但也能看见多囊性、坏死性或出血性病变。镜下由上皮细胞和间质细胞组成，一些肿瘤上皮细胞围绕间质轴心呈一层或两层的套状排列，横切面呈圆形或椭圆形，形成肾小球样结构，称为 Schiller-Duval 小体，出现在血管周围，是肿瘤的特征性表现。

2. **畸胎瘤** 睾丸畸胎瘤多见于 5 岁以前儿童，约占睾丸肿瘤的 35%，仅次于卵黄囊瘤。镜下可见由分化程度不同的多个胚层组织成分结构，但绝大多数以外胚层为主，如皮肤及附属结构和神经胶质肿瘤的成分；中胚层包括软骨、平滑肌和骨组织；内胚层包括胃肠和呼吸系统结构与内皮。肉眼下呈不同大小、颜色和黏稠度的多囊性结构，往往含有凝胶状液体。可分为成熟畸胎瘤、未成熟畸胎瘤和恶性畸胎瘤。

3. **胚胎性癌** 属高度恶性肿瘤，由原始多能性未分化的生殖细胞构成，儿童少见。患者睾丸多呈进行性肿大，可伴或不伴疼痛。肉眼见肿瘤常无包膜，多侵犯附睾，切面呈实质性，颗粒状或平滑，多彩性，淡灰黄色常有广泛出血坏死。镜下见肿瘤由胚胎性未分化上皮细胞和间质成分构成，癌细胞大而呈多形性。

4. **精原细胞瘤** 是最常见的生殖细胞肿瘤，占睾丸肿瘤的 30%～40%，但在青春期前很少发病，儿童偶有报道。好发于未降睾丸，有统计表明精原细胞瘤病例中隐睾占总数的 4%～12%。右侧发病略多于左侧，原因不明。

5. **混合性生殖细胞瘤** 指包含一个以上的生殖细胞肿瘤病理类型的肿瘤，最常见的组合是畸胎瘤和胚胎性癌。这种结合可见于原发灶，也可见于转移灶。

【治疗】

1. **手术治疗** 儿童睾丸肿瘤以手术治疗为主：Ⅰ期病变经

腹股沟睾丸切除术以及精索高位切断术,术后定期监测肿瘤标志物;Ⅱ期以上病变行根治性经腹股沟睾丸切除术,所有患者术前应检查腹膜后淋巴结,对可疑者应行淋巴结取样活检,一般不主张常规行腹膜后淋巴结清扫术,术后结合化疗并且定期监测。对于术前评估不能完全切除的病例,组织活检明确诊断后先新辅助化疗待肿瘤缩小局限时再行完全切除术。

根治性经腹股沟睾丸切除术:经腹股沟斜切口直达阴囊上方,找出精索,在腹股沟内环处切断精索血管及输精管,然后将睾丸自阴囊内提出至切口外,游离并予以切除,然后缝合切口。术中应先结扎精索血管及输精管,切断精索的位置越高越好,同时尽量避免挤压睾丸,否则易造成肿瘤的播散。

2. **化疗**　目前以顺铂为中心的联合化疗已使睾丸肿瘤患儿的生存率不断提高。对于Ⅰ期肿瘤不必进行化疗,但如果年龄大于1岁且AFP持续增高的患儿,可以考虑联合化疗。Ⅱ期以上患儿则都应接受联合化疗。

3. **放疗**　放疗用于小儿睾丸肿瘤的作用有限。精原细胞瘤对放疗非常敏感,但在小儿中又非常少见,卵黄囊瘤对放射线不敏感。

【预后】　国际儿童肿瘤协会报道生殖细胞瘤10年无病生存率情况:睾丸为97%、卵巢为89%、骶尾部为81%、其他部位(除脑部外)为88%。

第三节　卵巢肿瘤

卵巢肿瘤很少见,大多发生在较大儿童,偶见于婴幼儿和新生儿,80%为良性肿瘤。最常见的是畸胎瘤,一般为良性,生长缓慢,但可发生恶变。而恶性肿瘤生长迅速,多为实质性,很快突破包膜浸润至周围组织,并经血行或淋巴管转移。最常见的恶性卵巢生殖细胞瘤是卵黄囊瘤、无性细胞瘤和混合肿瘤,绒毛膜癌少见。

【临床表现】　小儿卵巢肿瘤早期一般无明显症状,随着肿瘤的生长,或随肿瘤性质、大小发生时期及有无并发症而出现不同症状。

1. **腹部肿块** 小儿骨盆大多未发育完善,卵巢尚未降入盆腔,因此当肿块发生时常在腹腔。触诊时可及腹部肿块表面光滑,无压痛,可有囊性感,活动度大,与周围组织无粘连。肿块增大后可出现压迫症状,可有排尿或排便困难,当压迫横膈而出现呼吸困难及心悸。

2. **腹痛及消化道症状** 良性肿瘤很少有腹痛,当患儿感到腹痛尤其是突然出现的,常是瘤蒂扭转引起急腹症,表现为剧烈腹痛、恶心呕吐、发热和白细胞增多,严重者可发生缺血坏死,出现腹膜刺激症状,甚至引起休克。

【诊断与鉴别诊断】 小儿卵巢肿瘤因无特征性症状,尤其是恶性肿瘤,往往病史不清,体格检查患儿又不配合,常常需要借助超声、CT 以及 MRI 的辅助检查帮助诊断。肿瘤标志物 AFP、β-hCG、CA125 以及性激素都有一定价值。

1. **畸胎瘤** 是最常见的卵巢肿瘤,可分为四型:良性囊肿、囊性恶变、良性实体性和恶性实体性,其中以良性囊性畸胎瘤最常见。良性囊性畸胎瘤由三胚叶的各种成熟组织构成,又称为成熟型畸胎瘤,其表面光滑,囊性感,多为单囊性,少见多囊,囊内含淡黄色皮脂样物,含有毛发、骨、软骨或牙齿,偶见囊内为黏液和浑浊液体。未成熟型畸胎瘤单侧多见,发病年龄多见于 11~14 岁,约半数病人初次月经前发病。

2. **无性细胞瘤** 多发生于少女,是胚胎发育期残留的未分化的性腺细胞发生的肿瘤,相当于男性的精原细胞瘤。肿瘤以右侧多见,少数可见双侧。一般呈圆形,表面光滑或分叶,多有包膜,切面呈实性、灰白色,有时可见坏死、出血灶。镜下见瘤组织由大而圆的细胞构成,体积和形态相当一致。

3. **卵黄囊瘤** 又称内胚窦瘤,来源于多能原始生殖细胞,好发于婴儿、青少年。肉眼见肿瘤多为单侧性,右侧多发,包膜完整,切面呈白色或灰黄色,质软而脆,常伴明显出血坏死,镜下见未分化的细胞以 Schiller-Duval 小体的形式出现在血管周围。免疫组化染色显示 AFP 呈阳性。

4. **胚胎性癌** 罕见,只占恶性卵巢肿瘤的 6%,平均年龄为

14 岁。多数病人以腹部包块就诊,半数有腹痛史。胚胎性癌多与其他生殖细胞混合存在,如成熟型囊性畸胎瘤、卵黄囊瘤或无性细胞瘤。

5. **绒毛膜癌**　非妊娠期单纯绒毛膜癌极为罕见,占小儿卵巢生殖细胞肿瘤的 0.6%。多见于儿童、青少年,常合并其他胚细胞肿瘤成分。出现 β-hCG 增高,可与其他肿瘤鉴别。

6. **多胚瘤**　罕见报道,多与成熟或未成熟畸胎瘤、卵黄囊瘤等其他肿瘤成分构成混合型肿瘤,单纯多胚瘤罕见。临床表现与其他卵巢肿瘤相似。肿瘤恶性程度高,放疗不敏感。

【治疗】

1. **手术治疗**　卵巢生殖细胞肿瘤的治疗原则:良性及未成熟畸胎瘤、Ⅰ期恶性卵巢生殖细胞瘤需手术切除肿块并且术后定期监测随访;部分Ⅱ级及全部Ⅲ级未成熟畸胎瘤和Ⅱ期～Ⅳ期恶性卵巢生殖细胞肿瘤需手术切除并联合化疗。对于术前评估不能完全切除的病例,组织活检明确诊断后先新辅助化疗待肿瘤缩小局限时再行完全切除术。

手术方式的选择需要根据肿瘤的性质及侵犯范围而定。

良性肿瘤包括成熟和单胚层畸胎瘤,部分侵及卵巢的良性肿瘤,仅需行卵巢囊肿剥除术,无需行卵巢切除术。若怀疑为恶性者,应于手术时做冰冻切片检查,待证实后行根治术,若切片不能肯定者需尽量采用姑息手术,可待最终病理确定为恶性后再做二次手术,以免造成患儿永久性生理缺陷。明确是恶性肿瘤,一般在开腹后行患侧附件切除,同时全腹腔探查,对任何种植可疑组织行取样或切除;若累及双侧附件,应尽量保留部分卵巢皮质以维持生育功能,腹水或者腹腔冲洗液必须行细胞学检查。

2. **化疗**　化疗应根据肿瘤分型分期分危、患儿全身情况和药物反应来决定。常用药物为长春新碱、环磷酰胺、氟尿嘧啶和放线菌素 D。

【预后】　由于小儿卵巢肿瘤病理类型众多,治疗方法各异,因而预后悬殊。一般良性肿瘤预后较好,恶性肿瘤预后一般与肿瘤的类型、临床分期以及治疗方法关系密切。

第四节　性腺外生殖细胞瘤

小儿性腺外生殖细胞瘤常见的是性腺外畸胎瘤,好发部位为身体中线及其两旁,按发生的频率依次为骶尾部、腹膜后、纵隔(包括心包、心脏及肺脏)以及颅内。临床症状与患儿年龄、肿瘤的部位及组织类型有关。

一、骶尾部畸胎瘤

骶尾部是畸胎瘤最好发的部位,多见于新生儿和婴幼儿,女性发病率是男性的 2 倍以上。

目前多采用 Altman 分类方法,根据肿瘤和骶尾骨的关系可分为四型(图 10-1)。

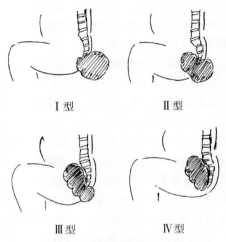

Ⅰ 型　　　　　　　　Ⅱ 型

Ⅲ 型　　　　　　　　Ⅳ 型

图 10-1　骶尾部畸胎瘤 Altman 分类法

1. Ⅰ 型(显露型,约 47%)　肿瘤由骶尾部向外生长,几乎不侵犯骶尾内部。

2. Ⅱ 型(混合型,约 34%)　肿瘤同时位于骶尾和盆腔。

3. Ⅲ 型(混合型,约 9%)　肿瘤主要位于盆腹腔,少量由骶尾往外生长。

4. **Ⅳ型**(隐匿型,约 10%) 肿瘤完全位于盆腹腔,体表无肿瘤可见。

【临床表现】

1. **骶尾部肿块** 是暴露型和混合型最常见的症状,不同类型的显露部分占整个肿瘤的比例也不相同。Ⅰ型的巨大肿块在出生时就垂于两腿之间,在母亲分娩时可引起难产或引起肿块的破裂。有时也可将肛门往下拉,造成肛管外翻、黏膜显露、肛门松弛,甚至引起牵拉性大便失禁。肿块一般边界清楚,呈结节状,质地可呈实性或囊性。如合并感染,可出现红肿破溃、流出黄色液体以及排出坏死组织、脓液、毛发等。经久不愈,可形成慢性瘘道。

2. **排尿排便困难** 肿块如果压迫膀胱,可出现排尿困难、滴尿甚至尿潴留。骶前肿块压迫到直肠导致排便困难、粪便变形。

3. **合并畸形** 约 20%的骶尾部畸胎瘤伴发畸形,较为多见的是肌肉骨骼异常,也可出现肾脏、心脏、消化道和中枢神经系统异常,亦可合并脊柱裂、腭裂等。

【诊断与鉴别诊断】 根据出生后即有的骶尾部肿块(显露型和混合型)不难做出诊断。对于出现排尿排便困难的患儿应常规做直肠指检,可防止不易诊断的隐匿型的漏诊,并且可以了解骶前肿块大小与骶尾骨的关系。结合超声、CT、MRI 的检查可对肿块在盆腔内的范围做出精准估计。AFP、β-hCG 的测定同样对于诊断有辅助价值。

骶尾部畸胎瘤诊断时应与其他骶尾部肿块相鉴别:如脊膜膨出、淋巴管瘤、直肠脓肿、脂肪瘤等。而直肠指检及骶尾部MRI 检查是鉴别诊断的关键手段。

【治疗】 骶尾部畸胎瘤一经确诊,应尽早手术切除。新生儿畸胎瘤 90%是良性肿瘤,但随着年龄的增长,恶变的几率随之上升。早期的手术切除可以提高患儿的治愈率,减少病死率。

1. **手术治疗** 手术径路则根据肿瘤分型而定,大多数骶尾部畸胎瘤(Ⅰ、Ⅱ型)适用于骶后进路,多采用倒"V"形切口,尽量远离肛门以防术后感染。以进入盆腔为主的Ⅲ、Ⅳ型肿瘤,应先从腹腔进入并配合于骶后切口将肿瘤完整切除。

术中必须完全切除肿瘤及尾骨,常规切除尾骨尖,以免残留Hensen 结节的多能细胞而致肿瘤复发。分离肿瘤时尽量避免骶神经,以防术后排尿排便功能障碍以及远期性功能障碍。当肿瘤与直肠粘连紧密而分离困难时,可让助手将手指伸入直肠或置肛管以做引导,防止直肠损伤。

2. **化疗** 恶性畸胎瘤术后化疗是重要措施。对于能够一期完整切除者,应先行手术后再行化疗;而对于术前判断不能切除者,应采用术前化疗使肿瘤缩小后再行二期手术切除。目前认为较有效的化疗药物是博来霉素、长春新碱、顺铂和 Vp-16。

3. **放疗** 对完整切除者慎用,因放疗对生殖器官、骨盆生长发育有延迟性损害。目前仅适用于镜下或肉眼残留的恶性畸胎瘤病例。

二、腹膜后畸胎瘤

腹膜后畸胎瘤是小儿常见肿瘤,约占 1 岁以下小儿腹膜后肿瘤的 1/3,以婴幼儿最多见。大多数为良性,均有包膜,为不规则囊性和实性相混杂结构。主要症状为腹痛、腹胀;腹部检查时可扪及肿块硬度不均,可呈囊性或囊实性,边界清楚,表面光滑,有压痛,位置较固定不活动。

腹部平片常显示肠道被挤压,肿块内可见骨骼、牙齿及钙化致密阴影。超声及 CT 检查可确定肿瘤位置、大小、结构以及范围。腹膜后畸胎瘤恶变后可引起血清 AFP 升高,常并存卵黄囊组织。

因腹膜后畸胎瘤有 30% 恶变率,一旦明确诊断后应尽早手术切除。良性肿瘤经完整切除后预后好,若为恶性,需联合化疗,以提高存活率。

三、纵隔畸胎瘤

纵隔畸胎瘤约占儿童纵隔肿瘤的 30%,其中 25% 为恶性。多出现在前纵隔,偶有后纵隔发生,很少在心包或心内区域。有些患者无明显症状,在拍胸片时偶然发现。患儿通常出现与肺或支气管受压有关的症状:如急性呼吸窘迫、慢性咳嗽、胸痛或喘鸣等;肿瘤破裂进入支气管可导致咯血或咳出毛发。CT典型表现为含有软组织、液体、脂肪或钙化不均匀包块影。

治疗以手术为主,一般可经胸骨正中切开或胸前外侧切口手术切除。当肿瘤导致严重呼吸窘迫时,需行急诊手术以减轻肺压迫,术后辅助呼吸护理。

四、颈部畸胎瘤

相对少见,约占全身畸胎瘤的 1.5%~5.5%,因与甲状腺紧贴,故常称之为甲状腺畸胎瘤,恶变率较高。易于和甲状腺肿、腺癌相混淆,需注意鉴别。

肿瘤巨大而坚硬,可压迫气管引起呼吸困难,甚至窒息。手术需要根据气道受阻情况进行择期手术或是急诊手术切除肿瘤。如为恶性,术后加以放、化疗。

五、其他畸胎瘤

畸胎瘤还可以发生于其他部位,如心脏、胃以及颅内松果体等区域。

【小结】 生殖细胞肿瘤是一组来自原始生殖细胞的肿瘤。生殖细胞肿瘤中既有良性成分又有恶性成分,生物学行为由恶性成分所决定。依据肿瘤部位及组织来源可将生殖细胞肿瘤进行分类。甲胎蛋白、β绒毛膜促性腺激素是诊断卵黄囊瘤、恶性畸胎瘤等生殖细胞肿瘤的重要指标。治疗手段主要有手术、化疗和必要时放疗。

附:颅外生殖细胞肿瘤诊治流程图

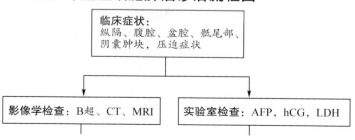

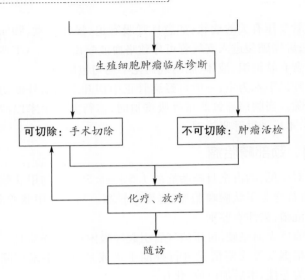

（陈肖鸣　周欢栋）

参考文献

［1］Rescorla FJ.Pediatric germ cell tumors. Semin Pediatr Surg,2012,21（1）:51-60.

［2］Niramis R. Long-Term Outcomes of Sacrococcygeal Germ Cell Tumors in Infancy and Childhood. Surgery Research and Practice,2015,（2015-10-4）,2015,2015（4）:1-8.

［3］Frazier A,Revised risk classification for pediatric extracranial germ cell tumors based on 25 years of clinical trial data from the United Kingdom and United States. J Clin Oncol,2015, 33（2）:195-201.

［4］Boormans J. L,Testicular Tumour Size and Rete Testis Invasion as Prognostic Factors for the Risk of Relapse of Clinical Stage I Seminoma Testis Patients Under Surveillance:a Systematic Review by the Testicular Cancer Guidelines Panel. European urology,2017.

［5］Rajpert-De Meyts E,Testicular germ cell tumours. The Lancet,2016, 387（10029）:1762-1774.

［6］Talerman A,Vang R,Germ Cell Tumors of the Ovary,2011:847-907.

［7］Solheim O. Malignant ovarian germ cell tumors:Presentation,survival and second cancer in a population based Norwegian cohort (1953–2009) ☆ ☆ ☆. Gynecologic Oncology, 2013, 131(2): 330-335.

[8] Albany C, Einhorn LH, Extragonadal germ cell tumors: clinical presentationand management. Current Opinion in Oncology, 2013, 25(3): 261, 265.

[9] Rusner C. Incidence patterns and trends of gonadal and extragonadal germ cell tumors in Germany, 1998-2008. Cancer Epidemiology, 2013, 37(4): 370-373.

[10] Haugnes H. Long-term and late effects of germ cell testicular cancer treatment and implications for follow-up. J Clin Oncol, 2012, 30(30): 3752-3763.

第十一章　横纹肌肉瘤

【概述】　横纹肌肉瘤（rhabdomyosarcoma,RMS）是儿童时期最常见的软组织恶性肿瘤,占小儿恶性肿瘤的 4%~5%,约占所有软组织恶性肿瘤的 50%。多见于 2~5 岁儿童,男女比例约1.5∶1。横纹肌肉瘤起源于向横纹肌分化的原始间充质细胞或胚胎肌肉组织区,由不同分化程度的横纹肌母细胞组成,可发生于任何存在或不存在骨骼肌的部位,最常见于四肢、躯干和泌尿生殖器官。最新研究显示,横纹肌肉瘤可能起源于原本可正常发展为血管内皮细胞的不成熟祖细胞。横纹肌肉瘤恶性程度高,受累组织器官广泛,易发生远处转移。目前其发病机制尚不明确,治疗采用手术、化疗和放疗等综合治疗原则。

【病因】　文献报道美国 15 岁以下儿童中年发病率为 4~7/100 万,其中 6 岁以下儿童占 2/3,其发病率与年龄、家族、种族等有关。

有资料显示,发病年龄不同,横纹肌肉瘤的发病部位及类型存在差异:婴幼儿多发生于膀胱和阴道,以胚胎型中的葡萄状横纹肌肉瘤多见;8 岁以下儿童多发生于头、颈部,以胚胎型多见;青春期则常发生于四肢,以腺泡型多见。我国目前尚缺乏此类统计数据。

横纹肌肉瘤的发生与多种因素有关。研究表明,伴有 $p53$ 抑癌基因突变的李法美尼综合征（Li-Fraumeni Syndrome,LFS）患儿及有脑内恶性肿瘤、乳腺癌、肾上腺癌家族史的患儿,其横纹肌肉瘤的发病率升高;细胞遗传学检测显示,约 35% 的横纹肌肉瘤患儿具有 NRAS 原癌基因的异常,灭活 $p53$ 或 pRB 的小鼠模型证实 $p53$ 及 pRB 对肌肉分化和肿瘤的发展具有干扰作用;软组织肉瘤的发生还与胎儿酒精综合征和母亲孕期使用大麻及可卡因有关,其可分别使横纹肌肉瘤的发病风险增加 3 倍和 5 倍。

【病理】　横纹肌肉瘤由不同分化程度的横纹肌母细胞组成,基本病理改变是在光镜下表现为蓝色小圆细胞,可呈幼稚的圆形、短梭形或成熟的梭形、带状、球拍样细胞或大的多角形细胞。免疫组织化学显示其表达骨骼肌特异性蛋白,如肌动蛋白、肌球蛋白、结蛋白、肌红蛋白、肌形成蛋白等,其中肌形成蛋白是腺泡型横纹肌肉瘤的特异性蛋白。

国际病理协作组将横纹肌肉瘤分为以下四种组织学亚型:

1. **胚胎型横纹肌肉瘤**(embryonal rhabdomyosarcoma)　约占RMS 的 53%～64%。好发于眼眶、头颈部、腹膜后、泌尿生殖道等部位。镜下主要由原始小圆细胞或具有中心核与嗜酸性细胞质的梭形或带状的横纹肌母细胞组成,约 30% 的病例中可看到骨骼肌横纹特征。以葡萄状息肉样肿物突出于黏膜为特点的葡萄状肉瘤亦属此类型(约占所有发病儿童的 6%),可以侵及阴道、膀胱、子宫,显微镜下肿瘤息肉样团块生长于密集的上皮细胞层表面。

2. **腺泡型横纹肌肉瘤**(alveolar rhabdomyosarcoma)　约占RMS 的 21%。好发于四肢,组织学表现为偶伴空泡的呈嗜酸性细胞质的小圆细胞、多核巨细胞,罕见横纹,肿瘤细胞群被纤维隔分离形成腺泡结构。

3. **多形性横纹肌肉瘤**(pleomorphic rhabdomyosarcoma)　约占 RMS 的 1%,多见于成年人,好发于四肢,尤以大腿多见。组织学显示为未分化的肌肉组织,含嗜酸性细胞质和多形细胞核的梭形细胞,频见核分裂象,常见横纹,形成束状排列结构。儿童罕见。

4. **未分化亚型**(undifferentiated subtype)　约占 8%,为没有肌肉特异性基因蛋白的亚型。

【临床表现】　横纹肌肉瘤可发生在身体的任何部位,因此,不同的原发部位表现出的症状和体征也不相同。

1. **头颈部**　包括眼眶部和颈部。

(1)眼眶部:肿瘤部位在眼眶和脑膜外,如中耳、乳突、鼻骨和鼻窦区域、咽、翼腭窝、颞下窝,其常见症状:①眼球突出(早期迹象);②肿瘤侵犯中耳可出现耳痛、慢性中耳炎、息肉状肿瘤阻塞耳道;③肿瘤侵犯鼻窦可出现鼻窦炎、一侧鼻腔通气障碍、疼痛、鼻出血、肿胀;④鼻咽部受累时可出现气道梗阻、鼻窦炎、局部疼痛、鼻出血、吞咽困难,最终可在咽或鼻区看到肿块;

（2）颈部:声音嘶哑、吞咽困难、可见肿块;

（3）头颈部:头颈部起源的非眶部和非脑脊膜旁的肿瘤,通常表现为无痛、生长迅速的肿块,并有局限趋势。

转移:肿瘤直接蔓延到中枢神经系统,出现脑膜刺激症状、脑神经麻痹,浸润脑干时出现呼吸紊乱;肿瘤远处转移,首先到肺或骨。

2. 泌尿和生殖道 多为葡萄状肉瘤。常见部位为尿道、阴道、子宫、膀胱、前列腺、睾丸、睾丸旁区域、精索。症状如下:①膀胱:肿瘤多在膀胱三角区内或附近,葡萄状肉瘤肉眼或内视镜检查下呈息肉状外观。血尿、尿路梗阻并偶有黏液血性分泌物出现;②前列腺:常出现巨大骨盆内肿物,伴有或不伴有尿道痛性尿淋漓,偶见便秘;③阴道:肿瘤通常是葡萄状,几乎都在肿瘤很小的时候发现,有黏液血性分泌物排出;④宫颈和宫内:肿块通常在较大女孩中发现,伴有或不伴有阴道流出物;⑤睾丸旁:肿瘤通常是无痛、单侧阴囊发生,可表现为青春前、后期男性腹股沟处肿物,腹膜后局部淋巴结常累及。膀胱和阴道肿瘤较睾丸旁肿瘤更易发生淋巴结转移。前列腺肿瘤经常早期转移至肺,有时远处转移至骨髓或骨。

3. 四肢和躯干

（1）四肢:大多为腺泡型,患部肿胀是肢体肉瘤的特征,可出现疼痛、触痛、发红等表现,肢体肉瘤局部淋巴结受累常见;

（2）躯干:根据相应的原发肉瘤位置,也可累及邻近的胸腰段脊柱,但局部淋巴结蔓延并不常见。

4. 胸腔内和腹膜后骨盆区域 常见为无症状性巨大肿块,位置深,重要大血管包绕,表现为相应的脏器组织浸润和压迫症状。

5. 罕见部位

（1）会阴-肛周区域:常为腺泡型,类似脓肿或息肉,局部发生淋巴结转移、浸润的相对较多;

（2）胆道：常产生阻塞性黄疸并有肝内转移，症状可类似胆道炎症，可出现高胆红素血症，可转移至腹膜后或肺；

（3）其他：偶尔肝、脑、气管、心脏、乳房、卵巢等也可患原发肉瘤。在某些情况下，甚至找不到确定的原发灶。

【诊断及鉴别诊断】

1. **诊断** 依据临床表现结合影像学和实验室检查可初步考虑肿瘤，确诊需要瘤前组织病理检查，免疫组化分析，必要时配合电镜和分子生物学检测。

（1）病史、临床表现及体征：详见本章节病因及临床表现部分。

（2）实验室检查：常规为血液和尿液检查及血清学分析，必要时行骨髓穿刺和（或）骨髓活检、腰椎穿刺脑脊液分析。

（3）影像学检查

1）X线：了解原发部位有无骨受累和可能发生的骨骼转移部位的检查。

2）超声：初步筛查的首选，在骨盆（包括膀胱、前列腺）和腹膜后肿瘤检查中作为CT的辅助是特别有用的。

3）CT、MRI：术前增强CT扫描和三维成像评估肿瘤侵犯范围对做出治疗计划是必要的。磁共振成像，对头颈部和身体中线及肢体肿瘤是重要的检查，它能显示肿瘤是否侵犯颅内、脊髓和骨质，并有较好的软组织分辨力。

4）其他检查：依据肿瘤的侵犯范围，必要时可以选择骨扫描和PET-CT检查。

（4）病理检查：手术切除或切取组织进行病理学检查及免疫组织化学检查，可确诊横纹肌肉瘤，并有助于肿瘤的分型及分期诊断。近年，随着分子生物学的发展了解到横纹肌肉瘤的腺泡型和胚胎型有着不同生物学特性，大部分腺泡型发现存在 t（2；13）（q35；q14）或（1；13）（p36；q14），分别形成了相应的融合基因 *PAX3-FKHR*（也称为 *PAX3-FOXO1*）和 *PAX7-FKHR*（也称为 *PAX7-FOXO1*），可以改变肿瘤细胞的转录模式；胚胎型横纹肌肉瘤在11p15位点存在杂合性缺失，与生长因子 *IGF-2* 基因相关。现有的分子生物学技术已能对 *FOXO1* 融合基因进行检测,检测染色体位点及融合基因对腺泡型和胚胎型 RMS 的诊断、预后有着重要的临床意义。

2. **鉴别诊断**　横纹肌肉瘤应与其他实体肿瘤和非肿瘤性的某些病变区别。

(1)外伤:可产生巨大软组织肿块,特别是肢体、面部和躯干。通常有触痛和表面皮肤瘀斑、瘀点,对症治疗有效。

(2)局部炎症:尤其是发生在肢体的早期骨髓炎,抗炎治疗有效。

(3)某些良性肿瘤:脂肪瘤、横纹肌瘤、神经纤维瘤等,需通过影像学和病理检查鉴别。

(4)其他恶性肿瘤:如非霍奇金淋巴瘤、神经母细胞瘤和尤因肉瘤,病理检查时其在光镜下和肉瘤相似,需要免疫组化检测鉴别,必要时行基因学检测。白血病的绿色瘤或组织细胞增生症偶尔能引起一部分患者身体出现肿物,通过组织活检诊断。

3. **横纹肌肉瘤的分期、分组及分危险度**

(1)治疗前分期:横纹肌肉瘤研究组 IRS 结合 TNM 分期,制定了详细的治疗前分期(表 11-1)。

表 11-1　横纹肌肉瘤的治疗前 IRS 结合 TNM 分期

分期	预后(%)	部位	肿瘤浸润	大小	淋巴结	转移
Ⅰ期	>90	眼眶、头颈、泌尿生殖系统(非膀胱/非前列腺)、胆道	T_1 或 T_2	a 或 b	N0,N1 或 Nx	M0
Ⅱ期	80~90	膀胱/前列腺四肢头颅脑膜旁其他(包括躯干及腹膜后等)除外胆道	T_1 或 T_2	a	N0 或 Nx	M0

续表

分期	预后(%)	部位	肿瘤浸润	大小	淋巴结	转移
Ⅲ期	70	膀胱/前列腺	T_1 或 T_2	a	N1,N0	M0
	70	四肢 头颅脑膜旁 其他(包括躯干 及腹膜后等)除 外胆道	T_1 或 T_2	b	N1,Nx	M0
Ⅳ期	30~40	所有部位	T_1 或 T_2	a 或 b	N0 或 N1	M1

注:T:肿瘤;T_1:局限于原发器官;T_2:扩散至原发器官之外;a:直径 ≤5cm;b:直径>5cm;N:区域淋巴结;N0:临床检查阴性;N1:临床检查已有浸润;Nx:临床状况不明;M:远处转移;M0:无远处转移;M1:有远处转移

(2)术后临床分组:IRS 依据肿瘤有无局部浸润、术后肿瘤残余情况、远处转移情况进行分组(表 11-2)。

表 11-2　横纹肌肉瘤临床术后 IRS 分组

分组		临床特征
Ⅰ		
	Ⅰ A	肿瘤局限于原发部位,完全切除
	Ⅰ B	肿瘤侵犯至原发部位外的邻近组织,完全切除
Ⅱ		
	Ⅱ A	肿瘤局限于原发部位,肉眼下肿瘤完全切除,但镜下有残留
	Ⅱ B	原发部位肿瘤伴区域淋巴结转移,完全切除
	Ⅱ C	原发部位肿瘤伴区域淋巴结转移,肉眼下肿瘤完全切除,镜下有残留病灶
Ⅲ		
	Ⅲ A	局部或向周围浸润肿瘤,仅取活检,肉眼有残留
	Ⅲ B	局部或向周围浸润肿瘤,肿瘤大部切除(减瘤体积≥50%)后肉眼有残留
Ⅳ		原发肿瘤伴或不伴区域淋巴结转移,但有远处转移,无论原发肿瘤手术情况

注:IRS-Ⅰ、Ⅱ、Ⅲ报告显示患者预后与分组有关。IRS-Ⅲ 研究显示分组为Ⅰ、Ⅱ、Ⅲ、Ⅳ组的患者 5 年生存率分别为 93%、81%、73%和30%(P<0.001)

（3）横纹肌肉瘤危险度分层（危度）：如表 11-3 所示，横纹肌肉瘤患者被分为四种危度（低危 A，低危 B，中危和高危），依危险度分层进行恰当的治疗。

表 11-3 横纹肌肉瘤的 IRS-Ⅴ危险度分层（危度）

危险度	分期	分组	部位	大小	年龄	病理	转移	淋巴结
低危 A	1	Ⅰ	有利	a 或 b	<21	EMB	M0	N0
	1	Ⅱ	有利	a 或 b	<21	EMB	M0	N0
	1	Ⅲ	仅眼眶	a 或 b	<21	EMB	M0	N0
	2	Ⅰ	不利	a	<21	EMB	M0	N0 或 NX
低危 B	1	Ⅱ	有利	a 或 b	<21	EMB	M0	N1
	1	Ⅲ	仅眼眶	a 或 b	<21	EMB	M0	N1
	1	Ⅲ	有利（除眼眶）	a 或 b	<21	EMB	M0	N0 或 N1 或 NX
	2	Ⅱ	不利	a	<21	EMB	M0	N0 或 NX
	3	Ⅰ 或 Ⅱ	不利	a	<21	EMB	M0	N1
	3	Ⅰ 或 Ⅱ	不利	b	<21	EMB	M0	N0 或 N1 或 NX
中危	2	Ⅲ	不利	a	<21	EMB	M0	N0 或 NX
	3	Ⅲ	不利	a	<21	EMB	M0	N1
	3	Ⅲ	不利	b	<21	EMB	M0	N0 或 N1 或 NX
	1 或 2 或 3	Ⅰ 或 Ⅱ 或 Ⅲ	有利或不利	a 或 b	<21	ALV/ UDS	M0	N0 或 N1 或 NX
	4	Ⅰ 或 Ⅱ 或 Ⅲ 或 Ⅳ	有利或不利	a 或 b	<10	EMB	M1	N0 或 N1 或 NX

续表

危险度	分期	分组	部位	大小	年龄	病理	转移	淋巴结
高危	4	Ⅳ	有利或不利	a 或 b	≥10	EMB	M1	N0 或 N1 或 NX
	4	Ⅳ	有利或不利	a 或 b	<21	ALV/UDS	M1	N0 或 N1 或 NX

注:有利(即预后良好部位):眼眶/眼睑,头颈部(除外脑膜旁),泌尿生殖道(除外膀胱和前列腺)和胆道;不利(即预后不良部位):膀胱、前列腺、脑膜旁、腹膜后、骨盆、躯干、肢体等除良好部位以外的所有部位;a:肿瘤直径≤5cm;b:肿瘤直径>5cm;EMB:胚胎型、葡萄状或梭形横纹肌肉瘤或外中胚层间叶瘤伴胚胎型横纹肌肉瘤;ALV:滤泡状横纹肌肉瘤或外中胚层间叶瘤伴滤泡状横纹肌肉瘤;UDS:未分化肉瘤;N0:临床未见区域淋巴结受累;N1:临床可见区域淋巴结受累;NX:淋巴结状况未知;M0:无远处转移;M1:有远处转移

【治疗原则与方案】　横纹肌肉瘤的治疗包括手术、放疗和化疗,手术仍是主要治疗方法。由于单纯外科切除术后局部复发率较高,需要术前或术后辅助放化疗来提高局部控制率,放化疗一直是辅助治疗的重要组成部分。只要解剖结构清晰、毗邻关系不太复杂、重要脏器侵犯不明显、评估可以完整达 R0(切缘无癌细胞)切除的软组织肿瘤直接一期手术。对于范围广泛,累及周围复杂的脏器或解剖结构,诸如关节、血管,一期 R0 切除困难的患者,首先活检明确病理诊断后实施术前辅助治疗是必要的。

1. **手术治疗原则**　外科手术是大多数软组织肉瘤主要的治疗方法。随着放化疗等辅助治疗手段的发展,手术切除范围呈现逐渐缩小的趋势。R0 切除是目前较为推崇的原则。保留肢体与最大功能及体内各种脏器复杂病灶的处理与功能的重建是近年治疗的核心理念。根据美国 MSKCC 研究报告,姑息切除肿瘤体积<80%的手术,患者获益不高而不宜提倡,建议先放化疗、介入等辅助治疗。对于一些孤立性淋巴结转移的病例,淋巴结清扫可以提高存活率。

(1)手术适应证:如果手术可能无重要器官功能损害、术后可避免放疗或缩减放疗、减小放射野或新辅助化疗后肿瘤由Ⅲ

期转化为Ⅰ或Ⅱ期,可选择行肿瘤完全切除术。对于无法直接手术切除或需要术前辅助治疗的病例,选择活检手术。推荐开放手术切取活检,若全身病情严重或肿瘤部位特殊才考虑通过内镜或CT或超声引导下粗针穿刺活检。若活检结果为假阴性,需要行第二次活检。

(2)手术要点:术中尽量减少对肿瘤假包膜的挤压,防止肿瘤破碎或出血。手术应尽量减少并发症,避免复杂的多脏器切除。

手术分离必须在肉眼未受肿瘤侵及的层次内进行。若肿瘤邻近或推压重要血管或神经,只要血管、神经主干未受肿瘤侵犯,通常可以通过切除血管外膜或神经束膜而保留这些结构,无需常规进行根治性切除或整个解剖间室的切除,减少对功能的影响。若无法完整切除或可能切缘阳性,应在术中用钛夹标记瘤床或易复发部位来指导术后放疗,尤其是腹膜后或腹腔内肉瘤。术后引流管的皮肤开口位置也应选择在靠近手术切口的部位以便于复发后的再次手术或放疗。术中无水乙醇灭活或电凝刀、微波刀烧灼、术后辅助放化疗等都可以提高切缘满意度或高分级肉瘤的局部控制率。

术前辅助治疗及修复重建技术的进步,保肢手术目前受到广泛推崇。手术应在保证足够局部控制率的同时减少对肢体功能的影响。术后均推荐进行功能恢复评估。条件允许需坚持功能锻炼直到最大限度地恢复功能。截肢指征为在原有截肢指征(肿块范围广泛、累及皮肤、大血管或神经侵犯、广泛骨骼侵犯需整块切除,术前治疗失败或辅助治疗后复发)的基础上,增加建议只有在患者要求截肢或者肿瘤整块切除后会导致患肢无功能的情况下才考虑截肢。

外科手术的目标是达到组织学阴性切缘,不同部位、大小的肉瘤,切缘评估难易程度不同,能够达到的切缘也不同。评估切除的标本时,外科医生和病理科医生都应记录切缘情况。术后病理切缘阳性,只要不会带来明显的功能障碍,建议再次手术切除。对于切缘<1cm或邻近骨、重要血管神经部位的切缘镜下阳性,建议行辅助放疗。

2. 放射性治疗 横纹肌肉瘤对放疗敏感,所有患儿均应接受放疗评估,根据患儿的肿瘤分期、分组及危度决定是否进行放疗及放疗方案。除极少数低危组患儿(1~3 期,Ⅰ组,胚胎型)外,均应接受 36~50.4Gy 剂量不等的放疗,具体放疗时机及总剂量可根据患儿的病情及正常组织的放射线耐受剂量作个体化调整,但放疗应以最低剂量、最有效作用及对生命与正常组织损伤最小为原则。对于常规手段难于处理的病灶可考虑内置粒子放疗。

术前小剂量放疗、可减少术中播散并且可使假包膜变厚易于切除,但术后切口并发症发生率高。术后放化疗可提高切缘阳性和高分级肢体肉瘤的局部控制率。

(1)低危组患儿:大多于开始治疗 3 周后接受放疗;若Ⅲ期肿瘤原发于或累及阴道(有淋巴结转移)、子宫、胆道、无颅内受累的头颈部等特殊部位评估不能手术者,放疗可延迟至化疗第 12 周开始,阴道肿瘤若无淋巴结转移可延迟至化疗第 21~22 周后开始放疗,从而使局部控制后的二次手术成为可能。

(2)中危组患儿:所有病理类型的中危组患儿均应接受放疗。除肿瘤累及颅内或脑膜旁(化疗开始时或化疗开始后 2 周内接受放疗)或有特殊情况(脊髓受压或视力丧失等紧急情况)需要紧急放疗的患儿外,其余中危组患儿大多数于开始接受化疗第 12 周开始放疗,但若于第 12 周已行二次手术,可将放疗推迟至第 14 周开始,若仅行了活检术,则应尽早放疗。放疗期间长春新碱及环磷酰胺化疗需同时进行,而放线菌素 D 需停用或推迟使用(具体见中危组化疗方案)。

(3)高危组患儿:除肿瘤累及颅内或脑膜旁(化疗开始时或化疗开始后 2 周内接受放疗)或有特殊情况(脊髓受压或视力丧失等紧急情况)需要紧急放疗的患儿外,其余高危组患儿大多数于开始接受化疗 15 周后接受放疗,若 15 周前评估行了二次手术,则放疗推迟于术后补充进行,放疗期间长春新碱及环磷酰胺化疗需同时进行,而放线菌素 D 需停用或推迟使用(具体见中-高危组化疗方案)。高危组患儿具体放疗剂量如下表 11-4、表 11-5 所示。

表 11-4 高危组首次手术后原发灶及转移灶放疗剂量

总剂量(除眼眶外)	50.4Gy
眼眶	45Gy
若切缘(−)	
腺泡型	36Gy
胚胎型	0Gy
显微镜下残余病灶,淋巴结(−)	36Gy
显微镜下残余病灶,淋巴结(+)	41.4Gy

表 11-5 高危组二次手术后原发灶及转移灶放疗剂量

肉眼残余病灶	50.4Gy
若切缘(−)	
腺泡型	36Gy
胚胎型	36Gy
显微镜下残余病灶,淋巴结(−)	36Gy
显微镜下残余病灶,淋巴结(+)任何病理类型	41.4Gy

特殊部位放疗:①眼眶:眼眶部肿瘤一般不作为常规放疗部位,有术后肉眼残余病灶者需放疗,其放疗的剂量上限较其余原发部位低,最大总剂量为45Gy,且每次放疗时需保护晶状体、视锥体、泪腺及视交叉等结构;②肺部转移:若有一个到多个肺转移灶存在或有胸腔积液,需接受双肺放射线治疗(每次150cGy,共10次,总剂量为15Gy),若为肺部转移灶切除后存在肉眼残余,需接受局部50.4Gy剂量的放射治疗,但无需双肺放疗;③骨转移:若为单发骨转移可予以放疗,若为多发性骨转移且肿瘤范围难于用临床手段明确时,可暂不行放疗;④腹盆腔放疗:大范围腹盆腔放疗时,放疗总剂量需减量为每次1.5Gy,共28次。

3. 化学治疗 横纹肌肉瘤对化疗敏感,初诊时合并转移病灶和化疗耐药患者,预后较差。文献报道化疗有效患者10年无转移存活率约为72%,化疗无效患者仅为19%。术前化疗可使较大及高分级的肉瘤降期,利于手术切除,特别对于化疗敏感的组织类型。术前及术后辅助治疗,可提高局部控制率、总体生存率(OS)及无事件存活率(BFS)。

目前认为 VAC 方案是 RMS 联合治疗的金标准化疗方案,应于术后 7 天内开始。

IRS-V/STS 治疗路径(化疗加或不加放疗)如下:

1)低危组(A 亚组、B 亚组):根据低危组的 A、B 亚组不同,采用不同的化疗方案,具体如表 11-6 和表 11-7 所示。

表 11-6　A 亚组(胚胎型/葡萄型/梭形细胞型或外中胚层间叶瘤 RMS)

周数	0	1	2	3	4	5	6	7	8	9	10	11	12
	V	V	V	V	V	V	V	V	V	-	-	-	评估
	A	-	-	A	-	-	A*	-	-	A			
+(如有放疗指征)→　→　→　→　→　→　→													

注:①放线菌素 D(A)分别于 0、3、6、9 周应用(A* 放疗期间省略);②VCR 每周 1 次,共 9 次,至第 12 周评估,随后重复这 12 周的化疗,第 24、36 周评估,至第 45 周终止化疗;③这 12 周的化疗周期共实施 4 次,于 0、12、24、36 周开始,在 45 周完成即结束。"+"(如有放疗指征)则于 4~7 周放疗(如箭头所示);④目前总体疗程有缩短建议,这 12 周的化疗周期据情可以缩至 2~3 次

表 11-7　B 亚组(胚胎型/葡萄型/外中胚层间叶瘤 RMS)

周数	0	1	2	3	4	5	6	7	8	9	10	11	12
	V	V	V	V	V	V	V	V	V	-	-	-	评估
	A	-	-	A	-	-	A*	-	-	A			
	C	-	-	C	-	-	C	-	-	C			
	#G-CSF			#G-CSF			#G-CSF			#G-CSF			
+(如有放疗指征)→　→　→　→　→　→　→													

注:①从第 0 天开始给予 VAC,并于第 3、6 周重复,VCR 每周 1 次,共 9 次,至第 12 周评估,随后重复化疗,这 12 周的化疗周期共实施 4 次,于 0、12、24、36 周开始,至第 45 周完成化疗,第 21、33、45 周不予 CTX;②#G,分别在第 0、3、6、9 周应用集落刺激因子 G-CSF5~8μg/kg;③A*,需要同步放疗时,则化疗中省略放线菌素 D(A*);④"+",如有放疗指征则 5~8 周放疗(如箭头所示);⑤目前总体疗程有缩短建议,这 12 周的化疗周期据情可以缩短至 2~3 次

2）中-高危组：中-高危组通常采用化疗方案 A，有特殊情况者在方案 A 的基础上作化疗药物及放疗时机的适当调整（见化疗方案 A 后详细介绍），以提高横纹肌肉瘤的治疗效果。

化疗方案 A 适用于无颅内浸润、颅底损害及脑神经麻痹的Ⅳ期患者，包括任何年龄的腺泡型和≥10 岁的胚胎型（表 11-8，表 11-9，表 11-10）。

表 11-8　诱导治疗阶段

周数	0	1	2	3	4	5	6	7	8	9	10	11	12	+手术
	V	V	V	V	V	V	V	V	V	V	V	V	V	评估
	A			A*			A*			A				
	C			C			C			C				
	放疗（若有紧急放疗指征）													

表 11-9　局部控制阶段

周数	12++	13	14	15	16	17	18	19	20	21	22	23	24
	V			V			V	V		V	V	V	评**估
	A			*			*			A			
	C			C			C			C			
	放疗（若有放疗指征）												

表 11-10　持续维持阶段

周数	24+++	25	26	27	28	29	30	31	32	33	34	35	36	39	42
	V		V			V	V	V	V	V	V	V	V		评估
	A		A			A			A			A	A		
	C		C			C			C			C	C		

注：①"+"，评估手术原则见手术部分节段；②"++"，手术恢复后第 12 周开始化疗，如果需要放疗，即同步或紧跟化疗实施；③"+++"，如果手术第 24 周进行，则术后一周内尽快予以化疗；④*，若需要紧急放疗者于 0~6 周施行了放疗，则第 3、6 周的化疗需要省略放线菌素 D，可在第 15、18 周应用放线菌素 D；如 12~18 周接受放疗者，则第 15、18 周省略放线菌素 D；⑤**，二次手术可在 24 周评估后进行；⑥所有的患者予 G-CSF 5mcg/Kg 或 GM-CSF 250mcg/m² ；⑦中危组至 42 周共 14 次大疗；高危组 42 周评估后可以据情再强化 4 次大疗，共 18 次化疗

中危组也可在 VAC 基础上加入 VCR+I 伊立替康或者

DDP+IFO+VP16 序贯。

对于有颅内浸润、颅底损害证据及脑神经麻痹的Ⅳ期患者，包括任何年龄的腺泡型和≥10 岁的胚胎型横纹肌肉瘤的患儿，可在标准化疗方案 A 的基础上，采用 VAC 及 VTC 交替化疗方案，将化疗方案 A 中第 3、9、21、27、33、39 周使用的放线菌素 D 改为使用拓扑替康（VTC 周期中拓扑替康剂量为每日 1.2mg/m^2，共 5 天，环磷酰胺剂量每日 250mg/m^2，共 5 天），也可以加用 DDP+IFO+VP16 方案序贯；另外依据 2016CCCG 横纹肌肉瘤协作组方案为：VCR+Act-D+IFO，VCR+Act-D+CBP，VCR+ADM+VP16，VCR+ADM+IFO 序贯。对于有脑膜肿瘤、颅骨受累或脑神经麻痹而无颅内浸润或脊髓压迫情况的患儿，也可将放疗时机延迟至 15~22 周。

据美国 COG 资料称，对于高危 4 期Ⅳ组的患儿可试用长春新碱联合伊立替康进行诱导化疗，分别于化疗第 3 周及第 5 周后进行评估，若患儿经诱导化疗后可达到部分缓解或完全缓解，则采用长春新碱、环磷酰胺、放线菌素 D 及伊立替康联合化疗方案；若经评估后提示患儿病情进展或对诱导化疗无反应，也可以采用 DDP+IFO+VP16，或者 2016CCCG 横纹肌肉瘤协作组方案 VCR+ADM+CTX，IFO+VP16 序贯。必要时检测药物风险基因个体化调整化疗方案或者靶向用药。

IRS-V/STS 化疗方案药物剂量见表 11-11 和表 11-12。

表 11-11　VA 方案药物剂量表

年龄	VCR 剂量（V）	放线菌素 D 剂量（A）	备注
<1 岁	0.025mg/kg 静注（如治疗过程中患儿年龄满 1 岁，则剂量参照≥1 岁，<3 岁组）	0.025mg/kg 静滴×1 次（如治疗过程中患儿年龄满 1 岁，则剂量参照≥1 岁，<3 岁组）	放疗期间省略放线菌素 D
≥1 岁，<3 岁	0.05mg/kg 静注（单次最大剂量 2.0mg，如治疗过程中患儿年龄满 3 岁，则剂量参照≥3 岁组）	0.045mg/kg 静滴×1 次（单次最大剂量 2.5mg）	放疗期间省略放线菌素 D

续表

年龄	VCR 剂量（V）	放线菌素 D 剂量（A）	备注
≥3 岁	1.5mg/m² 静注（单次最大剂量 2.0mg）	0.045mg/kg 静滴×1次（单次最大剂量 2.5mg）	放疗期间省略放线菌素 D

表 11-12 VAC 方案药物剂量表

年龄	VCR 剂量（V）	放线菌素 D 剂量（A）	CTX 剂量（C）	备注
<1 岁	0.025mg/kg 静注（如治疗过程中患儿年龄满 1 岁，则剂量参照≥1 岁，<3 岁组）	0.025mg/kg 静滴×1 次（如治疗过程中患儿年龄满 1 岁，则剂量参照≥1 岁，<3 岁组）	36mg/kg 静滴×1 次，同步予以水化、碱化及 Mesna（如治疗过程中患儿年龄满 1 岁，则剂量参照≥1 岁，<3 岁组）	放疗期间省略放线菌素 D
≥1 岁，<3 岁	0.05mg/kg 静注（单次最大剂量 2.0mg，如治疗过程中患儿年龄满 3 岁，则剂量参照≥3 岁组）	0.045mg/kg 静滴×1 次（单次最大剂量 2.5mg）	73mg/kg 静滴×1 次，同步予以水化、碱化及 Mesna（如治疗过程中患儿年龄满 3 岁，则剂量参照≥3 岁组）	放疗期间省略放线菌素 D
≥3 岁	1.5mg/m² 静注（单次最大剂量 2.0mg）	0.045mg/kg 静滴×1 次（单次最大剂量 2.5mg）	2.2g/m² 静滴×1 次，同步予以水化、碱化及 Mesna	放疗期间省略放线菌素 D

注：CTX 目前剂量有减低倾向，低危组低于 1.2g/m²，高危组低于 1.8g/m²。国内多家儿童肿瘤治疗中心对以上化疗方案效果不佳者，选用铂类、阿霉素、异环磷酰胺、依托泊苷等

4. 其他治疗

（1）有报道评估了放疗和大剂量化疗联合自体骨髓细胞或外周血造血干细胞移植治疗新诊断的转移性 RMS 或 UDS,结果无复发和(或)在移植后存活 2~3 年不等的患者比例从 19% 增加到 44%。

（2）随着对横纹肌肉瘤生物学行为认识的加深,出现了新的基于肿瘤生物学的治疗。在横纹肌肉瘤生长过程中,自分泌 IGF-Ⅱ通路发挥了重要作用,新药已得以研发用来阻止Ⅰ型 IGH 受体与 IGF-Ⅱ结合,或者阻止结合后下游的生物学效应。这些新药尽管临床仍不可用,但已显示出作为"单药"或与化疗联合的一定的效果。

由于腺泡型横纹肌肉瘤存在独特的"转位"基因 t(2;13)(q35;q14),利用能识别和杀伤这种异常基因的免疫治疗成为可能。其他免疫疗法包括单克隆抗体或针对横纹肌肉瘤特异蛋白(即 PAX)的细胞毒性 T 细胞。

（3）以上手段难于处理的病灶可以试用射频消融或 HIFu 消融。

5. 特殊部位横纹肌肉瘤治疗特点

（1）头颈部横纹肌肉瘤:大多数患者处于Ⅲ期,首次活检后行化疗、放疗,然后行手术切除残余肿瘤,根据组织学检查结果,制定追加化疗计划。

（2）脑膜外部位横纹肌肉瘤:好发于耳,包括中耳、乳突、鼻窦、鼻腔、咽区、翼腭窝、颞下窝的横纹肌肉瘤;对于无外观或功能性障碍的横纹肌肉瘤行根治性切除,否则先辅助化疗后再进行手术,疑似转移的淋巴结需要切除;若肿瘤向周围侵犯直接侵袭中枢神经系统,则采用受累野或扩野放疗,若脑脊液阳性,需行全脑全脊髓放疗联合鞘内化疗。化疗总是与手术和放疗联合进行。

（3）眼眶部横纹肌肉瘤:局部横纹肌肉瘤往往预后较好,无事件生存率高于 90%。手术最初只行活检,伴局部复发或辅助治疗无反应的儿童需行完全切除术;由于大部分患者处于ⅢB 期及以上,故需联合放化疗的综合治疗。

（4）骨盆区横纹肌肉瘤:主要包括泌尿生殖区域,包括膀胱、阴道、子宫。①手术:先病灶和(或)有指征的淋巴结活检确定诊断后实施化疗,然后行二次手术,多为完全性切除术;②化疗:二次手术前进行 8～16 周新辅助化疗后,如果是次全切除,则需要联合放化疗。如果是肉眼和镜下完全切除,术后单独化疗。若为进展性病变,术前化疗后行减瘤术,术后联合放化疗。对于持续活跃的肿瘤,可行放射治疗,最后行病灶清除术;③放疗:多与手术和化疗联合应用,幼儿使用时注意减少放疗剂量。

(5)睾丸旁横纹肌肉瘤:①手术:若肿瘤浸润睾丸和(或)精索,需行睾丸切除术;阴囊受累,需行阴囊切除术及腹股沟淋巴结活检;处于Ⅱ期和Ⅲ期的患者,注意将健侧睾丸置于照射野外;肿瘤侵及腹膜后淋巴结时(阳性率为 30%～40%),强化化疗和放疗,最后行单侧腹膜后淋巴结清扫术;②放疗:镜下有残留病灶者;③化疗:见"治疗原则与方案的第 3 节段"。

(6)腹膜后横纹肌肉瘤:①手术:通常是无法完全切除巨大的肿瘤;②化疗:见上文;③放疗:见"治疗原则与方案的第 2 节段"。

(7)四肢:①手术:不截肢的情况下行根治切除术,浸润范围在 50%以上时行同区域淋巴结活检;②放疗:局部放疗包括区域阳性淋巴结和区域与病变粘连的阴性淋巴结;③化疗:见"治疗原则与方案的第 3 节段"。

6. 难治性或复发与转移的横纹肌肉瘤的治疗

(1)对于难治性横纹肌肉瘤,通常使用拓扑替康、长春瑞滨、紫杉醇、伊立替康联合治疗。

(2)大多数复发发生在确诊后 2～3 年内。局部复发的患者,标准化疗可外加异环磷酰胺、依托泊苷、阿霉素或其他细胞毒药物。弥漫、播散性复发的患儿预后差。

(3)横纹肌肉瘤最常见的转移部位是肺、骨、骨髓、脑、肝、大网膜、胸膜、腹膜以及远处淋巴结。对于化疗和放疗后肺的孤立及局限性的转移灶可予以切除,预后尚可。

7. 继发性肿瘤　一项对 1770 名 IRS-Ⅰ和 IRS-Ⅱ患儿的调查中有 22 例发生了继发性肿瘤,主要为骨肉瘤和白血病(急性髓系白血病 AML 或骨髓增生异常综合征 MDS)。

【预后】　横纹肌肉瘤患儿的预后与肿瘤的原发部位、大小、组织病理学类型、初诊年龄、临床分组和分期及肿瘤对治疗的反应密切相关,其中最重要的是肿瘤的临床分组和分期。不同分期及分组的患者生存率差异显著,IRS-IV研究显示1、2、3和4期的RMS的3年无事件生存率(EFS)分别为86%、80%、68%、22%;Ⅰ、Ⅱ、Ⅲ和Ⅳ组的RMS的3年EFS分别为83%、86%、73%、24%。患儿年龄小于7岁者预后较好。位于眼眶、泌尿生殖道(前列腺除外)的早期肿瘤预后良好。肢体肉瘤手术切除及辅助放化疗耐受性较好,预后较腹腔内及头颈部效果好。头颈部横纹肌肉瘤预后不稳定,若肿瘤侵袭中枢神经系统则预后差。另外,对早期治疗反应好的患儿,可能有较好的预后,反之亦然。此外,肿瘤细胞的遗传因素也与预后有关,多倍体肿瘤的预后要比二倍体肿瘤好;如腺泡型肿瘤细胞基因若发生某一特殊的突变转位 t(2;13),则预后极差。

组织学类型为腺泡型和多形性的儿童预后差,二者均具有较高的局部复发率和转移率。有转移的患者诊断时组织学亚型和年龄是影响其生存率最重要的预后因素。参与IRS-Ⅲ或IRS-Ⅳ试验的患者研究显示,年龄小于10岁的胚胎型RMS患儿5年生存率近60%;年龄大于10岁的胚胎型RMS患儿,从婴儿到20岁的诊断为腺泡型或未分化型横纹肌肉瘤的患者其5年存活率仅接近30%。肿瘤转移患儿的预后还与肿瘤的部位有关。

复发患者存活率根据临床分级不同而不同,复发后存活率分别为:Ⅰ级(48±12)%,Ⅱ级(12±9)%,Ⅲ级(11±5)%,Ⅳ级(8±4)%。

【小结】 横纹肌肉瘤是儿童时期最常见的软组织恶性肿瘤。多发生于2~5岁儿童。男性患儿多于女性。横纹肌肉瘤的发生与年龄、遗传因素及种族有关。按其组织学类型不同,可将横纹肌肉瘤分为胚胎型横纹肌肉瘤、腺泡型横纹肌肉瘤、多形性横纹肌肉瘤及未分化亚型横纹肌肉瘤4种。横纹肌肉瘤患儿的临床表现与肿瘤的发病部位及肿瘤侵犯的范围有关。结合患儿的病史、临床表现、体征及辅助检查可进行临床诊断,结合组织病理学检查可确诊,免疫组织化学有助于肿瘤的分型及分组诊断。横纹肌肉瘤的治疗包括手术、放疗和化疗等综合治疗方案,但手术仍是主要治疗方法。横纹肌肉瘤对化疗敏感,根据不同的危度采用不同的化疗方案,有放疗指征的患儿结合放射治疗有助于提高患儿的预后。横纹肌肉瘤患儿的预后与肿瘤的原发部位、大小、组织病理学类型、初诊年龄、临床分组和分期及肿瘤对治疗的反应密切相关,其中最重要的是肿瘤的临床分组和分期。

儿童肿瘤具有发病隐匿、进展快、恶性度高、转移早等特点,除体表的肿块外,盆腔、腹腔不易发现,晚期肿瘤治疗效果不理想。因此强调定期 B 超筛查早发现、早治疗,以期提高肿瘤患儿的生存率。

近 40 年来,RMS 的诊断及治疗均已取得很大进展,在未来的研究中,危险度分型可参考年龄、*PAX/FOXO1* 融合基因、ALK 等新的预后因素,使 RMS 的治疗更加个体化。低危型 RMS 有可能进一步减少单次化学治疗剂量和缩短化学治疗疗程,在保证疗效的前提下减少化学治疗药物的累积剂量,减轻远期毒性新型化学治疗药物和联合化学治疗方案的应用有助于提高中危和高危 RMS 的疗效。手术方式的改进、放射治疗和近距离放射疗法等局部治疗技术的应用有望提高患者的局部控制率,并尽可能保存患者的器官功能,提高患者的生活质量和生存率。

附:横纹肌肉瘤诊治流程图

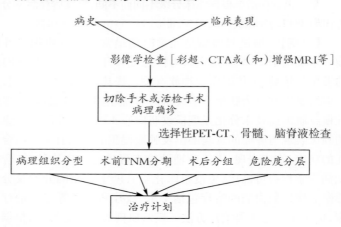

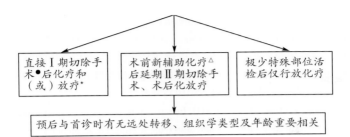

| 直接Ⅰ期切除手术●后化疗和（或）放疗* | 术前新辅助化疗△后延期Ⅱ期切除手术、术后化放疗 | 极少特殊部位活检后仅行放化疗 |

预后与首诊时有无远处转移、组织学类型及年龄重要相关

注:切除手术●:重要脏器无明显受损的保功能保肢体的 RO 切除

放疗*:1~3 期,Ⅰ组,胚胎型的低危组患儿可以不放疗

新辅助化疗△:化疗依危险度分层选择

（王　珊）

参 考 文 献

［1］ Catherine J. Drummond, Jason A. Hanna, Matthew R. Garcia, et al. Hedgehog Pathway Drives Fusion-Negative Rhabdomyosarcoma Initiated From Non-myogenic Endothelial Progenitors. Cancer Cell, 2018, DOI:10. 1016/j.ccell.2017.12.001

［2］ Ognjanovic S. Trends in Childhood Rhabdomyosarcoma Incidence and Survival in the United States（1975-2005）. Cancer, 2009, 115（18）: 4218-4226.

［3］ Ognjanovic S. Sarcomas in TP53 germline mutation carriers:a review of the IARC TP53 database. Cancer, 2012, 118（5）:1387-1396.

［4］ Vicente-García C. Regulatory landscape fusion in rhabdomyosarcoma through interactions between the PAX3 promoter and FOXO1 regulatory elements. Genome Biology, 2017, 18（1）:106.

［5］ Venkatramani R. Insulin-like growth factor 2 gene expression molecularly differentiates pleuropulmonary blastoma and embryonal rhabdomyosarcoma. J Pediatr Hematol Oncol, 2015, 37（6）:e356.

［6］ Robbins KM. Paternal uniparental disomy with segmental loss of heterozygosity of chromosome 11 are hallmark characteristics of syndromic and sporadic embryonal rhabdomyosarcoma. American Journal of Medical Genetics Part A, 2016, 170（12）:3197-3206.

［7］ Missiaglia E. PAX3/FOXO1 fusion gene status is the key prognostic molecular marker in rhabdomyosarcoma and significantly improves current risk stratification. J Clin Oncol,2012,30(14):1670-1677.

[8] 中国抗癌协会小儿肿瘤专业委员会,中华医学会小儿外科学分会肿瘤组,等.中国儿童及青少年横纹肌肉瘤诊疗建议(CCCG-RMS-2016).中华儿科杂志,2017,55(10):724-728.

[9] Skapek,S.,et al.,PAX-FOXO1 fusion status drives unfavorable outcome for children withrhabdomyosarcoma:a children's oncology group report. Pediatr Blood Cancer,2013, 60(9):1411-1417.

[10] Malempati S,Hawkins DS,Rhabdomyosarcoma:Review of the Children's Oncology Group (COG)Soft-Tissue Sarcoma Committee Experience and Rationale for Current COG Studies. Pediatric Blood & Cancer, 2012,59(1):5-10.

[11] Oberlin O. Prognostic factors in metastatic rhabdomyosarcomas:results of a pooled analysis from United States and European cooperative groups. J Clin Oncol,2008,26(14):2384-2389.

[12] Huh W,Skapek S,Childhood rhabdomyosarcoma:new insight on biology and treatment. Curr Oncol Rep,2010,12(6):402,410.

[13] Rodeberg D. Prognostic significance and tumor biology of regional lymph node disease in patients with rhabdomyosarcoma:a report from the Children's Oncology Group. J Clin Oncol,2011,29(10):1304-1311.

[14] Weiss A. Histologic and clinical characteristics can guide staging evaluations for children and adolescents with rhabdomyosarcoma:a report from the Children's Oncology Group Soft Tissue Sarcoma Committee. J Clin Oncol,2013,31(26):3226-3232.

第十二章　尤因肉瘤家族性肿瘤

【概述】　尤因肉瘤家族性肿瘤（ESFT）是一组表现为神经性分化的来自神经外胚层的小圆细胞肿瘤家族。ESFT非常罕见，20岁以下的发病率不到每百万分之三。好发于儿童及青少年，90%发生于5～25岁，大约25%的病例发生在10岁之前，而65%发生于10～20岁的患儿，以男孩多见。肿瘤的位置多变，虽然大多数尤因肉瘤发生在骨骼中，但也有显著比例出现在软组织。最常见的位置是胸壁、骨盆和四肢，但任何骨骼都是可以发生的。白色人种发病率是黑色人种的十倍。

【肿瘤生物学】　尤因肉瘤的组织来源一直是争论的焦点，其中一观点现在已都被大家接受，ESFT来源于原始骨髓间充质干细胞，它有独特的免疫细胞化学、细胞遗传学和分子标记物。在ESFT中，85%～90%存在11号和22号染色体之间的易位，即t(11;22)。易位导致22号染色体的 *EWS* 基因和11号染色体的 *FLI-1* 基因融合。融合的新基因叫做 *EWS/FLI*，可以编码不同的融合蛋白，调节一些致癌基因，这些致癌基因在异常表达时导致肿瘤的发生。

【分类】　尤因肉瘤家族包括骨尤因肉瘤、骨外尤因肉瘤（表12-1）、原始神经外胚层瘤（PNET）、周围神经上皮样瘤、Askin tumor(胸壁PNET)和非典型尤因肉瘤。

表 12-1　骨尤因肉瘤及骨外尤因肉瘤的好发部位

骨尤因肉瘤		骨外尤因肉瘤	
部位	百分率（%）	部位	百分率（%）
下肢	41	躯干	32
骨盆	26	四肢	26
胸壁	16	头颈部	18
上肢	9	腹膜后	16

续表

骨尤因肉瘤		骨外尤因肉瘤	
部位	百分率(%)	部位	百分率(%)
脊柱	6	其他	9
手足	3		
颅骨	2		

【病理学】 尤因肉瘤是由典型的小圆蓝色幼稚细胞组成的,核为圆形,染色质细腻,少量透亮或嗜酸性细胞质,胞膜不清楚。有些肿瘤的瘤细胞较大,有明显的核仁,轮廓不规则,细胞偶尔呈梭形,有的病例有 Homer-Wright 菊形团,坏死常见,残存的瘤细胞常围在血管周。大部分肿瘤表达 NSE 等神经标志物,有些出现 keratin 表达。MIC2 基因产物及 CD99 是一种表面膜蛋白,在大多数的尤因肉瘤中均有表达。MIC2 免疫组化阳性并不是尤因肉瘤特有的,其他几个肿瘤中存在,包括滑膜肉瘤、非霍奇金淋巴瘤和胃肠道间质瘤。

【临床表现】

1. 疼痛 是最常见的临床症状。根据部位的不同,局部疼痛将随肿瘤的扩散蔓延。如发生于骨盆部位,疼痛可沿下肢放射,影响髋关节活动;若发生于长骨邻近关节,则出现跛行、关节僵硬,还伴有关节积液。在诊断之前多达15%患儿会出现病理性骨折。位于脊柱,可产生下肢的放射痛、无力和麻木感。

2. 肿块 局部肿块,且生长迅速,表面可呈红、肿、热、痛的炎症表现,压痛显著,表面可有静脉怒张,有时肿块在软组织内生长极快。发生于髂骨的肿瘤,肿块可伸入盆腔内,可在下腹部或肛诊时触及肿块。

3. 全身症状 患者往往伴有全身症状,如发热、背部疼痛、下肢无力、感觉异常、乏力、食欲下降及贫血等。另外,肿瘤所在部位不同,还可引起其他症状,如位于股骨下端的病变,可影响膝关节功能,并引起关节反复积液;位于肋骨的病变可引起胸腔积液等。

4. **远处转移**　约 20%～25%的患者合并转移疾病。最常见的转移部位是肺,其次是骨和骨髓。

【实验室检查】

1. 全血细胞计数和血沉;

2. 血清电解质;

3. 乳酸脱氢酶;

4. 肾功能和肝功能;

5. 测定碱性磷酸酶、钙、磷和镁的水平;

6. 凝血功能;

7. 骨髓穿刺和活检。通过将空心针穿刺抽取髋骨骨髓和一小块骨头。病理学家在显微镜下观察骨髓和骨骼,了解肿瘤是否已经扩散。

【影像学检查】

1. **B 超**　作为肿瘤的初步筛查手段,简单易行,创伤小,免辐射,能初步判断肿瘤的范围及侵犯软组织的情况。用于鉴别浅表软组织肿块性质及区域淋巴结转移,了解腹盆腔和腹膜后的范围及其与周围组织的关系,是否有肝脏等腹盆腔器官转移,此外,超声引导下穿刺活检,操作时间短,准确性与 CT 引导相当。

2. **X 线**　X 线平片对骨外尤因肉瘤的定性和定位诊断敏感性和特异性都不高,只有在肿瘤内有较多的钙化、骨化或以成熟的脂肪组织为主的病变中,X 线有特征性表现,才显示出一定的诊断价值。尤因肉瘤的 X 线平片通常表现出骨干破坏性病变的层叠骨膜反应和软组织肿块。

3. **MRI 和(或)CT**　CT 具有理想的定位效果和较好的定性诊断能力,增强扫描可以明确显示肿块的大小、边界及其与周边各相邻组织的关系。对于细小钙化、骨化及骨质破坏的显示优于磁共振成像(MRI);对于腹盆腔和腹膜后软组织肉瘤的检查,CT 增强扫描也显示出更多的优越性,但其对软组织的分辨力仍不及 MRI;对于早期发现软组织肉瘤肺转移和胸腔积液,胸部 CT 检查可作为首选。MRI 具有较 CT 更好的软组织分辨率,又具备多平面扫描、多序列检查的特点,可以从各种不同的角度和方向准确显示病变的部位及其与周围结构的关系,还可以通过增强扫描或磁共振血管造影检查以明确病变血供及其与邻近血管神经干的关系。MRI 是目前四肢和躯干、脊柱等部位软组织肉瘤诊断与鉴别诊断、分期、手术治疗方案制订、术后随访的首选影像检查方法。

4. **核素骨扫描** 不仅可显示原发病灶的范围,而且还可发现全身其他病灶。是早期发现软组织肉瘤骨转移的首选方法,由于假阳性率较高,其不能作为诊断依据,可进行疾病分期、预后判断和疗效观察等。

5. **胸部 CT 扫描** 了解有无肺部转移或胸腔积液。

6. **PET/CT** 由于 PET-CT 显示软组织肉瘤的大小、范围及其与周边组织的关系等局部细节不如 CT 和 MRI,因此,不作为手术前常规的检查手段,目前主要用于判断软组织肉瘤的手术后残留、复发和远处转移,对于转移性软组织肉瘤可以帮助寻找原发病灶。

【诊断】

根据临床特点,结合影像学及病理检查可明确诊断。肉瘤诊断的金标准是显微镜下组织切片的形态学诊断。由于肿瘤的不均质性,大都需要一些辅助方法用于肉瘤的诊断,包括免疫组化、经典的细胞遗传学和分子基因分析,故活检需要的组织标本较多,一般不推荐细针抽吸活检,而是建议做粗针穿刺或切开活检,另外选择活检通道时,应该考虑到将来手术切除便利性,不能仅仅是便于活检或是沿肿瘤的长轴。如果肿瘤有扩散到附近淋巴结的可能,可以取一个或多个淋巴结并检查是否有肿瘤转移。

● 粗针穿刺活检:如果可以取出足够大的组织样本用于测试,则可以进行这种类型的穿刺活检。

● 小切口活检:对于切口活检,通过皮肤切口取出组织样本。

● 切除活检:切除整个肿块或外观不正常的组织。

【治疗】

该疾病恶性程度高,病程短,转移快,采用单纯的手术、放疗、单药化疗,效果均不很理想,近年来,随着综合治疗水平的不断提升,尤因肉瘤患儿的存活率显著提高。从 1975 年到 2010 年,15 岁以下的 5 年生存率从 59% 提高至 78%,15~19 岁的青少年的生存率从 20% 提高到 60%。

1. **手术治疗**　以往手术是治疗本病的主要措施,随着放疗、化疗疗效的提高和对其所产生副作用的对策逐渐完善,单纯采用外科手术治疗的患者日趋减少。手术的目标不仅是完整切除肿瘤,而且要求获取安全的外科边缘,防止和减少肿瘤的转移。对于原发于四肢的尤因肉瘤,手术目标是在肿瘤切除的基础上尽可能保留肢体功能,提高患者的生活质量。只有在患者要求截肢或者肿瘤整块切除后会导致患肢无功能的情况下才考虑截肢。在截肢前应该由经验丰富的外科医师对患者进行整体评估。

手术切除必须有适当的阴性切缘,为了保留未受侵犯的重要血管神经、骨、关节等可以采用小切缘。活检的部位应该与大体标本一起整块切除。必须在肉眼未受肿瘤侵润的层次内进行分离,如果肿瘤邻近或压迫主要的血管神经,只要血管神经未受肿瘤侵犯,可以在切除血管外膜或神经束膜后保留这些结构。无需常规进行根治性切除或整个解剖间室的切除。应该在手术区域和其他相关结构周围放置银夹以指导术后的放疗。如果要放置负压引流,引流管的皮肤出口应邻近手术切口,可能需要再次手术切除或放疗。在评价切除标本时,外科医生及病理医生都应该记录切缘情况。如果最终的病理结果提示切缘阳性(骨、神经、主干血管除外),只要不会带来明显的功能障碍,都强烈建议再次手术切除,以获得阴性切缘。对软组织切缘小或邻近骨、重要血管神经的切缘阳性(镜下)者,应该进行辅助放疗。

- R0-切除:显微镜下无肿瘤残留
- R1-切除:显微镜下肿瘤残留
- R2-切除:肉眼肿瘤残留

由于术前大多使用化疗,因此还需估价肿瘤对化疗的临床反应程度,这往往需要比较化疗前后原发病灶的 CT 扫描或 MRI,以确保手术成功。需要指出的是,有时为了保留重要的血管神经,手术很难获得满意的阴性切缘,甚至可能切缘阳性,这种情况下也不一定必须进行根治性手术,联合放疗也能获得良好的局部控制。

2. **放疗**　手术是大多数病人选择的确切的局部治疗,但放射治疗适合于无法切除的患者或那些术后会发生功能损害的患者。对于残留的微小病变、不充分的边缘,或切除标本和边缘有肿瘤的患者,可考虑辅助放射治疗。如术前评估显示手术边缘阳性的可能性很高,术前放射治疗可使肿瘤缩小,有助于手术切缘阴性。对于在手术切除后仍有残留病变的患者,尤因肉瘤研究组(INT-0091)建议对残瘤病灶的患者采用原发病区 45Gy 基础上加 10.8Gy,对微小残留病患者增加 5.4Gy。对于那些在手术切除后没有发现微小残留病变的患者,建议不放疗。尤因肉瘤对放疗极为敏感,但单纯放疗远期疗效很差。

3. **化疗**　目前认为对尤因肉瘤有效的药物有长春新碱(VCR)、阿霉素(ADM)、异环磷酰胺(IFO)、依托泊苷(VP-16),一些方案也使用环磷酰胺(CTX)联合放线菌素 D(ACD)等。各方案间药物组合和剂量强度明显不同。美国的方案一般采用异环磷酰胺/依托泊苷(IE)与长春新碱,环磷酰胺、阿霉素(VDC)交替,而欧洲的协议一般是将长春新碱、阿霉素和一种烷基化剂结合在一起,在单一的治疗周期中加用或不加用依托泊苷。原发性肿瘤化疗的持续时间从 6 个月到 1 年。IE 在尤因肉瘤化疗中表现出色,一个大型随机临床试验和一个非随机试验表明当 IE 与 VDC 交替使用时,结果得到了改善。更生霉素已不再用于美国的尤因肉瘤,但仍在欧洲使用。高剂量 VDC 的使用在少数患者中显示了良好的效果。然而,在儿科肿瘤组和儿童癌症组的组间试验中,标准的 VDC/IE 方案与高剂量的 VDC/IE 方案间,结果无统计学差异。

4. **综合治疗**　治疗尤因肉瘤,单纯一种治疗方法都无法明显提高治愈率,需要手术、放疗、化疗综合起来考虑。一般而言,患者应先接受术前化疗然后实施手术或放疗。

(1)局限性肿瘤:标准的治疗方案为多药联合化疗加手术和(或)放疗。当前方案可达约 5 年 70% 的无事件生存率(EFS)和总生存期(OS)。在美国目前的标准化疗包括长春新碱,阿霉素和环磷酰胺或异环磷酰胺和依托泊苷(IE)的交替。

局部控制可通过手术和(或)放疗来实现。如果病灶可切除,手术通常是首选的方法,对年龄较小儿童优先选择手术,可减轻放疗引起的副作用。

(2)转移性肿瘤:标准的治疗方案为交替使用长春新碱、阿霉素、环磷酰胺、异环磷酰胺和(或)依托泊苷,控制尤因肉瘤原发肿瘤和转移部位肿瘤,然而,总体治愈率为 20%。系统地使用放疗和手术切除转移瘤可改善患者预后。高剂量化疗、干细胞移植,不能明显提高生存率。大约 25% 的患者诊断时已转移,目前的治疗方法对转移性患者 6 年无事件生存率(EFS)可达 28%,总生存率(OS)约 30%。

(3)复发肿瘤:尤因肉瘤 2 年内复发最常见。标准的治疗方案的选择取决于许多因素,包括复发以及既往治疗等因素。化疗的组合,如环磷酰胺和托泊替康或伊立替康、替莫唑胺和长春新碱或替莫唑胺单药用于治疗复发尤因肉瘤。复发或难治尤因肉瘤没有标准化的二线治疗方案。

【预后】 与不良预后相关的明确临床特征包括,转移性疾病、年龄、肿瘤大小以及原发部位为躯干和骨盆。然而,随着多学科方法的进展,本病需要更新的化疗方案和更好的局部治疗措施,其中一些重要的预后因素正在被重新定义。

【小结】 小儿尤因肉瘤临床上较为少见,生长迅速,恶性程度较高,经常伴区域淋巴结转移,远处转移早,多发生肺、肝、骨和骨髓转移,预后较差,应该引起临床医师的高度重视。影像学检查是其早发现、早诊断的主要手段。完整手术切除可能是最有效的手段,确切有效的手术治疗方案及术前术后的辅助治疗有待进一步的研究。

附：尤因肉瘤家庭性肿瘤诊治流程图

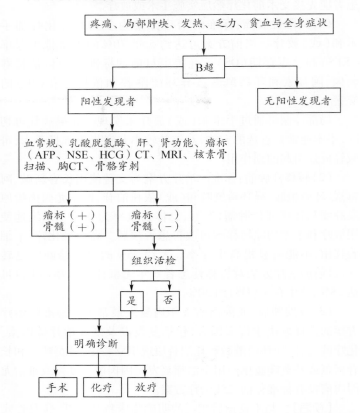

（王焕民 成海燕）

参 考 文 献

[1] Hyun OJ, Luber BS, Leal JP, et al. Response to Early Treatment Evaluated with 18F-FDG PET and PERCIST 1.0 Predicts Survival in Patients with Ewing Sarcoma Family of Tumors Treated with a Monoclonal Antibody to the Insulinlike Growth Factor 1 Receptor. J Nucl Med, 2016, 57(5): 735-740.

[2] Yoon JH, Kwon MM, Park HJ, et al. A study of docetaxel and irinotecan

in children and young adults with recurrent or refractory Ewing sarcoma family of tumors. BMC Cancer,2014,14:622.

[3] Riggi N, Stamenkovic I. The Biology of Ewing sarcoma. Cancer Lett, 2007,254(1):1-10.

[4] Jiang Y, Ludwig J, Janku F. Targeted therapies for advanced Ewing sarcoma family of tumors.Cancer Treat Rev,2015,41(5):391-400.

[5] Ruiz-Pinto S, Pita G, Patino-Garcia A, et al. Identification of genetic variants in pharmacokinetic genes associated with Ewing Sarcoma treatment outcome. Ann Oncol,2016,27(9):1788-1793.

[6] Crompton BD,Stewart C,Taylor-Weiner A,et al. The genomic landscape of pediatric Ewing sarcoma. Cancer Discov,2014,4(11):1326-1341.

[7] Luksch R, Tienghi A, Hall K S, et al. Primary metastatic Ewing's family tumors:results of the Italian Sarcoma Group and Scandinavian Sarcoma Group ISG/SSG IV Study including myeloablative chemotherapy and total-lung irradiation. Ann Oncol,2012,23(11):2970-2296.

[8] Tap W D,Demetri G,Barnette P,et al. Phase II study of ganitumab,a fully human anti-type-1 insulin-like growth factor receptor antibody,in patients with metastatic Ewing family tumors or desmoplastic small round cell tumors. J Clin Oncol,2012,30(15):1849-1856.

[9] Ferrari S,Sundby Hall K,Luksch R,et al.Nonmetastatic Ewing family tumors:high-dose chemotherapy with stem cell rescue in poor responder patients.Results of the Italian Sarcoma Group/Scandinavian Sarcoma Group III protocol. Ann Oncol,2011,22(5):1221-127.

[10] Balamuth N J,Womer R B. Ewing's sarcoma. Lancet Oncol,2010,11 (2):184-192.

[11] Miser JS,Goldsby RE,Chen Z,et al.Treatment of metastatic Ewing sarcoma/primitive neuroectodermal tumor of bone:evaluation of increasing the dose intensity of chemotherapy--a report from the Children's Oncology Group.Pediatr Blood Cancer,2007,49(7):894-900.

[12] Ladenstein R,Pötschger U,Le Deley MC,et al.Primary disseminated multifocal Ewing sarcoma:results of the Euro-EWING 99 trial. J Clin Oncol,2010,28(20):3284-3291.

第十三章　甲状腺肿瘤

【概述】　甲状腺肿瘤(thyroid tumor)是儿童及青少年时期较常见的内分泌肿瘤,约占儿童实体肿瘤的1.5%,占儿童头颈部肿瘤的7%。甲状腺肿瘤有良性和恶性肿瘤两种,良性肿瘤主要包括甲状腺腺瘤和甲状腺囊肿,恶性肿瘤为甲状腺癌,其中以分化良好的腺癌(乳头状腺癌和滤泡状腺癌)多见,约占90%;其次为甲状腺髓样癌,约占10%;甲状腺低分化及未分化癌恶性程度高,儿童罕见。年龄10岁以上的儿童,甲状腺肿瘤的发病率随年龄的增长而逐渐增加。发病率女孩高于男孩(男女比例约为1:3)。儿童甲状腺肿瘤虽然总体发病率不高,但在结节性甲状腺疾病中,恶性肿瘤比例小儿(16%～27%)较成人(5%)高。

【病因】　在长期临床研究及流行病学中,儿童甲状腺肿瘤的病因主要包括以下几个方面:

1. **电离辐射作用**　研究发现,电离辐射的剂量与甲状腺癌的发生率呈正相关。电离辐射使儿童的ret/ptc发生基因重组是肿瘤发生的原因,年龄越小,儿童对电离辐射越敏感。

2. **碘摄取过多或不足**　长期的碘缺乏可诱发甲状腺癌。目前一些流行病学资料提示,甲状腺肿瘤即使沿海高碘地区亦较常发生。但组织类型不同,缺碘时易患滤泡癌及未分化癌,而富碘时主要为乳头状癌。

3. **其他甲状腺疾病**　许多甲状腺癌患者,在出现甲状腺癌之前,常有其他甲状腺疾病,如地方性或散发性甲状腺肿、甲状腺良性结节、自身免疫性慢性甲状腺炎和Graves病等。

4. **抗甲状腺药物的使用**　有动物实验结果显示抗甲状腺药物(ATD)如甲基硫氧嘧啶可使小鼠发生甲状腺腺瘤及甲状腺腺癌,但机制不清。

5. **其他**　资料显示,甲状腺髓样癌的发生与遗传因素关系密切;免疫功能异常所致的慢性淋巴细胞性甲状腺炎(Hashimoto甲状腺炎)可引起甲状腺癌,或是两者同时出现;下丘脑-垂体-甲状腺轴系统失调和雌激素水平升高,可导致甲状腺癌的发生率升高;EBV感染、原癌基因活化、胰岛素样生长因子(IGF-1)甚至是环境污染,尤其是生化污染中的环境内分泌干扰物(EEDs)在甲状腺肿瘤的发生中也有一定的作用。

【病理】

1. **甲状腺解剖** 甲状腺呈"H"形,由两个侧叶和峡部构成。儿童约半数可见锥体叶。侧叶位于喉的下部与气管上部的两侧,背面有甲状旁腺,内侧毗邻喉、咽、食管。甲状腺峡部的上缘多平环状软骨,下缘多平第2、3气管环。甲状腺锥叶位居左、右的比例相当,高达甲状腺中部者约占62.5%。甲状腺上下方与喉上神经及喉返神经关系密切,肿瘤侵犯和压迫、手术损伤等可引起相应临床表现。甲状腺的淋巴管起源于甲状腺滤泡周围,多数引流至Ⅰ~Ⅵ颈群淋巴结,少数引流至咽喉淋巴结。

2. **病理分型**

(1)甲状腺良性肿瘤:甲状腺良性肿瘤以甲状腺腺瘤为主,甲状腺腺瘤病理分为滤泡状或乳头状囊腺瘤,前者多见,乳头状囊腺瘤少见,常不易与乳头状腺癌区别,其他还包括甲状腺囊肿、甲状腺畸胎瘤等。甲状腺良性肿瘤预后良好。但部分甲状腺腺瘤可癌变。

(2)甲状腺恶性肿瘤:甲状腺癌为最常见的甲状腺恶性肿瘤,极少数为恶性淋巴瘤及转移癌。甲状腺癌的病理改变特点包括:肿瘤质地较硬,呈灰白色,常伴有出血、坏死、钙化。甲状腺癌向附近浸润及向肺、骨髓等器官有较高的转移比例,甲状腺很少成为胸腹部恶性肿瘤的转移器官。甲状腺癌分为四种病理类型:

1)乳头状癌:最常见,约占儿童甲状腺癌的70%,发病年龄偏小,分化良好。镜下见大量乳头细胞和纤维血管组织。乳头状癌不分泌甲状腺激素,组织结构可含有滤泡细胞,即形成混合型的乳头状甲状腺癌,以血行转移为主要转移方式,远处转移以肺和上纵隔为主。预后良好,5 年生存率可达 98%。

2)滤泡状腺癌:发病率仅次于乳头状癌,约占儿童甲状腺癌的 20%,7 岁以上年长儿多见,分化良好,但恶性程度较乳头状瘤高。肿瘤细胞可分泌 T_3、T_4。其特征是肿瘤细胞内滤泡形成,进一步发展可累及甲状腺腺泡及血管。以周围组织及淋巴结转移为主。预后良好,5 年生存率可达 96%。

3)甲状腺髓样癌:约占儿童甲状腺癌总数的 10%,任何年龄均可发病。肿瘤可分泌降钙素,有的还同时分泌其他多种激素和物质。肿瘤细胞含有大量细胞质,伴有淀粉样结缔组织、纤维结缔组织及钙沉淀,含有梭形细胞并伴核分裂象,恶性程度高,可浸润周围淋巴组织,可远处转移到肺、骨、肝脏和脑。

4)未分化癌:儿童罕见。一般瘤体较大,分化程度低,恶性程度高,肿瘤生长迅速,具有很强的侵袭性及转移特点。

【临床表现】

1. 颈部包块　甲状腺肿瘤因其生长缓慢,较长时间内可无自觉症状。颈前包块常由家长无意中发现,或由儿科医生常规查体或影像学检查时发现。通常表现为无痛性颈部包块,随吞咽上下移动。若短期内快速增大,则多数是由于包块内出血引起,往往同时伴有疼痛,若于数月内逐渐长大,或者肿瘤侵犯了器官或周围组织,则肿块较为固定。包块增大压迫器官和咽部出现呼吸不畅,重则出现呼吸困难;压迫食管可出现吞咽困难、异物感;声音嘶哑及 Horner 综合征则为肿块累及喉返神经和颈交感神经的表现。

2. 甲状腺功能异常　Graves 病(毒性弥漫性甲状腺肿)及 Hashimoto 甲状腺炎均可发展成为甲状腺癌,早期表现为心悸、多汗、手抖等甲状腺功能亢进的症状。

3. 类癌综合征　其中约 25% 为家族性,75% 为散发性。肿瘤可产生激素样活性物质、降钙素及 5-羟色胺,临床上可出现血钙降低、腹泻、心悸、面色潮红等相应症状,同时还可出现甲状腺增生、嗜铬细胞瘤等疾病的相似临床症状。

4. 转移　儿童及青少年甲状腺癌确诊时 70% 左右已有局部组织浸润及颈部淋巴结转移,以及 20% 以肺为主的远处转移,其余还可转移至骨、肝、脑等部位,早期可无症状或出现骨痛、食欲缺乏及腹痛、意识障碍等临床表现,晚期肿瘤可出现恶病质。

【诊断及鉴别诊断】

1. **病史及临床表现** 甲状腺结节患者如果出现下列高危因素应高度警惕癌症:①有头颈部放射线照射史或放射性尘埃接触史;②全身放射治疗史;③有分化型甲状腺癌(DTC)和甲状腺髓样癌(MTC)或多发性内分泌腺瘤病 2 型(MEN2 型)、家族性多发性息肉病、某些甲状腺癌综合征(如 Cowden 综合征、Carney 综合征、Werner 综合征和 Gardner 综合征等)的既往史或家族史;④男性;⑤结节生长迅速;⑥伴有持续性声音嘶哑、发音困难,并可排除声带病变(炎症、息肉等);⑦伴吞咽困难、呼吸困难;⑧结节形状不规则、与周围组织粘连固定;⑨伴颈部淋巴结病理性肿大(具体参见本章节病因及临床表现部分)。

2. **影像学检查**

(1)超声检查:为甲状腺包块的首选影像学检查方法。能对所有颈部结节及甲状腺肿块进行有效的筛查,能发现小于1cm 临床体检易遗漏的包块,高分辨力实时超声仪能检出 2～4mm 大小的甲状腺癌和结节内微小钙化灶。彩色多普勒超声有助于评估血流量情况,鉴别"热结节"与"冷结节",低回声、边缘不规则、结节内部血流丰富、微钙化、颈部异常淋巴结等超声征象多见于恶性病变,可以超声引导下细针穿刺活检辅助诊断。

(2)核素显像:放射性^{131}I、^{125}I、^{99m}Tc 扫描,是甲状腺肿瘤诊断及鉴别诊断的重要工具,可协助判断甲状腺的位置、异位甲状腺、肿瘤转移及术后残留肿瘤组织部位,判断是热结节还是冷结节。近年选用^{99}TcO$_4$ 静脉注射替代^{131}I,可显示小于 0.5cm 的肿瘤,有助于了解甲状腺肿块的血供情况及甲状腺肿块的良、恶性鉴别。

(3)CT、MRI 检查:CT 及 MRI 主要诊断作用在于明确肿瘤的范围、与周围组织的关系、有无淋巴结转移以及发现微小病灶,对于术前手术方式的制定以及甲状腺癌术后复发和转移的监测有重要意义,MRI 检查不使用含碘造影剂,可用于甲状腺功能改变的患者。

(4)正电子发射计算机断层扫描(positron emission computed tomography,PET-CT):目前该项技术主要应用于甲状腺癌复发和转移的监测,可用于甲状腺癌的分期分级。

3. **实验室检查**　T_3、T_4、TSH 检测有助于评估甲状腺肿瘤患儿的甲状腺功能。抗甲状腺球蛋白抗体有助于鉴别 Hashimoto 甲状腺炎。降钙素测定联合血清癌胚抗原(CEA)检测可用于髓样癌的疗效评价及监测复发。文献提示的其他参考指标包括:甲状腺球蛋白升高提示分化性甲状腺腺癌,术后测定有助于了解肿瘤复发。肿瘤特异性生长因子(tumor specific growth factor,TSGF)在甲状腺癌的早期诊断和监测复发中具有重要意义。DNA 分析、原癌基因 RET 检测可筛选 2 型多发性内分泌瘤(MEN 2)。

4. **病理学检查**

(1)细针穿刺活组织检查:细针穿刺细胞学检查(fine needle aspiration cytology,FNAC)是目前广泛开展并被认为是确诊甲状腺癌最具诊断价值的方法之一,在超声引导下穿刺获取组织进行病理检查具有诊断价值。儿童甲状腺结节评估采用与成人一致的 Bethesda 细胞病理学报告系统,将细胞病理分为 6 类:即结果无法诊断或标本不满意,良性,意义不明确的细胞非典型性病变或滤泡性病变(AUS/FLUS),滤泡性肿瘤或可疑滤泡性肿瘤(FN/SFN),可疑恶性和恶性。

(2)术中冰冻切片:甲状腺癌术中冰冻切片常用于帮助决定手术范围,也有假阴性及假阳性发生的可能。

(3)石蜡切片病理检查及免疫组化:将细针穿刺活组织及手术切除病灶进行石蜡切片病理组织检查,是诊断甲状腺肿瘤的可靠方法。同时结合免疫组织化学检查,有助于甲状腺肿瘤的分型。

5. **鉴别诊断**　早期甲状腺癌可仅表现为结节性甲状腺肿,需与引起结节性甲状腺肿的疾病进行鉴别:

(1)单纯型甲状腺肿:为引起结节性甲状腺肿的最常见病因。可多发,亦可单发;患者病史较长,结节生长缓慢,病理性质不同,结节的大小、坚硬程度、外形不一。结节无压痛,可随吞咽上下运动,无颈淋巴结增大和浸润现象;放射性核素显像多为热结节,偶有冷结节;超声检查呈包膜完整的实性均匀回声。

(2)亚急性甲状腺炎:又称病毒性甲状腺炎。常有病毒性上呼吸道感染等前期感染史。主要表现为颈前区肿块及甲状腺疼痛。常始于甲状腺的一侧,很快向腺体其他部位扩展。急性期,核素显像多呈"冷结节",血清 T_3 和 T_4 升高,呈"分离"现象,结合泼尼松实验治疗有效有助于鉴别诊断。

(3)慢性淋巴细胞性甲状腺炎(Hashimoto 甲状腺炎):又称桥本甲状腺炎。本病起病隐匿,发展缓慢,小儿少见。表现为甲状腺弥漫性肿大,质地坚硬,可呈分叶状,凹凸不平,但边界清晰。多无症状或仅感颈部不适,少数患者有呼吸紧迫感。患者常伴有其他自身免疫性疾病,本病可与甲状腺癌同时发生,不易鉴别。

【肿瘤的分期分级】

根据 TNM 分期并制定了儿童 PTC 的风险等级评估。低风险是指肿瘤局限于甲状腺内,且无淋巴结转移(N0),或未评估颈部淋巴结(Nx),或偶然发现中央区少数淋巴结存在微小转移灶(N1a),此类患儿远处转移风险低,但仍可能有残留颈部转移,尤其是初次手术并未行 pCND。中等风险是指大范围 N1a 或小范围颈部其他区域淋巴结转移(N1b),此类患儿虽远处转移风险低,但颈部淋巴结清扫不彻底、颈部疾病持续存在的风险增高。高风险是指颈部区域淋巴结广泛转移(N1b)、局部侵犯(T4),伴或不伴远处转移,此类患儿手术清扫不彻底、疾病持续存在和远处转移风险非常高。基于 TNM 的风险评估应在术后 12 周内进行,以指导患者随访和后续治疗。低危组经过初步评估后,随访监测 TSH 抑制时的 Tg 水平。对中危及高危组患儿,应行 TSH 刺激下的 Tg 水平测定及全身碘扫描以判断疾病是否持续存在。

【治疗原则与方案】

儿童甲状腺良性结节的处理要注意,因为即使无恶性超声征象、FNAC 结果为良性的儿童结节中,也可能存在 3%~5% 的恶性。对于有压迫症状,或有辐射暴露史的儿童良性结节患者,使用左旋甲状腺素(LT4)抑制治疗可有效缩小结节体积和再形成。良性结节密切超声检查随访,若出现可疑超声征象、结节体积持续增大,应再次 FNAC 帮助诊断。

1. **手术治疗** 手术切除是各型甲状腺肿瘤的基本治疗方法。尤其是分化型甲状腺癌(乳头状甲状腺癌和滤泡性甲状腺癌)一旦确诊都应尽早选择手术治疗。

（1）术前准备：

1）术前常规准备；

2）甲状腺功能亢进者，应降低基础代谢率，维持正常水平；

3）对单纯型结节性甲状腺肿的患儿，术前也可予以 1~2 周碘剂，使腺体质地变硬，便于手术操作，减少术中出血；

4）完善喉镜检查，了解有无一侧声带麻痹存在。

（2）麻醉及体位：采用静脉复合及气管内插管机械通气的全身麻醉。手术多采用仰卧位，肩下垫枕，头尽量后仰，并保持颈正中位，头的两侧用沙袋固定。

（3）手术治疗原则：

1）甲状腺良性肿瘤：多数良性甲状腺结节仅需定期随访，无需特殊治疗。若存在下述情况，可考虑手术治疗：①结节直径较大（>4cm）、出现局部压迫症状或明显影响美容者；②自主功能性结节者；③肿物位于胸骨后或纵隔内；④结节进行性生长，临床考虑有恶变倾向或合并甲状腺癌高危因素；⑤因外观或思想顾虑过重影响正常生活而强烈要求手术者。

2）甲状腺腺瘤：较小者可行肿瘤切除术，较大的甲状腺腺瘤行甲状腺腺叶全或次全切除手术，或根据术中冰冻结果决定手术方式。

3）甲状腺囊肿：甲状腺囊肿如经穿刺抽出全部囊液并经细胞学检查为良性，抽液后若囊肿萎缩，暂无需手术，随访观察，否则仍应行甲状腺囊肿切除术。

4）甲状腺乳头状和滤泡状腺癌：甲状腺恶性肿瘤以腺癌最常见，其中分化型腺癌占甲状腺腺癌的绝大多数，根据分化型腺癌的TNM 分期，选择不同的手术方式。为优化手术方案，术前须对颈部各区淋巴结进行全面仔细的影像检查，对可疑淋巴结可进行 FNAC。

A. 甲状腺腺叶+峡部切除术

甲状腺腺叶+峡部切除术的适应证为：局限于一侧腺叶内的单发 DTC，并且肿瘤原发灶≤1cm、复发危险度低、无童年期头颈部放射线接触史、无颈部淋巴结转移和远处转移、对侧腺叶内无结节。这类情况也有协作组建议行次全甲状腺切除术。

甲状腺腺叶+峡部切除术的相对适应证为：局限于一侧腺

叶内的单发 DTC,并且肿瘤原发灶≤4cm、复发危险度低、对侧腺叶内无结节:微小浸润型滤泡状甲状腺癌(FTC)。这类情况也有协作组建议行次全甲状腺切除术。

B. 全/次全甲状腺切除术:即切除所有甲状腺组织,无肉眼可见的甲状腺组织残存;次全甲状腺切除术即切除几乎所有肉眼可见的甲状腺组织(保留<1g 的非肿瘤性甲状腺组织,如喉返神经入喉处或甲状旁腺处的非肿瘤性甲状腺组织)。

全/次全甲状腺切除术适应证包括:①童年期有头颈部放射线照射史或放射性尘埃接触史;②原发灶最大直径>4cm;③多癌灶,尤其是双侧癌灶;④不良的病理亚型,如:乳头状癌(PTC)的高细胞型、柱状细胞型、弥漫硬化型、实体亚型,FTC 的广泛浸润型,低分化型甲状腺癌;⑤已有远处转移,需行术后[131]I 治疗;⑥伴有双侧颈部淋巴结转移:⑦伴有腺外侵犯(如气管、食管、颈动脉或纵隔侵犯等)。

全/次全甲状腺切除术的相对适应证是:肿瘤最大直径介于1~4cm,伴有甲状腺癌高危因素或合并对侧甲状腺结节。

C. 淋巴结清扫术:20%~90%的分化型甲状腺癌患者在确诊时即存在颈部淋巴结转移,多发生于颈部中央区。因此,临床发现甲状腺外侵犯或局部转移,推荐术中在有效保留甲状旁腺和喉返神经情况下,行中央区淋巴结清扫术(CND)。单病灶者行同侧 CND,再根据术中情况判断是否须行对侧 CND。对细胞学证实存在颈侧区淋巴结转移的患儿行侧区淋巴结清扫,一般不推荐常规行颈侧区淋巴结清扫。

对临床颈部非中央区淋巴结转移(cNlb)的分化型甲状腺腺癌患者行侧颈区淋巴结清扫术。建议根据Ⅵ区转移淋巴结的数量和比例、DTC 原发灶的位置、大小、病理分型和术中对非Ⅵ区淋巴结的探查情况等进行综合评估。对部分临床颈部中央区淋巴结转移(cNla)患者行择区域性颈部淋巴结清扫术。侧颈区淋巴结清扫术的范围上至二腹肌,下至锁骨上。内侧界为颈动脉鞘内侧缘,外界至斜方肌前缘,包括Ⅱ~Ⅴ区的淋巴结和软组织。

5)甲状腺髓样癌及未分化癌:行甲状腺全切术及颈淋巴结清扫术。

（4）术后处理：

1）术后常规处理。

2）最初 24 小时内密切监测生命体征。如脉搏过速、呼吸困难或有缺氧表现，应立即检查切口。

3）伴有甲状腺功能亢进症病人，术后注意甲状腺危象，如出现高热昏迷、心率快速、大汗等应引起重视，立即积极处理。如术前应用心得安，因其半衰期不足 8 小时，术后仍需继续用药 5 天左右，待体内大量甲状腺激素完全排除。

4）引流管保持通畅，注意引流液性状和量，一般 24~48 小时拔除。

5）围术期监测血钙、磷含量，喉镜检查声带。

（5）术后并发症及预防：

1）甲状腺手术后：最常见的并发症为喉返神经损伤及甲状旁腺损伤。

①神经损伤：喉返神经损伤是甲状腺手术最常见的神经损伤，若损伤一侧神经可引起声音嘶哑，损伤双侧神经将引起气道梗阻，对这种患儿需要作气管造口术，故术前术后一定要检查声带，注意声音嘶哑情况。术中即使肿瘤侵犯喉返神经，也可通过精细的解剖保留神经，而依靠放射性碘治疗来清除残余肿瘤。

②甲状旁腺损伤：是甲状腺手术的常见术后并发症之一。甲状旁腺位于甲状腺背侧面，体积小，手术操作不慎可引起损伤。术中应精细操作，切除甲状腺后应常规检查切除物内是否有甲状旁腺，若有则须予以回植。

2）放射性碘治疗术后：放射性碘治疗是通过残留癌组织对放射性碘的吸收，采用治疗剂量放射性碘达到治疗及清除残余和（或）转移病灶的目的，治疗前 2 周需停用甲状腺素以促进 TSH 分泌，以达到 TSH>30mIU/L，甲状腺全切可提高放射性碘的治疗效果。^{131}I 治疗对滤泡状腺癌特别有效，对未分化癌、髓样癌则无效。

建议所有患儿在 ^{131}I 治疗 4~7 天行全身扫描，如 SPECT-CT 可进一步显示局灶性摄取的解剖位置。

3）内分泌治疗：内分泌治疗即 LT_4 抑制治疗，是甲状腺全切及次全切除术后不可或缺的治疗措施。补充甲状腺激素可维持甲状腺的正常功能,此外,甲状腺切除术后 TSH 分泌增高,诱发残留正常甲状腺组织癌变,补充甲状腺激素可抑制 TSH 分泌。儿童 TSH 抑制的目标应基于儿童 PTC 的风险等级,低、中和高风险患者 TSH 目标分别为 0.5~1.0mIU/L、0.1~0.5mIU/L 和 <0.1mIU/L。若疾病持续存在,可维持该目标,否则可在治疗一段时期后将 TSH 恢复到正常范围或正常低值。

4)放射性治疗:各种不同类型的甲状腺癌对放射治疗的敏感性差异很大。分化越好,敏感性越差;而分化性越差,敏感性越好。未分化癌最为敏感。

5)化学药物治疗:通常甲状腺癌对化疗不敏感,仅作为姑息治疗或其他手段无效后的尝试治疗及对远处转移病灶的治疗,但总体疗效不理想。

6)其他基因治疗、其他内科药物治疗(如阿西替尼、司美替尼等):目前临床应用及疗效评价尚无确切证据,还有待进一步研究,目前临床应用受限。

【预后】 影响甲状腺癌预后的因素很多,如病理类型、分期、年龄等,预后的差异也很大,但儿童甲状腺癌预后大多良好,主要原因是:①儿童分化良好的甲状腺癌占总数 90%;②儿童甲状腺癌远处转移治愈率较成人患者高;③儿童甲状腺癌对治疗反应敏感而快速。

【小结】 甲状腺肿瘤是儿童及青少年时期较常见的内分泌肿瘤,分为良性肿瘤与恶性肿瘤两类,前者主要包括甲状腺腺瘤及甲状腺囊肿,后者以甲状腺癌为主。甲状腺肿瘤的发生主要与放射线的照射、摄取碘量异常及其他甲状腺疾病的既往史或家族史密切相关。超声是甲状腺肿瘤筛选的首选影像学检查方法,放射性核素显像对甲状腺肿瘤的诊断有重要意义,病理组织活检是其确诊依据。甲状腺肿瘤的主要治疗方式为手术切除,其中良性肿瘤多采用单纯肿瘤切除或甲状腺腺叶次全切除,分化型甲状腺癌根据不同分期可采用甲状腺全/次全切除术或甲状腺腺叶切除+峡部切除术;甲状腺髓样癌及未分化癌一经确诊均应行甲状腺全切术+颈部淋巴结清扫术。其他如 ^{131}I 治疗、内分泌治疗、外放射治疗及化疗等综合治疗对甲状腺恶性肿瘤有重要作用。儿童甲状腺肿瘤总体预后良好,5年生存率约90%,长期生存率较高。

附:甲状腺肿瘤诊治流程图

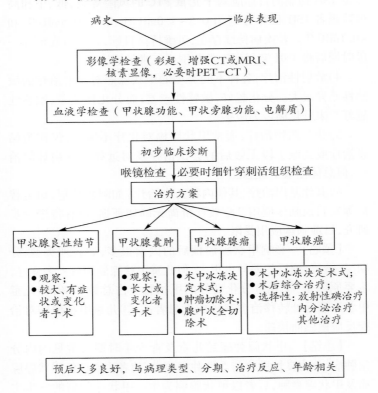

（王　珊）

参 考 文 献

[1] Gary L. Francis, Steven G. Waguespack, Andrew J. Bauer, et al. Management Guidelines for Children with Thyroid Nodules andDifferentiated Thyroid Cancer:The American Thyroid Association Guidelines Task Force on Pediatric Thyroid Cancer.Thyroid:official journal of the American Thyroid Association,2015,25(7):716.

[2] Farahati J,Bucsky P,Parlowsky T,et al.Characteristics of differentiated

thyroid carcinoma in children and adolescents with respect to age, gender, and histology. Cancer, 2015, 80(11):2156-2162.

[3] Markovina S, Grigsby PW, Schwarz JK, et al. Treatment Approach, Surveillance, and Outcome of Well-Differentiated Thyroid Cancer in Childhood and Adolescence. Thyroid Official Journal of the American Thyroid Association, 2014, 24(7):1121.

[4] Md HB, Alexander EK, Bible KC, et al. 2015 American Thyroid Association Management Guidelines for Adult Patients with Thyroid Nodules and Differentiated Thyroid Cancer. Thyroid Official Journal of the American Thyroid Association, 2016, 26(1):1.

[5] 胡欣, 李春睿, 徐书杭, 等. 2015 美国甲状腺学会儿童甲状腺结节与分化型甲状腺癌管理指南的介绍. 中华内分泌代谢杂志, 2016, 32(4):265-268.

[6] O'Gorman CS, Hamilton J, Rachmiel M, et al. Thyroid cancer in childhood: a retrospective review of childhood course. Thyroid, 2010, 20(4):375-380.

[7] Marcia S Brose, Christopher M Nutting, Barbara Jarzab, et al. Sorafenib in radioactive iodine-refractory, locally advanced or metastatic differentiated thyroid cancer: a randomised, double-blind, phase 3 trial. Lancet (London, England), 2014, 384(9940):319-328.

[8] Waguespack SG, Francis GL. Radionuclide Imaging and Treatment of Children with Thyroid Cancer//Thyroid Cancer. Springer New York, 2016.

[9] Schlumberger M, Tahara M, Wirth LJ, et al. Lenvatinib versus placebo in radioiodine-refractory thyroid cancer. New England Journal of Medicine, 2015, 372(7):621.

[10] Vergamini LB, Frazier AL, Abrantes FL, et al. Increase in the Incidence of Differentiated Thyroid Carcinoma in Children, Adolescents, and Young Adults: A Population-Based Study. Journal of Pediatrics, 2014, 164(6):1481-1485.

[11] Farahati J, Bucsky P, Parlowsky T, et al. Characteristics of differentiated thyroid carcinoma in children and adolescents with respect to age, gender, and histology. Cancer, 2015, 80(11):2156-2162.

第十四章　甲状旁腺瘤

【概述】　儿童甲状旁腺瘤(parathyroidoma)极为少见,发病者多为年长儿童,男女均可发生。临床表现主要由于肿瘤分泌过多的甲状旁腺素引起甲状旁腺功能亢进导致的一系列临床症状。欧美国家有报告发病率为 1/1000~1/2000,我国尚无相关儿童发病率的报告。

【病因】　确切病因仍不清楚。

【病理】　肿瘤大体呈圆形或椭圆形,质软,有完整包膜。镜下肿瘤由大量甲状旁腺主细胞组成,可有局灶性坏死、纤维化和中性变。

【临床表现】

1. **局部肿块**　可于患侧颈部气管旁扪及一较小的无痛性质软肿块,可因肿瘤过小而不能触及。肿瘤可以单发或多发。

2. **全身症状**　食欲减退、肌肉无力、腹胀、便秘、多尿、口渴、贫血,严重者可出现恶心呕吐、腹痛、精神异常和嗜睡。

3. **肌肉骨骼异常**　肌肉骨骼疼痛,易发生骨折。

4. **泌尿系统症状**　易发生肾结石、肾钙化并导致肾绞痛、血尿和肾功能减退,严重者可致肾衰竭和尿毒症。

【实验室检查】

1. **高血钙**　血清钙高于 2.5mmol/L(10mg/dl)。

2. **低血磷**　血清磷低于 0.97mmol/L(3mg/dl)。

3. **甲状旁腺素升高**。

4. **X 线检查**　全身骨质疏松,常见陈旧性多发性骨折。

5. **B 超**　颈部甲状腺后方可探及小肿块。

6. **[99m]Tc 放射性核素扫描**　病灶侧可见核素浓聚灶。

7. **CT 和 MRI 检查**　可发现甲状旁腺区域肿块影。

【诊断】　当患儿出现病理性骨质或易发泌尿系结石、X 线片显示全身骨质疏松时应考虑到有该病的可能,应查血钙、血磷,B 超检查两侧甲状旁腺,如血钙升高、血磷降低,B 超发现甲状旁腺区域肿块,诊断可基本成立,并可通过 CT 或 MRI 和 ^{99m}Tc 放射性核素扫描确认。检查诊断时要考虑到异位甲状旁腺瘤的可能,异位甲状旁腺瘤可发生于胸腺、前纵隔等部位。

【鉴别诊断】 需与本病鉴别的有甲状腺肿瘤和颈部其他肿块,如神经母细胞瘤、恶性淋巴瘤等,可综合症状体征和上述实验室检查加以鉴别。

【治疗】 手术切除肿瘤是唯一有效的治疗方法。

1. **术前准备** 术者应熟悉 4 个甲状旁腺的正常部位及可能变异,术前最好能明确肿瘤部位,是单一肿瘤还是多发肿瘤。

2. **麻醉** 取气管静脉复合麻醉。

3. **体位** 仰卧位,肩下填高,头尽量后仰使颈前部充分暴露。

4. **手术操作** 取类似于甲状腺手术的低位领状切口(胸骨上一横指皮纹弧形切口),切开颈阔肌,于颈阔肌下方无血管间隙向上游离直到甲状软骨,缝扎显露的颈前静脉。在颈正中两侧胸骨舌骨肌之间切开,钝性分离患侧胸骨舌骨肌,于胸骨舌骨肌中部用电刀将其切断暴露患侧甲状腺,游离甲状腺前筋膜,找到甲状腺中外侧的甲状腺中静脉,将其游离结扎。用蚊式钳夹住甲状腺中外侧部位向内上方翻起,查找甲状旁腺、喉返神经。正常甲状旁腺呈褐黄色、半颗米粒大小,位于甲状腺后方上下极,在其间可找到喉返神经。通常肿瘤在甲状腺被内翻后较容易被发现。沿肿瘤包膜完整游离切除肿瘤。要记住喉返神经位置,避免肿瘤游离时钳夹和损伤。要警惕多个肿瘤的存在,需探查发现后一并切除。严密止血后局部放置引流管,缝合切断的胸骨舌骨肌,间断缝合颈正中的两侧胸骨舌骨肌,分层缝合颈阔肌和皮肤。

【常见并发症】

1. **喉返神经损伤** 可致永久性声带麻痹,如喉返神经因牵拉水肿可以暂时性声哑。

2. **低血钙症** 甲状旁腺切除过多(如 4 个甲状旁腺切除了3 个半以上),可发生肌肉抽搐,应及时给予补充葡萄糖酸钙和去氢速甾醇。

【预后】 甲状旁腺瘤切除后可获得治愈,血清钙可在24~48小时内降至正常,个别患儿可因血钙下降过低出现手足抽搐,但多为暂时性的,应给予补钙。

【小结】

儿童甲状旁腺瘤主要表现为由于肿瘤分泌过多的甲状旁腺素引起甲状旁腺功能亢进导致的一系列临床症状。如病理性骨质或易发泌尿系结石、全身骨质疏松。实验室检查提示血钙升高、血磷降低,B超发现甲状旁腺区域肿块,诊断可基本成立。手术切除肿瘤是唯一有效的治疗方法。

附:甲状旁腺肿瘤诊疗流程图

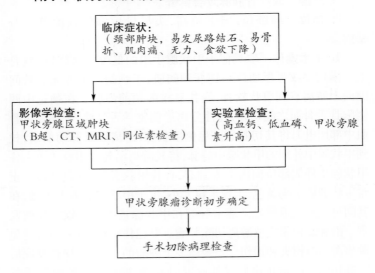

参考文献

[1] Lo HB,Tebben PJ.Primary Hyperparathyroidism in Children and Adolescents//Hyperparathyroidism.Springer International Publishing,2016.

[2] Bilezikian JP,Khan AA,Potts JT Jr. Guidelines for the management of asymptomatic primary hyperparathyroidism:summary statement from the third international workshop. J Clin Endocrinol Metab. 2014, 99

（10）：3561-3569.

［3］ Nicholson KJ，Mccoy KL，Witchel SF，et al. Comparative characteristics of primary hyperparathyroidism in pediatric and young adult patients. Surgery，2016，160（4）：1008-1016.

［4］ Mancilla EE，Levine MA，Adzick NS. Outcomes of minimally invasive parathyroidectomy in pediatric patients with primary hyperparathyroidism owing to parathyroid adenoma：A single institution experience. Journal of Pediatric Surgery，2016，52（1）.

［5］ Alagaratnam S，Kurzawinski TR. Aetiology，Diagnosis and Surgical Treatment of Primary Hyperparathyroidism in Children：New Trends. Hormone Research in Paediatrics，2015，83（6）：365-375.

［6］ Wilhelm SM，Wang TS，Ruan DT，et al. The American Association of Endocrine Surgeons Guidelines for Definitive Management of Primary Hyperparathyroidism. Jama Surgery，2016，151（10）：959.

［7］ Seyednejad N，Healy C，Tiwari P，et al. Dual-energy computed tomography：a promising novel preoperative localization study for treatment of primary hyperparathyroidism. American Journal of Surgery，2016，211（5）：839-845.

［8］ Mallet E，Castanet M. Primary Hyperparathyroidism in Neonates and Children. Hormone Research，2008，69（3）：180-188.

［9］ Belcher R，Metrailer AM，Bodenner DL，et al. Characterization of hyperparathyroidism in youth and adolescents：a literature review. International Journal of Pediatric Otorhinolaryngology，2013，77（3）：318-322.

（吴晔明）

第十五章　儿童肺部肿瘤

【概述】　儿童肺部肿瘤多数为转移性肿瘤。儿童原发性肺部肿瘤、转移性肺部肿瘤的大概比例为1∶5。儿童原发性肺肿瘤大多数为恶性肿瘤,恶性肿瘤与良性肿瘤的比率约为3∶1。最常见的原发性恶性肿瘤是类癌肿瘤和胸膜肺母细胞瘤(pleuropulmonary blastoma);最常见的良性肿瘤是炎性肌纤维母细胞瘤。儿童原发性良性肺肿瘤的死亡率是8.7%,而恶性肿瘤是30%。

【浆细胞性肉芽肿】　浆细胞性肉芽肿也被称为炎性肌纤维母细胞瘤,是儿童中最常见的良性肿瘤,占所有良性病变的50%以上,在原发性肺部肿瘤中约占20%。浆细胞性肉芽肿的病原学尚不明,但在约30%的病例中曾有先前肺部感染。

起病的平均年龄是7岁。这些肿瘤通常表现为单一的肺结节。许多儿童就诊时是无症状的,但可以出现发热、咳嗽、疼痛、咯血、肺炎和吞咽困难,影像学表现为肺外周的肿块影,但偶尔表现为息肉样气管内肿瘤。肿瘤生长缓慢。病变开始时是一个机化的肺炎病灶,伴有局部侵袭倾向。肿瘤的生长可以超出肺部。由于气道梗阻或肿块侵犯纵隔可导致患儿死亡。

浆细胞性肉芽肿的治疗原则是尽可能切除所有可见病灶。肿瘤可以表现为原发性肺门淋巴结肿大和局部侵袭,因而疑似恶性肿瘤。多数情况通过冷冻切片就能明确良恶性诊断。肺恶性纤维组织细胞瘤在儿童中极为少见,但必须在鉴别诊断时考虑到。切除后的复发较少见。对于无法手术的病例可用非类固醇消炎药进行治疗。

【错构瘤】　肺部错构瘤是儿童肺部第二常见的良性肿瘤。该病通常表现为实质性病变,常发现在肺的周边,病变可以很大。约四分之一有钙化,CT表现包括病灶内钙化和脂肪,“爆米花样"钙化是其特征性改变。肿瘤压迫可导致呼吸窘迫。可出现肺部错构瘤、肾上腺外副节细胞瘤和胃平滑肌肿瘤三联症。首选的治疗是切除肿瘤。

【支气管腺瘤】　儿童最常见的肺部原发性恶性肿瘤是支气管腺瘤。该病是原发性支气管内的异源性肿瘤(heterogeneous group)。支气管腺瘤有三种组织学类型:类癌肿瘤(最常见)、黏液上皮样癌和腺样囊性癌,常有恶性肿瘤的表现。在儿童中,类癌占所有支气管腺瘤的80%~85%。通常症状是由于不完全性支气管堵塞所致的咳嗽、反复发作肺炎和咯血。由于诊断困难,症状常持续数月甚至4~5年。6%患者有转移性病变,2%患者复发。即使出现局部侵袭,支气管腺瘤的预后也良好。保守性肺切除术加受累淋巴结清除是治疗支气管腺瘤的选择。

【支气管癌】　支气管癌在儿童是第二常见的肺部恶性肿瘤。病理上鳞状细胞癌很少见,大多数肿瘤是未分化癌或腺癌。肿瘤与囊状腺瘤样畸形和肺内支气管囊肿有关系。报道只有很少数患者存活,死亡率超过90%。大多数患儿为播散性表现,平均生存期只有7个月。局限性的肿瘤可以通过完全切除来治疗,随后进行辅助治疗。

【肺母细胞瘤】　肺母细胞瘤是一种少见的恶性肿瘤,主要见于成人,起源于间叶细胞胚基。该肿瘤是一种侵袭性疾病,约20%病例在起病时有转移。该病可以出现于肺、胸膜和纵隔。偶尔,该肿瘤可以出现于隔离肺(extralobar sequestration)或肺囊肿中。

大多数患儿在4岁前发病,症状包括持续的咳嗽、胸痛、抗生素耐药的反复发作性肺炎和咯血,大多数病例出现于右半胸。常见的转移部位是肝脏、脑和脊髓。诊断可以通过胸部CT、支气管镜和活检。因为该肿瘤大多数位于肺外周部分,通常可通过节段性或肺叶切除肿瘤。对于病变广泛和播散的患者,手术切除后的综合新辅助化疗和放疗已经表现出较好的结果。局部复发常见,死亡率约为40%。

【肺转移性肿瘤】　在儿童,肺部转移性肿瘤远比原发性肿瘤多见,手术治疗方法有赖于原发肿瘤的病史和原发部位对治疗的反应。除非原发肿瘤清除后没有复发并排除其他部位的转移可能,否则肺转移灶不考虑切除。需要考虑肺部转移灶切除的是骨肉瘤、软组织肉瘤,肝母细胞瘤和 Wilms 瘤。

骨肉瘤患儿一旦原发灶得到控制,必须考虑作肺部转移灶的切除。在出现异时肺部转移肿瘤的儿童,总的无病生存率是约 40%。完全切除所有肺部结节是预后的一个重要决定因素。因此目前认为对骨肉瘤应进行侵袭性的手术来切除肺部转移灶,而不应考虑转移灶的数量或出现转移的间隔时间。

软组织肉瘤患者切除肺部转移灶的适应证取决于肿瘤组织学亚型。横纹肌肉瘤很少需要切除转移灶,尤因肉瘤的肺部转移灶切除对预后无改善。其余的肉瘤类型,如果可能作转移灶完全切除且原发肿瘤灶已控制,则应考虑切除。出现肺部转移的时间、转移灶的数量和肿瘤倍增时间在软组织肉瘤中均是重要的预后因素。在过去,大约 10%～20%这些患者能通过切除肺部转移灶而获得良好预后。

肺脏也是肝母细胞瘤最容易转移的部位,但是手术切除肺部转移灶的意义一直未能明确。手术方式和时机也不统一。目前认为手术切除转移肿瘤应谨慎采用,最好是在新辅助化疗治疗无效后采用。

Wilms 瘤患儿很少需要切除肺转移灶。在有肺部转移的Wilms 瘤患儿中化疗和全肺放疗的效果很好,所以肺部转移灶的切除只应用于有选择的病例进行。有研究认为,与单独化疗和放疗比较,肺部转移灶切除没有任何益处。

儿童肺部转移灶的手术有赖于原发肿瘤的组织类型、转移的程度和转移性肿瘤是否对化疗敏感。手术方法根据肿瘤的病程和患者的年龄而变化。侧面胸腔切开术和胸骨正中切开术在生存率比较上没有差别,但后者在年长的骨肉瘤患者中更可取。完全切除所有转移灶是重要的。骨肉瘤患儿做楔形切除术通常是可行的。但当原发肿瘤对化疗或放疗不敏感时,可能需要考虑做肺叶切除术或节段性肺切除以完全切除所有肿瘤。

【小结】　儿童原发性肺肿瘤大多数为恶性肿瘤,最常见的原发性恶性肿瘤是类癌肿瘤和胸膜肺母细胞瘤,最常见的良性肿瘤是炎性肌纤维母细胞瘤和错构瘤。原发肺肿瘤首选治疗是手术切除。儿童肺部转移性肿瘤远比原发性肿瘤多见,主要是骨肉瘤、软组织肉瘤,肝母细胞瘤和 Wilms 瘤。除非原发肿瘤清除后没有复发并排除其他部位的转移可能,否则肺转移灶不考虑切除。

附:儿童肺部肿瘤诊治流程图

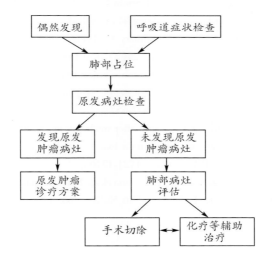

（吕　凡）

参 考 文 献

［1］ Messinger YH. Pleuropulmonary blastoma：a report on 350 central pathology-confirmed pleuropulmonary blastoma cases by the International Pleuropulmonary Blastoma Registry. Cancer,2015,121(2)：276-285.

［2］ Schultz KA. Judicious DICER1 testing and surveillance imaging facilitates early diagnosis and cure of pleuropulmonary blastoma. Pediatr Blood Cancer,2014,61(9)：1695-1697.

［3］ 汪凤华等,小儿肺部炎性肌纤维母细胞瘤的临床特征及诊治方法.中华肿瘤杂志,2017,39(4)：299-302.

［4］ Kalhor N,Moran CA. Pulmonary mucoepidermoid carcinoma：diagnosis and treatment. Expert Rev Respir Med,2018.

[5] Hishiki T. The role of pulmonary metastasectomy for hepatoblastoma in children with metastasis at diagnosis: Results from the JPLT-2 study. J Pediatr Surg,2017,52(12):2051-2055.

[6] Berger M. The relationship between the site of metastases and outcome in children with stage IV Wilms Tumor:data from 3 European Pediatric Cancer Institutions. J Pediatr Hematol Oncol,2013,35(7):518-524.

[7] Hayes-Jordan A. Mesenchymal Stromal Cell Dependent Regression of Pulmonary Metastasis from Ewing's. Front Pediatr,2014,2:44.

[8] Varela P, Pio L, Torre M. Primary tracheobronchial tumors in children. Semin Pediatr Surg,2016,25(3):150-155.

[9] Amini B. Primary lung and large airway neoplasms in children:current imaging evaluation with multidetector computed tomography. Radiol Clin North Am,2013,51(4):637-657.

[10] Green D M. Pulmonary disease after treatment for Wilms tumor:a report from the national wilms tumor long-term follow-up study. Pediatr Blood Cancer,2013, 60(10):1721-1726.

[11] Karpinsky.Pulmonary anthracosis mimicking lung metastases in pediatric rhabdomyosarcoma. Pediatr Int,2016,58(10):1066-1068.

第十六章　胃肠道肿瘤

第一节　胃肠道间质瘤

【概述】　胃肠道间质瘤(gastrointestinal stromal tumors, GISTs)这一概念是由 Mazur 和 Clark 在 1983 年首次提出的,并将与其他胃肠道肿瘤区分开来,是消化道最常见的间叶源性肿瘤,在生物学行为和临床表现上可以从良性至恶性,免疫组化检测通常表达 CD117,提示其可能起源于肠道 Cajal 细胞或者与其相关的干细胞。按照现行的诊断标准,以往所诊断的大多数胃肠道平滑肌肿瘤(包括平滑肌母细胞瘤)实为 GIST。

胃肠道间质瘤可发生于整个消化道,但仍以胃(50%~70%)及小肠 (25%~30%)所占比例最大。发病中位年龄在 50~60 岁,儿童罕见。

【病理】　GIST 多在胃肠道黏膜下层生长,亦可见肌壁间、黏膜下层生长。胃肠道间质瘤直径大小不等,大者可有几十厘米,小者可不足 1cm。组织学特点为细胞呈梭形(70%)、上皮样(20%)或两种细胞的混合型。梭形细胞为主型是 GIST 肿瘤的典型细胞表现,肿瘤细胞呈梭形,细胞质淡嗜伊红色或较透明,瘤细胞较丰富,这点在鉴别与典型的平滑肌瘤是很有意义的。胃肠道间质瘤阳性表达 CD117、CD34 及 DOG-1,为诊断提供了标记物;在常规工作中,推荐联合采用上述 3 项标记物。

GIST 的生物学行为因患者而异,《2013 年版 WHO 软组织肿瘤分类》将其分为良性、恶性潜能未定和恶性三种类型。

对于局限性 GIST 危险度的评估,包括原发肿瘤的部位、肿瘤大小、核分裂相以及是否发生破裂等。目前常用的分级方法为 2008 年 Joensuu 等对美国国立卫生署(NIH)危险度分级系统进行的修订版,将原发肿瘤部位和肿瘤破裂也作为预后的基本评估指标(表 16-1)。

表 16-1　原发 GIST 切除术后危险度分级

危险度分级	肿瘤大小(cm)	核分裂相数(/50HPF)	肿瘤原发部位
极低	<2	≤5	任何部位
低	>2 且≤5	≤5	任何部位
中等	≤2	>5	非胃原发
	>2 且≤5	>5	胃
	>5 且≤10	≤5	胃
高	任何	任何	肿瘤破裂
	>10	任何	任何部位
	任何	>10	任何部位
	>5	>5	任何部位
	>2 且≤5	>5	非胃原发
	>5 且≤10	≤5	非胃原发

【临床表现】　GIST 临床表现差异较大,且缺乏特异性。肿瘤早期一般无症状,常常在健康体检或胃肠道其他手术过程中偶然发现。当肿瘤较大时,常根据不同的肿瘤来源产生不同症状,腹痛及消化道出血是其最常见的临床症状。胃部来源的 GIST 常表现为腹痛,厌食,体重减轻以及胃肠道出血(呕血、黑便)等。小肠部 GIST 常为非特异性的腹痛、出血等表现,因而常常被误诊为胃、十二指肠溃疡以及胆石症等。

【诊断】　此病不易早期诊断,经常是反复消化道出血后经胃肠透视或胃镜检查发现。术前诊断主要依靠影像学辅助检查,主要包括:上消化道造影、胃镜结合超声内镜、CT 及 B 超等,其中胃镜辅以超声内镜检查(EUS)是最主要的检查方法;CT 及 B 超对于发现肝脏转移灶的敏感度高,可应用于术后随访检查。PET-CT 扫描是目前诊断 GIST 和评估分子靶向药物治疗疗效最为敏感的手段,但是该仪器尚未普及,价格较昂贵。

【治疗】 不论肿瘤大小、发生部位,GIST 都有恶性倾向,所以手术切除肿瘤是治疗 GIST 的首选方法,而完整切除肿瘤是治疗的重点,并且术中要保证肿瘤切缘阴性,注意避免肿瘤破裂及播散转移。切除范围基本上参照软组织肉瘤的切除原则,即距离肿瘤肉眼边界正常组织内 3~5cm 的完整切除,必要时整个脏器的切除也应在选择范围内。

分子靶向药物是现在肿瘤治疗的一种新方法,其中胃肠道间质瘤的靶向药物治疗取得了良好的成绩,代表药物为甲磺酸伊马替尼(格列卫,GleevecorGlivec)。2013 年出版的中国胃肠道间质瘤诊断治疗共识指出甲磺酸伊马替尼新辅助治疗能使可切除的 GIST 降低肿瘤分期、手术风险,肿瘤切除的可能性提高。目前甲磺酸伊马替尼是转移、复发或不可切除的 GIST 患者的一线治疗药物,此药在欧美等国已得到了广泛推广,但在我国由于药物的价格昂贵等原因,应用并不普遍。

【预后】 GIST 是一种具有侵袭性的肿瘤,生物学行为较难预测。GIST 手术切除后获得的长期生存在发表的文献中报道各不相同,成人原发性 GIST 患者完全切除后的 5 年生存率达 $48\% \sim 65\%$。而儿童中评价起来非常困难,因为大多数文献中包含的病例数少,或者主要病例是成人患者。但普遍认为肿瘤的解剖位置、大小及核分裂数对肿瘤的预后有重要影响。

【小结】 GIST 临床表现差异较大,且缺乏特异性。术前诊断主要依靠影像学辅助检查,手术切除肿瘤是治疗 GIST 的首选方法。

附:胃肠道间质瘤诊治流程图

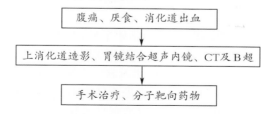

第二节 胃畸胎瘤

【概述】 胃畸胎瘤(gastric teratoma)是一极为罕见的胃部病变,在儿童畸胎瘤中不足 1%。在全身各部位的发生率排在骶尾部、性腺、腹膜后、纵隔、颈部之后居第 6 位。1922 年 Eurterman 首次报道 1 例 31 岁男性患者,1943 年 Selman 报道首例儿童胃畸胎瘤,至今胃畸胎瘤不过百例。

【病理】 胃畸胎瘤可发生于胃大弯、幽门、胃前壁、胃底部后壁及胃小弯,90%以上的畸胎瘤发生在胃大弯。胃畸胎瘤多数为混合性,也可以是囊性或实性。畸胎瘤病理分型一般分为良性、恶性、混合型,应根据肿瘤组织的成熟程度和未成熟神经上皮细胞的多少进行组织学分级,以此来指导临床治疗,并作为判断预后的依据。

【临床表现】 小儿胃畸胎瘤有两大特点:①绝大多数为良性;②大多数为男性患者。虽然各年龄阶段均可发病,但文献报道显示,90%的胃畸胎瘤患者为男性婴幼儿。

胃畸胎瘤新生儿期就可发生,国内文献报道最小年龄为生后 2 天。小儿胃畸胎瘤缺乏典型的临床症状,由于该肿瘤生长较快,加上新生儿腹壁薄弱,所以往往在出生后不久即可发现左中上腹肿块,并于短期内出现腹胀、呕吐,部分患儿有上消化道出血表现。婴幼儿因肿瘤巨大可表现为呼吸急促、哭闹、呕吐、拒乳等症状。

在儿童可毫无症状,大部分病例是在正常体检或偶然发现的。早期多表现为呕吐,上腹部不适或膨胀,有时可表现为胃内急、慢性出血或上腹部疼痛。

【诊断与鉴别诊断】 本病临床罕见,术前确诊率低。体格检查大部分病例可触及包块。辅助检查有助于诊断,畸胎瘤的影像诊断特征为含脂肪、钙化、水及软组织样等多种密度混杂的肿块,约50%的病例腹平片检查见瘤体内不规则钙化影;CT 对诊断胃壁畸胎瘤有一定价值,可清晰显示肿瘤内部的钙化及骨化影,肿瘤内部分隔以及有周围脏器的关系。B 超检查,可确定肿瘤的大小和部位,区分囊性和实质性,并可了解肿瘤与周围脏器的关系。钡餐造影可显示胃体受压变形,小肠向下方移位;胃内可见充盈缺损,亦可扩张,出现气液平面和大量积液;或胃内造影剂沿着肿块分布,还可聚集于肿物的小叶间。血清 AFP 和 HCG 测定可判断肿瘤的良、恶性,并判断疗效好坏和估计预后。

因临床罕见,大多数胃畸胎瘤术前被误诊为神经母细胞瘤、肾母细胞瘤、胰腺囊肿、大网膜囊肿、脾囊肿。当胃部扪及肿块,有上消化道出血表现者,要考虑到胃畸胎瘤的可能。

【治疗及预后】　手术是唯一的治疗方法,因胃畸胎瘤绝大多数是良性的,一般仅行肿瘤剔除术或胃楔状切除术,预后较佳。即使是未成熟性的,手术切除后,预后也非常好,有资料表明对肝左叶和横结肠有浸润或局部淋巴结有转移的胃畸胎瘤患者,只要彻底切除肿瘤,即使不用化疗和放疗,亦未见复发的病例。

术后 AFP 定期监测和随访很重要,在术后随访时其值升高,可提示复发或肿瘤残存。国外学者建议监测 AFP 至少 3 年。

【小结】　胃畸胎瘤是为罕见的胃部病变,在儿童可毫无症状,大部分病例是在正常体检或偶然发现的。CT、B 超、AFP、HCG 有助于诊断。手术是唯一的治疗方法,一般仅行肿瘤剔除术或胃楔状切除术,预后较佳。

附:胃畸胎瘤诊治流程图

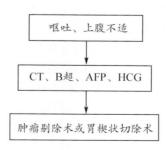

呕吐、上腹不适

CT、B超、AFP、HCG

肿瘤剔除术或胃楔状切除术

第三节 胃 癌

【概述】 小儿胃癌(gastric carcinoma)罕见,国内外报道较少,多为个案报道。国外曾有 1 例生后 10 天的婴儿患胃癌的报道,国内也有周岁以内发病的报道,因此不应受年龄限制而延误诊断。

【病理】 小儿胃癌的病理类型包括:单纯癌、腺癌、低分化腺癌、黏液细胞癌、硬癌及其他类型癌。以单纯癌和腺癌多见。

【临床表现】 儿童胃癌有与青年胃癌有类似的特点,即:早期症状不明显、病程短、易漏诊,多有贫血及腹块转移广泛;组织形态多为分化不良的癌肿,预后差。早期症状不典型,可有不明原因的上腹不适、腹痛、食欲不振、消瘦等。临床发现时多为晚期,因肿瘤表面溃疡引起消化道出血、贫血;或因贲门、幽门处肿块引起消化道梗阻而就诊。

【诊断】 小儿胃癌发病率极低,非常少见,且早期症状不明显,也没有特殊性,容易被患者、家属及医务人员忽视,给早期诊断及治疗带来困难,影响预后。凡有上腹部疼痛,伴有反复呕吐或(和)柏油样便,病情日趋加重,药物治疗难以收效的患儿应考虑儿童胃癌的可能。早期应做胃镜、胃液脱落细胞学检查,及时对可疑组织进行活检。钡餐检查可显示胃部充盈缺损或腔内龛影,有助于诊断。腹腔 B 超、CT 等检查也对诊断有帮助。

肿瘤标志物癌胚抗原(CEA)、CA19-9、CA125 在部分胃癌患者中可见升高,但目前认为仅作为判断肿瘤预后和治疗效果的指标,无助于胃癌的诊断。

【治疗】 外科手术是胃癌的主要治疗手段,能手术者,应做根治手术,包括:胃大部切除术或全胃切除术。进展期胃癌根治术后无论有无淋巴结转移均需化疗。对未能彻底切除或转移者,也应辅以化疗等全身综合治疗,但效果不佳。

【预后】 根据大宗报道,成人施行规范治疗 Ⅰ 期胃癌的 5 年生存率约为 82%～95%,Ⅱ 期为 55%,Ⅲ 期为 15%～30%,而 Ⅳ 期仅为 2%。小儿相关文献较少,有报道称小儿胃癌平均生存仅 5 个月。

【小结】 小儿胃癌罕见,早期症状不明显,也没有特殊性,胃镜、胃液脱落细胞学检查、组织活检、钡餐检查有助于诊断。外科手术是胃癌的主要治疗手段,能手术者,应做根治手术。

附:小儿胃癌诊治流程图

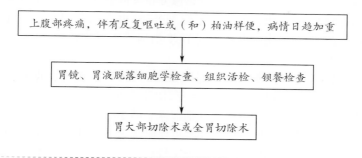

第四节 小肠血管瘤

【概述】 小儿小肠血管瘤在临床上少见,仅占胃肠道出血原因的 3%~5%,其主要临床表现为出血和(或)梗阻,但由于其解剖部位隐蔽及诊断手段的局限性等,临床误诊率较高。

【病理】 小肠血管瘤可发生于整个小肠,空肠是其最易好发部位,病变多位于黏膜下层血管丛,小肠血管瘤可以单发也可以是多发,肉眼观通常为直径 1~2cm 的息肉样肿物,无包膜,呈浸润性生长,暗红色或紫红色,触之质地较软。小肠血管瘤可分为三种类型:毛细血管瘤、海绵状血管瘤和混合性血管瘤。较大的血管可造成环形狭窄,血管瘤表面的黏膜可形成溃疡,以至消化道出血,合并有肠外血管瘤亦不少见。

【临床表现】 其主要临床表现是下消化道出血以及肠梗阻,80%以上小肠血管瘤患者有此表现,出血的形式可以是长期隐匿性出血(大便隐血+~+++)伴慢性缺铁性贫血,亦可表现为突发性大量出血(呕血、黑便),甚至发生低血容量性休克,危及生命,梗阻多由息肉样肿块形成肠套叠所致,多表现为阵发性痉挛性胀痛,恶心、呕吐和腹胀等,可发生肠穿孔、肠腔狭窄等并发症。

【诊断】 凡有反复上消化道出血(解柏油样便)病史、病程长,又无明显阳性体征,应考虑小肠血管瘤可能性。小肠纤维内镜检查是较可靠的诊断方法,但小儿操作难度大,不易推广。选择性腹腔动脉造影,根据血管影像分布及形态,可显示出不规则的肿瘤血管,在出血时发现造影剂外溢,也有助于判断出血部位。此外,在消化道出血期间 ECT 扫描检查对定位、定性有一定帮助。

【治疗】 因本病能引起肠梗阻、消化道出血等严重并发症,因此,一旦确诊均应手术治疗,切除病变肠段。因有部分患者表现为多发病灶,术中要仔细探查全部小肠以防漏切。

【小结】 小儿小肠血管瘤主要临床表现是下消化道出血以及肠梗阻,小肠纤维内镜检查是较可靠的诊断方法,选择性腹腔动脉造影,也有助于判断出血部位。一旦确诊均应手术治疗,切除病变肠段。

附:小儿小肠血管瘤诊治流程图

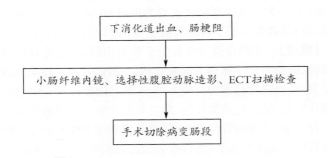

第五节　小肠平滑肌瘤

【概述】 小肠平滑肌瘤为少见疾病,可发生于小肠任何部位。

【病理】 平滑肌瘤是一种壁间肿瘤,多为单发,大小不一。

根据肿瘤与肠壁的关系可分为腔外型、腔内型及腔内腔外型。其中以腔内型最为多见,肿瘤突向肠腔,表面黏膜可有糜烂、出血,边界清楚,可有假包膜。腔外型次之,肿瘤向浆膜面突起。腔内腔外型较少见。

【临床表现】　腔外型早期无症状,腹痛腹块是其主要表现。由于小肠本身的解剖特点,腹部肿块早期不易察觉。反复消化道出血、贫血是本病的主要并发症,由于肿瘤侵蚀肠黏膜及肿瘤中心缺血、坏死、囊性变,甚或穿通肠腔而引起消化道出血。本型也可以并发感染破溃而引起腹膜炎,本型极少引起肠梗阻。

腔内型以肠梗阻为主要表现,症状出现早,肿瘤很少长得较大,肠套叠是本型的常见并发症。

【诊断】　消化道平滑肌瘤临床表现无特殊性,术前诊断率较低,多为出现并发症时才被发现。腹腔 B 超对发现外生型肿瘤有帮助,X 线消化道造影、CT 检查、腹腔镜探查也对发现肿块有帮助。

【治疗】　小肠平滑肌瘤有发生恶变的可能。一旦诊断应手术治疗,小的或带蒂的肿瘤行肿瘤及部分肠壁切除,基底较宽的肿瘤应行病变肠段部分切除。

【小结】　小肠平滑肌瘤临床少见,腔外型主要表现为腹痛腹块、反复消化道出血、贫血,腔内型主要表现为肠梗阻。腹腔 B 超对发现外生型肿瘤有帮助,X 线消化道造影、CT 检查、腹腔镜探查也对发现肿块有帮助。一旦诊断应手术治疗,小的或带蒂的肿瘤行肿瘤及部分肠壁切除,基底较宽的肿瘤应行病变肠段部分切除。

附:小儿小肠平滑肌瘤诊治流程图

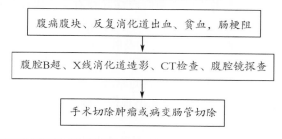

第六节　小肠其他良性肿瘤

【病理】

1. **腺瘤**　腺瘤为小肠良性上皮性肿瘤、分息肉样腺瘤和乳头状腺瘤。息肉样腺瘤又称腺瘤性息肉,起源于肠腺上皮,为单层柱状上皮覆盖肠腺腺体而成。肿瘤呈息肉状,单发或多发,有蒂或无蒂,大小不等。乳头状腺瘤也称绒毛状腺瘤,为黏膜绒状突起组成,肿瘤呈乳头状,体积较大,基底较宽,有恶性变和出血倾向。

2. **脂肪瘤**　常位于黏膜下,小肠脂肪瘤 90% 位于肠道黏膜下(腔内型),10% 位于浆膜下(腔外型)还可为肌间或混合性生长。多为单发,有时为多发,约 50% 发生于回肠末端。瘤体由分化成熟的脂肪细胞构成,内有菲薄的结缔组织作为肿瘤的间隔,瘤体外被有薄膜。

3. **淋巴管瘤**小肠淋巴管瘤多为海绵状淋巴管瘤,由被有内皮细胞的囊腔构成,腔内充满淡黄色或乳汁样淋巴液。肿瘤在黏膜下和黏膜面形成柔软的海绵状肿块,突出于黏膜面,形成蘑菇状肿物,直径由数厘米至数十厘米不等。

4. **纤维瘤**很少见,可分为腔内和腔外两种,肿瘤由纤维结缔组织构成,突出于肠腔内或肠腔外。

【临床表现】　小肠肿瘤瘤体较小时可无症状,长到一定程度才出现症状。主要临床表现有:①腹痛:最常见,文献报道约占 66.9%,可能与并发肠套叠时腹痛并存有关。腹痛早期多为不规则、轻重不等的隐痛,或痉挛性痛,当出现肠套叠时,则表现为急性腹痛;②腹块:近半数可扪及肿块;③出血:常见间断的柏油样便或隐血阳性,大出血较少见;④肠套叠、肠梗阻:为小儿小肠肿瘤常见的首发症状,而梗阻的原因常见为肠套叠,肠套叠常反复发作,病史迁延,故对小儿出现慢性肠套叠,应考虑肠道肿瘤所致。

【诊断】　由于小肠肿瘤临床表现无特征性,给诊断带来了困难,早期诊断尤其不易。常以诱发其他疾病手术时始被发现,文献报道术前确诊率在 38.7%。

对疑有小肠肿瘤者,只要病情允许,均应作小肠造影、B 超、选择性肠系膜血管造影及 CT 等检查,进行综合性分析,作出判断。小肠镜是目前诊断最有价值的手段,但条件所限并不能广泛开展。

【治疗】　小肠良性肿瘤确诊后应手术切除。小的或带蒂的肿瘤行肿瘤切除及肠壁切除,基底较宽的肿瘤或合并肠套叠未能复位者,肿瘤阻塞肠腔或穿孔者,应将肿瘤连同受累肠管一并切除。预后良好。

【小结】　小肠良性肿瘤临床表现无特征性,早期诊断尤其不易,小肠镜是目前诊断最有价值的手段,本病一经确诊应手术治疗。

附:小儿小肠良性肿瘤诊治流程

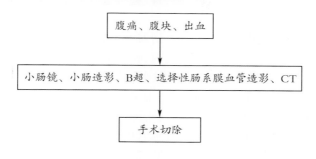

第七节　小肠恶性肿瘤

【概述】　小肠恶性肿瘤中以恶性淋巴瘤最多,平滑肌肉瘤次之,恶性血管内皮瘤偶见。

【病理】

1. **恶性淋巴瘤**　消化道淋巴瘤可以是全身淋巴瘤的局部表现,也可以是孤立的原发淋巴瘤。小肠淋巴瘤的主要病理是淋巴肿瘤破坏了黏膜下层淋巴神经丛或肌层的纤维,引起肠肌麻痹,使肠内容物积存而被动扩张。根据其瘤细胞的特点和瘤组织的结构成分可分为霍奇金淋巴瘤和非霍奇金淋巴瘤。由于回肠壁淋巴组织丰富,所以回肠恶性淋巴瘤多于空肠。肠系膜淋巴结肿大在非霍奇金淋巴瘤较霍奇金淋巴瘤多见。

小肠恶性淋巴瘤按病理形态可分为 4 型:

(1)缩窄型:肿瘤浸润肠管壁全层弥漫增厚、僵硬,管腔狭窄,常表现为慢性肠梗阻;

(2)扩张型:肿瘤浸润生长,肠管壁弥漫性增厚,肠腔呈阶段性扩张、狭窄;

(3)溃疡型:肿瘤在肠腔内形成慢性溃疡,并有间断出血,可造成穿孔;

(4)息肉性:肿瘤呈息肉样生长,突入肠腔,多见于回盲部。

小肠恶性淋巴瘤可通过直接蔓延、淋巴道播散及血行转移等途径侵犯邻近或远处脏器。肿瘤也常经淋巴道播散至区域淋巴结,或经血行转移至肝、肺、肾、脑等远处脏器,以肝转移最多见。

2. 平滑肌肉瘤　与小肠平滑肌瘤类似,原发瘤发生于小肠壁肌层,肿瘤可发展为腔内、壁内、腔内-腔外、腔外 4 型,以腔外型多。肿瘤表明呈灰红色,硬度较平滑肌瘤为低。肿瘤中央发生坏死及出血,液化后形成小囊腔。腔内肿瘤的黏膜面可发生坏死或形成溃疡,导致消化道出血。肿瘤还可穿透肠壁引起穿孔。

3. 恶性血管内皮瘤　恶性血管内皮瘤又称血管肉瘤,是一种由血管内皮细胞发生的恶性肿瘤。瘤体大多位于黏膜下层,向黏膜面隆起而形成肿块,可引起肠出血及肠梗阻。

【临床表现】　小肠肿瘤早期无明显症状、体征,当肿瘤体积较大时才出现一些消化道症状。主要表现为:腹痛、腹部包块、肠套叠或肠梗阻、消化道出血等。而食欲缺乏、乏力、体重不增或减轻、黑便或持续性潜血阳性更是小儿小肠恶性肿瘤的特征。

【诊断】　早期较难诊断,常用的检查手段有 X 线肠道造影、消化内镜、腹腔 B 超、CT 等。

【治疗】　治疗首选手术切除,根据肿瘤性质及部位选择手术方式。尽可能行根治切除术,切除距肿瘤边缘 10～20cm 肠段,行区域淋巴结清扫,于肠系膜上动脉根部结扎、切除肿瘤供应血管。小肠淋巴瘤除要求根治切除及区域淋巴清扫外,术后还需行辅助化疗。原发性小肠淋巴瘤化疗经典方案为 CHOP(环磷酰胺+长春新碱+阿霉素+泼尼松)。

【小结】　小肠恶性肿瘤早期较难诊断,常用的检查手段有X 线肠道造影、消化内镜、腹腔 B 超、CT 等。治疗首选手术切除,术后依据病情决定是否进行辅助化疗。

第八节　大肠血管瘤

【概述】　小儿直肠、乙状结肠弥漫性海绵状血管瘤是一种非常少见的良性血管病变,50%侵犯直肠、乙状结肠。1839 年 Phillips首先报道,文献记载至今总共不足 200 例,且多为个案报道。

【病理】　组织学上,结肠血管瘤可以根据主要血管类型分成毛细血管瘤、海绵状血管瘤和动-静脉血管瘤(动-静脉畸形)。毛细血管瘤通常没有症状,较小,很少多发,是由小而紧密排列的毛细血管组成的,边界清楚,但无包膜;海绵状血管瘤可能以局限性或弥漫性的形式出现,镜下见由充满血液的窦状腔隙和少量偶尔含平滑肌的支撑性结缔组织构成,部分血管腔内血液因挤压流失而形成空腔,部分腔内可见血栓形成,继而发生玻璃样变和钙化,病变处黏膜常有糜烂或溃疡性改变。动-静脉血管瘤是由异常静脉和动脉组成的病变,黏膜下或肠壁全层可见大量扩张及扭曲的血管,血管壁厚薄不一(提示病变起源于较大的动脉和静脉),灶性区域可见海绵状血管瘤样结构,可见血栓形成,常有正常组织破坏。

【临床表现】　早期表现为间歇性大便带鲜血,每次 10～20ml。反复出血可致中度贫血。有的病例排便是自肛门脱出暗红色肿物,便后自行还纳;或可见肛门皮下暗蓝色、质软、可压缩肿物。偶尔大的结肠血管瘤在腹部触诊时,可以触及大的结肠肿块。当累及膀胱时,可出现无痛性血尿。

【诊断】　对婴幼儿时期即开始反复发生的无痛性便血的

患儿,在排除常见的原因后,应想到本病。常用的检查方法包括直肠指检、纤维结肠镜、钡剂灌肠检查。肠系膜血管造影对肠壁内的血管扩张、畸形有较高的诊断价值。

【治疗】 对于临床上无症状、小的毛细血管瘤可采用局部注射激素、硬化剂等药物或保守治疗,也有可能自愈。对于弥漫性海绵状血管瘤主张积极手术,由于此病多数病变范围累及直肠和乙状结肠,故手术彻底性和术后肛门的自制功能是选择手术方式的前提,既要治好病,又要提高患者的生活质量。彻底切除血管瘤病灶同时保留肛门括约肌功能是基本的手术方式。对位于结肠或直肠上部单发的血管瘤可行肿瘤切除。

【小结】 小儿大肠血管瘤早期表现为间歇性大便带鲜血或排便时自肛门脱出暗红色肿物,常用的检查方法包括直肠指检、纤维结肠镜、钡剂灌肠检查、肠系膜血管造影。对于临床上无症状、小的毛细血管瘤可采用局部注射激素、硬化剂等药物或保守治疗,对于弥漫性海绵状血管瘤需积极手术。

附:小儿大肠血管瘤诊疗流程图

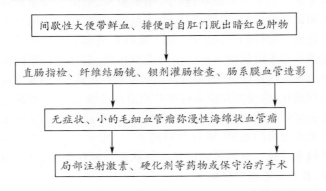

第九节 大 肠 癌

【概况】 在小儿,大肠癌较少见,约 0.08%~0.6% 的大肠癌发生于 15 岁以下小儿。Brown R. A1992 年总结小儿大肠癌报道不足 200 例。小儿大肠癌可以发生于任何年龄，但以年龄较大的儿童多见，70%~95% 在 10 岁以上。

【病理】 大肠癌的组织学分型为：①乳头状腺癌；②管状腺癌；③黏液腺癌；④印戒细胞癌；⑤未分化癌；⑥腺鳞癌；⑦鳞状细胞癌；其中黏液腺癌在小儿大约为 50% 以上。大体病理分为肿块型、溃疡型、浸润型 3 种，浸润型沿管壁生长，容易造成肠腔环状狭窄而致肠梗阻。临床病理分期目前采用较多的为 TNM 分类法。

【临床表现】 小儿大肠癌最常表现为腹痛（80%）、呕吐、便血以及大便形状改变，晚期患者可以表现为体重减轻、贫血、食欲缺乏等。有的患者以腹胀、腹部肿物、急性腹痛及急性肠梗阻等表现就诊。因以上临床症状无特异性，临床上多延误诊断。体征出现较晚，可有腹胀和腹部肿块，待能触及肿块时肿瘤多已扩散，主要是转移到肠系膜淋巴结、大网膜以及腹膜种植，还可以到肝、卵巢等，或者远处转移到肺、骨骼和大脑。

【诊断】 由于大肠癌少见，常造成诊断的延误。Karnak 报道从症状到确诊平均时间为 4 个月，最长达两年。Brown R. A 报道相似，平均确诊时间为 4.5 个月。

临床上遇到以下情况应做必要的检查：①对小儿腹痛，尤其伴有明显贫血，体重减轻，或大便习惯改变同时便血者应怀疑此病；②较长时间有便血、腹痛和肠梗阻者，应查原因；③对直肠结肠息肉和腺瘤应积极手术治疗，并做病理切片；④对有家族性结肠息肉和溃疡性结肠炎者，应定期随访，及时发现病变。

结肠镜检查是最主要、最有力的检查工具，能直接观察到病灶，明确其范围、大小、形态，并能进行活检明确病变性质。但对于活检结果阴性而临床上高度怀疑恶性可能时，诊断要慎重，应进一步作钡灌肠等检查。气钡双对比灌肠造影检查是最常用而有效的方法，能发现结肠狭窄及占位性病变等。B 超可因肠腔气体干扰使诊断困难，但对肝转移灶的发现有较大帮助。CT 并不作为结肠癌的常规检查，但对于了解肝转移的精确定位，肿瘤与周围浸润情况有意义。血清癌胚抗原（CEA）对儿童大肠癌的诊断无大价值,但与预后有密切关系,如果治疗前 CEA 水平大于 75ng/ml,则虽行根治手术,预后也不良。

【治疗】　手术切除仍是治疗大肠癌的主要手段,切除范围应包括病变肠段及其系膜相应血管和淋巴引流区。大网膜是复发率最高的组织,在切除病变的基础上常规做大网膜切除。因女性患儿可发生卵巢转移,因此术中应常规检查双侧附件。结肠癌对放疗不敏感,化疗是术后的主要辅助治疗,以 5-Fu 毒副作用最轻且疗效确定。

【预后】　小儿大肠癌患者的预后较差,5 年生存率为 1.5%～2.5%,影响预后的因素包括症状无特异性容易造成诊断延误,就诊时患者多已属晚期,而病理类型较差是影响预后的最重要因素。

【小结】　小儿大肠癌最常表现为腹痛、呕吐、便血以及大便形状改变,晚期患者可以表现为体重减轻、贫血、食欲缺乏等。结肠镜检查是最重要的检查方法,手术切除是治疗大肠癌的主要手段,切除范围应包括病变肠段及其系膜相应血管和淋巴引流区。

附:小儿大肠癌诊治流程图

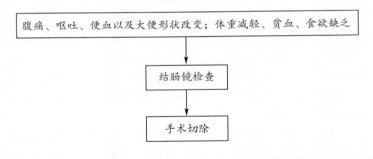

第十节　直肠和结肠息肉

【概述】　肠息肉可发生在肠道的任何部位,直肠和结肠息肉约占小儿息肉中的 80%,是小儿的常见病,也是小儿便血的主要原因。

【病理】　息肉呈圆形或椭圆形,大小不等,小者直径数毫米,大者2~3cm以上。根据组织病理学分类,最常见的息肉为错构瘤性幼年性息肉,其他还有腺瘤性息肉和炎性息肉。

幼年性息肉平均发病年龄5.0~7.4岁,且男多于女,大约80%息肉位于直肠、乙状结肠,极少数位于盲肠、升结肠。由于其腺管具有囊性扩张,其中充满黏液及中性粒细胞,细胞间质中细胞成分丰富,有淋巴细胞、中性粒细胞、嗜酸性粒细胞,故又称贮留性息肉。构成幼年性息肉的腺管多无异型,间质内有出血,毛细血管充血,表面上皮常有脱落,故其临床症状多为便血,内镜所见也为充血发红的息肉。

【临床表现】　临床上主要表现为无痛性反复便血(黑便或鲜血便)。直肠息肉便血的特点是多在粪便表明有一条血缝,呈鲜红色,不与粪便相混合,量较少。结肠近段息肉发生的便血呈暗红色,与粪便相混。也有呈现息肉脱出肛外及自然脱落者,脱出肛外约占24%~65%,自然脱落者为5%~13.2%。

【诊断】　对于慢性无痛性反复便血的患儿,首先考虑到肠息肉。因息肉多在直肠较低的部位,直肠指检多能扪及。进一步检查有直肠镜、乙状结肠镜及结肠镜、钡灌肠气钡双重造影等检查。研究表明结肠镜检查对于结肠息肉的诊断要优于其他方法。对于有血便、肿物脱出肛门等症状儿童应行肠镜检查,结肠镜明确诊断后,可考虑同时行内镜下治疗。

【治疗】　低位息肉直肠指诊能触及者一般可在门诊手法摘除。即用手指在直肠内压迫息肉蒂部,使其在蒂和息肉相连接部离断,一般失血不多。个别出血较多者,可考虑使用凡士林纱条直肠内压迫止血。对于脱出肛门的较大息肉,可用丝线结扎蒂部后摘除息肉。高位息肉可通过乙状结肠镜或纤维结肠镜切除。

【小结】　直肠和结肠息肉临床上主要表现为无痛性反复便血(黑便或鲜血便)。诊断主要依靠直肠指检、直肠镜、乙状结肠镜及结肠镜、钡灌肠气钡双重造影等。低位息肉直肠指诊能触及者一般可在门诊手法摘除。对于脱出肛门的较大息肉,可用丝线结扎蒂部后摘除息肉。高位息肉可通过乙状结肠镜或纤维结肠镜切除。

附:小儿直肠和结肠息肉诊治流程图

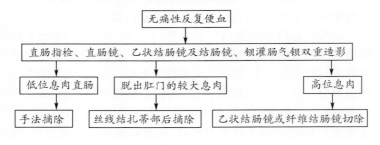

第十一节 肠息肉病

在肠道广泛出现数目多于 100 颗的息肉,并具有其特殊临床表现,成为息肉病。小儿常见的结肠息肉病有:家族性结肠息肉病、幼年性息肉病、色素沉着息肉综合征等。这三种息肉病均属常染色体显性遗传病,均有癌变倾向。

1. **家族性结肠息肉病** 主要表现为全结肠多发性腺瘤性息肉,是一种家族常染色体显性遗传病。结肠及直肠有多发甚至达数百个的大小不等的息肉,有的有蒂,有的无蒂,一般见于 3 岁以上儿童。临床症状同直肠息肉,但便血量常较多,可合并贫血,常有腹痛。肛门指检或纤维结肠镜检查可发现数目众多的息肉。因本病有息肉恶变倾向,且年龄越大,癌变几率越高,故一般主张早期切除全部结肠。

2. **幼年性息肉** 大肠内有多个与幼年性息肉组织相同的息肉,称为幼年性息肉病,常在大肠内散在 10 个以上甚至几百个以上。本病诊断标准为:①在大肠有 5 个以上的幼年性息肉;②消化道多处有幼年性息肉;③只有 1 个息肉者必须有幼年性息肉的家族史,具备其中之一诊断为幼年性息肉病。幼年性息肉病约半数呈常染色体显性遗传,癌变倾向高,此点与幼年性息肉不同,因此两者应予以明确。幼年性息肉病在临床上易引起消化道出血、肠套叠而表现相应的症状。治疗原则是先控制消化道出血,对于较大的单发息肉予以摘除,对于息肉集中的肠段可行部分肠切除。

3. 色素沉着息肉综合征（Peutz-Jeghers 综合征）　以青少年多见,常有家族史,可癌变,属错构瘤一类。多发性息肉可出血在全部消化道,以小肠最多见。在口唇及其周围、口腔黏膜、手掌、足趾或手指上有色素沉着,为黑斑,也可为棕黄色斑。部分患儿可出现小肠套叠,虽然这种套叠可以自行复位,但也能以急腹症就诊。此病由于范围广泛,无法手术根治,当并发肠道大出血或肠套叠时,可做部分肠切除术。

（王忠荣）

参 考 文 献

［1］ Janeway KA, PappoA. Treatment guidelines for gastrointestinal stromal tumors in children and young adults. J Pediatr Hematol Oncol, 2012, 34 Suppl 2:S69-72.

［2］ Gupta DK. Gastric teratoma in children. Pediatr Surg Int, 2000, 16(5-6):329-332.

［3］ Zheng N. Primary gastric tumors in infants and children:15 cases of 20-year report. J Cancer Res Clin Oncol, 2016, 142(5):1061-1067.

［4］ SubbiahV. Gastric adenocarcinoma in children and adolescents. Pediatr Blood Cancer, 2011, 57(3):524-527.

［5］ ShiCS, Gand Li. WangYL. ［Clinical characteristics and diagnosis of small intestine hemangioma in children］. Zhonghua Er Ke Za Zhi, 2011, 49(6):474-476.

［6］ Samuk I.. Abdominal transplantation for unresectable tumors in children: the zooming out principle. Pediatr Surg Int, 2016, 32(4):337-346.

［7］ 余克驰. 儿童原发性胃肠道肿瘤外科诊治探讨. 中华小儿外科杂志, 2015, 36(1):36-39.

［8］ Rufo PA. Inflammatory bowel disease and neoplasia in children. Dig Dis, 2014, 32(4):455-462.

［9］ OudotC. ［Desmoid tumors in children:current strategy］. Bull Cancer, 2013, 100(5):518-528.

［10］ 程海英, 江米足. 儿童肠息肉的分子遗传学研究进展. 中华儿科杂志, 2011, 49(4):273-275.

［11］ Kay M. Eng K, Wyllie R. Colonic polyps and polyposis syndromes in pediatric patients. Curr Opin Pediatr, 2015, 27(5):634-641.

第十七章　胰腺肿瘤

　　在婴幼儿和儿童中胰腺肿瘤相对罕见,发病率比较低,在婴幼儿和儿童实体肿瘤中的比例非常小,其最为常见的病理类型是胰腺实性假乳头状瘤和胰母细胞瘤,平均就诊年龄在 7.9 ± 4.6 岁,男女比例为1:1.2。在成年人中胰腺肿瘤最常见的病理类型是导管腺癌和囊腺癌,在婴幼儿和儿童中则鲜有报道。

　　按照世界卫生组织 WHO 推荐的方法,胰腺肿瘤的分类如下:

　　1. 原发性肿瘤

　　(1)良性肿瘤:其中良性外分泌型肿瘤包括浆液囊腺瘤、黏液囊腺瘤、导管内乳头状黏液腺瘤、成熟性囊性畸胎瘤。良性内分泌型肿瘤包括:胰岛素瘤。

　　(2)交界型恶性肿瘤(恶性潜能未定):包括实性假乳头状瘤、黏液囊腺瘤伴中度异型增生、导管内乳头状黏液腺瘤伴中度异型增生。

　　(3)恶性肿瘤:其中恶性外分泌型肿瘤包括导管腺癌(黏液性非囊性癌、印戒细胞癌、腺鳞癌、未分化癌)、浆液囊腺癌、黏液囊腺癌、腺泡状腺癌、胰母细胞瘤、导管内乳头状黏液癌、实性假乳头状癌。恶性内分泌型肿瘤包括胃泌素瘤、舒血管肠肽瘤、胰高血糖素瘤、生长抑素瘤、胰岛细胞癌。

　　2. 非上皮型肿瘤

　　(1)良性肿瘤:包括纤维组织细胞瘤、幼年性血管内皮瘤、淋巴管瘤等。

　　(2)恶性肿瘤:包括横纹肌肉瘤、淋巴肉瘤、淋巴瘤等。

　　3. 继发性肿瘤　包括直接侵犯到胰腺的肿瘤,通常有胃腺癌、肠腺癌或者胆道肿瘤。多为血液播散的肿瘤,例如恶性黑色素瘤、肾肿瘤、肺部肿瘤和白血病等。

　　4. 类肿瘤样外分泌型肿瘤　包括异位胰腺、胰腺中的异位脾脏、错构瘤、炎性假瘤等。

5. 类肿瘤样内分泌型肿瘤 包括胰岛过度增生、胰岛发育不良、婴儿持续性高胰岛素低血糖血症。

临床上常见的胰腺肿瘤类型见表17-1。

表 17-1 常见胰腺肿瘤类型

	所占比例(%)	男女比例	好发部位
导管腺癌	85	1.3∶1	头>尾
导管内乳头状黏液性肿瘤	3~5	1.5∶1	头>尾
胰腺内分泌肿瘤	3~4	1∶1	头=尾
浆液性囊腺瘤	1~2	1∶2.3	头=尾
黏液性囊性肿瘤	1~2	1∶20	尾部
腺泡细胞癌	1~2	3.6∶1	头=尾
实性假乳头状瘤	1~2	1∶9	头=尾
胰母细胞瘤	<1	1.14∶1	头=尾

胰腺肿瘤的分类很大程度上基于其大体标本特征(实性、囊性或导管内)及其所表现的细胞分化谱(导管细胞、腺泡细胞或内分泌细胞),而基于肿瘤组织特征的分类(特别是导管分化),有时还需其他方法帮助判断,见表17-2、表17-3。

表 17-2 细胞分化与胰腺肿瘤类型的关系

细胞分化	功能特征	免疫表型	典型肿瘤
导管分化	产生黏液	CK19、CA19-9、CEA、B72.3、MUC1	导管腺癌、浆液性囊腺瘤、黏液性囊性肿瘤、导管内乳头状黏液性肿瘤
腺泡分化	产生酶	胰蛋白酶、糜蛋白酶和脂肪酶	腺泡细胞癌、胰母细胞瘤
内分泌分化	产生多肽类激素	CHG、SYN、CD56	胰腺内分泌肿瘤

表 17-3 胰腺肿瘤大体标本表现与肿瘤类型的关系

大体标本表现	肿瘤类型
实性	导管腺癌、腺泡细胞癌、胰母细胞瘤、胰腺内分泌肿瘤(实性假乳头肿瘤)
囊性-真性	浆液性囊腺瘤、黏液性囊性肿瘤
囊性-导管内	导管内乳头状黏液性肿瘤
囊性-退变	实性假乳头肿瘤(导管腺癌、腺泡细胞癌、胰腺内分泌肿瘤)

第一节 胰腺实性假乳头状瘤

【概述】 胰腺实性假乳头状瘤(solid pseudopapillary tumor of pancreas,SPT)是一种少见的交界型恶性肿瘤(恶性潜能未定),仅占胰腺肿瘤的 0.17% ~ 2.7%。1959 年由 Frantz 首先报道,1996 年 WHO 将其统一命名为"实性假乳头状肿瘤",定义为由形态比较一致的细胞形成实性巢状和假乳头结构的上皮性肿瘤,常伴有出血及囊性变。直到最近,这种肿瘤的病变起源、组织学和生物学行为仍不清楚。SPT 好发于年轻女性,平均发病年龄 23.9 岁,男女比例约 1:9。

【病理】 SPT 可以发生于胰腺的任何部位,但多见于胰头和胰尾。肿瘤呈圆形或椭圆形,直径 8~20cm,呈外生性、膨胀性生长,包膜完整。大体标本切面呈分叶状、浅棕色、囊实性,与周围组织界限清楚,少数包膜不完整,有向周围组织浸润的迹象,故良性 SPT 被认为是一种具有恶性潜能的肿瘤。

SPT 具有明确的病理形态特征及表达多样的免疫组化特性。体积较小的肿瘤多为实性,体积较大的肿瘤常具特异性的假乳头状结构。病理诊断主要依靠典型的光镜下表现,其最主要的特征为实性结构和乳头状结构,以及由于肿瘤的蜕变和出血而形成的囊性结构。瘤细胞大小一致,排列成实性片块,伴有不同程度硬化。变性坏死区因细胞解离而形成假乳头和小囊。

嗜酸性的肿瘤细胞围绕纤维血管蒂排列形成假乳头状结构。从实性区到假乳头区实际上是渐进性退变的过程。囊性区实质上为肿瘤退变脱落形成,可伴瘤内出血、坏死、囊性变、泡沫细胞聚集和胆固醇性肉芽肿的形成。

vimentin、α1-AT 和 α1-ACT 多呈弥漫阳性,NSE、Syn、S-100 和 CgA 可表现为(+)或(-),CA199 和 CEA 一般均表达阴性。ER、PR 和 CK(+)或(-),其中 α1-抗胰蛋白酶(α1-AT)和波形蛋白(vimentin)染色阳性有助于明确诊断。

【临床表现】 由于 SPT 是潜在低度恶性肿瘤,具有生长缓慢、无特异性的临床表现,就诊时瘤体往往较大。大部分患者无症状,部分患者仅表现为上腹或侧腹部隐痛、胀痛不适,有夜间加重的情况。当肿瘤增大时可以表现出压迫症状,如胰头部肿瘤压迫十二指肠产生肠梗阻症状,挤压胃产生上腹部闷胀不适。查体时多能在上腹触及较大肿块。

由于 SPT 肿瘤质地较软,很少导致胆管或胰管阻塞,也很少出现梗阻性黄疸。少数患者以肿瘤破裂出血而就诊,部分患者可出现体重下降。

【影像学检查】

1. 超声表现 肿物有完整的包膜,呈实性或囊实相间,部分病例肿瘤内部有间隔和钙化。

2. CT 表现 肿瘤多有完整包膜,厚约 2~4mm,包膜内壁光滑,增强后强化明显,与胰腺分界清晰,边缘光滑。肿瘤内有实性和囊性结构,CT 平扫实性结构呈低或等密度,增强后动脉期呈轻度强化,门静脉期呈明显强化,囊性部分在增强前后均呈低密度。在囊性结构为主或囊实结构比例相仿的肿瘤中,实性部分呈附壁结节、浮云征或囊实部分相间分布。很少出现胰管和胆管梗阻扩张或血管受侵表现,肿瘤周围组织多为推挤移位。

3. MRI 可以显示边界清楚的肿块,内见分层现象,T_1 加权像呈高强度信号,T_2 加权像为低或不均匀信号。

【诊断】 SPT 无特异性的临床表现,早期诊断较困难,误诊率较高。SPT 和某些疾病在影像学特征上相似,术前定性诊断较困难。近年,术前影像学引导下行细针穿刺细胞学检查可以进一步提高诊断率。腹部超声、CT 和 MRI 及内镜超声对疾病的诊断起到了重要作用。

【鉴别诊断】　该肿瘤需要与有囊实性表现的胰腺肿瘤如胰母细胞瘤、胰腺浆液性囊腺瘤和胰腺黏液性囊腺瘤、无功能性胰岛细胞瘤等相鉴别。

胰母细胞瘤多在 5 岁左右发病，基本上无性别差异，由于中央坏死，病理检查可见囊性成分，其比 SPT 更有侵袭性，常伴有肝脏转移。

胰腺浆液性囊腺瘤或黏液性腺瘤在儿童中非常罕见，为单房或多房，可见纤维条索间隔呈放射状或蜂窝状排列，CT 平扫时呈低密度，囊内有分隔，有时肿瘤壁不均或见结节突入囊内并有囊壁壳状钙化，这些均有别于 SPT。

无功能性胰岛细胞瘤多发生于成年人，由于不引起内分泌症状，发现时往往瘤体较大，可表现出肿块中心坏死囊变出现钙化，恶性者肝内可有转移，这些表现易与 SPT 混淆，有时需手术病理和免疫组化染色予以证实。

【治疗】　SPT 属于具有恶性潜能的良性肿瘤、交界性肿瘤或低度恶性肿瘤，生长缓慢，对放、化疗均不敏感，手术切除是最直接有效的治疗手段，术后预后较好。肿瘤大小不应作为能否切除的标志，即使对于已有局限性肝转移或局部复发的患者，手术切除也可收到较好的效果。Klimstra 等报道的病例中，SPT 完全切除后治愈率可>95%。

常用的手术方式包括肿瘤局部切除、胰腺节段切除、胰体尾切除及胰十二指肠切除术等。

肿瘤局部切除术适用于肿瘤包膜完整、位于胰腺表面，或向外生长形成外生性肿瘤，无侵犯邻近大血管或脏器，与周围组织界限清楚、较易剥离，术中冰冻未发现恶性细胞者。沿肿瘤包膜解剖游离，紧邻胰腺的肿瘤蒂部或根部应仔细解剖以完整切除，避免肿瘤残留及损伤胰腺组织。

胰腺节段切除术适用于肿瘤大部分位于胰腺实质组织中，肿瘤邻近胰管及血管，剥离时易损伤胰腺及其胰管造成术后并发症者。分离肿瘤显露胰腺组织后，不沿肿瘤包膜解剖，而行包括肿瘤在内的胰腺节段切除术,即使肿瘤位于头颈部者也可实施该术式,关闭近端胰头残端,远侧胰腺残端则与空肠行 Roux-Y 吻合术。

肿块位于胰头和(或)胰颈部并包裹胰管,尤其具有侵袭性特征者可采用胰十二指肠切除术。位于胰体尾者可行联合脾脏的胰体尾切除术。对于已有肝脏转移和大血管受累的病例,积极的手术切除仍可取得良好的效果,但也不能盲目扩大手术范围。

关于淋巴结清扫的问题,多数学者主张适可而止。SPT 淋巴结转移非常少见。

SPT 对化疗和放疗均不敏感,文献中相关报道不多。

【预后】 SPT 预后良好,经过积极的手术治疗,大多数患者可以痊愈。有远处转移的患者,行手术治疗亦可收到较好的效果。

第二节 胰母细胞瘤

【概况】 胰母细胞瘤是一种较为罕见的低度恶性胰腺肿瘤。据统计,胰母细胞瘤约占胰腺肿瘤的 0.16%~0.5%,约占儿童实体肿瘤的 0.01%。亚洲人中多发,又以日本人居多。胰母细胞瘤好发于 1~8 岁的儿童,平均发病年龄为 5 岁,也可新生儿中,偶见于成人。男女之比为 1.14∶1。

【病理】 胰母细胞瘤可发生于胰腺各个部位,但以胰头最为常见。肿瘤大小不等,直径 2~10cm,目前报道的胰母细胞瘤最大直径达 25cm。肿块多数为单发实性肿瘤,呈膨胀性生长,分叶状,质软,大多外被完整包膜,切面呈棕色或黄色,可见纤维分隔,常伴有中心性坏死,少数肿瘤因钙化明显切面呈砂砾状结构。Beckwith-Wiedeman 综合征患者中发生的胰母细胞瘤,几乎呈囊性。

肿瘤转移部位多为肝脏、淋巴结和肺脏,局部浸润主要发生在腹膜、网膜、脾、肾脏、肾上腺等部位。首诊时约 17% 的患者发生远处转移,其中发生肝脏转移约 88%,淋巴结转移主要在门静脉、脾门周围。

　　鳞状小体是胰母细胞瘤形态学特征之一。鳞状小体较周围细胞而言,核更大、更倾向于卵圆形。不同肿瘤的不同区域,鳞状小体的数目及组成都有所不同。肿瘤间质通常细胞丰富,罕见情况下可见异源性间质成分,如肿瘤性骨或软骨组织。90%以上的胰母细胞瘤有腺泡分化,PAS 阳性及胰酶免疫组化标记,包括胰蛋白酶、糜蛋白酶及脂酶阳性。2/3 以上的病例 CgA 或 Syn 阳性,半数以上的病例 CEA、DUPAN-2 阳性。

　　【临床表现】　胰母细胞瘤无特异性临床表现。最常见的临床表现是上腹部肿块、体重减轻、早饱、呕吐、便秘、腹痛,而消化道出血、阻塞性黄疸、腹泻较少见,极少数患者合并有 Beckwith-Wiedemann 综合征、Cushing 综合征。

　　【诊断】　根据临床表现和影像学检查并不能明确诊断胰母细胞瘤。胰母细胞瘤诊断主要依靠病理。胰母细胞瘤病理特点如下:①具有包膜;②明显的腺管样结构,有鳞状小体和含有酶原颗粒的细胞结构;③瘤细胞由多源性胰腺细胞组成,同时表现为腺样分化、内分泌分化和腺管分化。

　　【治疗】　手术切除是最直接有效的治疗手段。化疗、放疗对于预防术后复发,以及对手术中残留、不能手术或已有远处转移的患儿有一定的作用,但目前尚无确切证据。

　　1. **手术治疗**　根治性切除手术是治疗本病的最主要方法。根据肿瘤部位、大小、局部浸润及远处转移的情况,可行胰十二指肠切除术、胰体尾切除、单纯肿瘤切除术等。大多数肿块位于腹侧胰头且与胰管、十二指肠壁无直接关系。由于胰母细胞瘤有包膜完整的类器官结构,通常不会直接影响主胰管系统,所以80%左右的肿瘤均可行肿瘤完整切除,预后良好。

　　2. **化疗**　不能切除、存在转移病灶或术前为缩小肿瘤体积时可选择化疗。胰母细胞瘤化疗的真正效果尚未明确,化疗方案的选择多是经验性的,常用的化疗方案有 IVA(异环磷酰胺、长春新碱、放线菌素 D)、CDDP-Doxo(顺铂、阿霉素)、PVB(顺铂、长春新碱、博来霉素)、VAC(长春新碱、放线菌素 D、环磷酰胺)、VCAD(长春新碱、环磷酰胺、阿霉素)、OPEC(长春新碱、环磷酰胺、顺铂、足叶乙苷)等。

3. **放疗**　若肿瘤无法切除或对于化疗不敏感,可选用放疗。有学者报道 1 例不能切除的胰母细胞瘤患者对化疗不敏感,放疗后肿瘤显著缩小,患者存活长达 10 个月。放疗也是术后复发的一种治疗手段,有报道 1 例患儿术后 6 个月复发,经放疗后完全消退。

【预后】　胰母细胞瘤较其他胰腺恶性肿瘤预后相对较好,5 年生存率约 50%。已有转移的患儿或成人胰母细胞瘤患者预后较差,平均存活时间 1.5 年。影响其预后的因素主要为年龄、肿瘤是否完整切除、术后是否复发及转移、复发及转移后的治疗等。因此,完整的肿瘤切除再加上术后长期随访常可取得较好的防止复发和转移的效果。

第三节　胰腺导管腺癌

【概述】　胰腺导管腺癌在成人中最常见,但是在儿童中非常罕见。胰腺癌是一种恶性程度很高,诊断和治疗都很困难的胰腺恶性肿瘤,约 90% 为起源于腺管上皮的导管腺癌。胰腺导管腺癌发病率和死亡率近年来明显上升。5 年生存率<1%,是预后最差的恶性肿瘤之一,早期确诊率不高,男女之比为 1.3∶1。

【病理】　导管腺癌为质硬边界不清的肿块。其切面为黄白色,出血和坏死并不常见。大多数胰头癌的大小在 1.5～5cm,平均直径为 2.5～3.5cm。体/尾部的肿瘤在诊断明确时通常要比胰头肿瘤更大一些,直径<2cm 的肿瘤并不常见。

大多数导管腺癌为中到高分化。它们表现为形成较好的腺体结构,与正常胰管有不同程度的相似,埋在反应性结缔组织增生的间质中。大量的纤维间质形成了它们坚硬的质地。在同一肿瘤中分化程度有差异非常常见,但在高分化肿瘤中出现低分化灶是很少见的。

胰头癌通常侵及胆总管和(或)主胰管,并造成狭窄,导致两个导管系统的近端扩张,伴导管袋状结构形成以及胰腺实质的纤维性萎缩。晚期胰头癌会侵及 Vater 壶腹和(或)十二指肠壁,造成肠壁溃疡。胰体/尾癌会阻塞主胰管,但一般不会累及胆总管。

胰头癌的淋巴扩散,按照受累频率的降序排列,分别为十二指肠后(胰十二指肠后)和胰头上淋巴结组、胰头下和胰体上淋巴结组、胰十二指肠前和胰体下淋巴结组。在标准的 Whipple 术式中,这一组淋巴结通常要随胰头一起切除。

【临床表现】　临床表现不同于成年人,儿童导管腺癌发生腹痛并伴有黄疸的几率较低。临床表现取决于癌的部位、病程早晚、有无转移以及邻近器官累及的情况。其临床特点是整个病程短、病情发展快和迅速恶化。除了上腹部可触及坚硬肿块、阻塞性黄疸外还伴有消化系统症状,例如腹痛、呕吐、恶心、食欲缺乏、消化道出血等。晚期可出现恶液质、腹水等。

疼痛是胰腺癌的主要症状,不管癌位于胰腺头部或体尾部均有疼痛。除中腹或左上腹、右上腹部疼痛外,少数病例主诉为左右下腹、脐周或全腹痛,甚至有睾丸痛,易与其他疾病相混淆。当癌累及内脏包膜、腹膜或腹膜后组织时,在相应部位可有压痛。

黄疸是胰腺癌,特别是胰头癌的重要症状。黄疸属于梗阻性,伴有小便深黄及陶土样大便,是由于胆总管下端受侵犯或被压所致。黄疸为进行性,虽可以有轻微波动,但不可能完全消退。约 1/4 的患者合并顽固性的皮肤瘙痒,往往为进行性。

最多见的为食欲缺乏,其次有恶心、呕吐,可有腹泻或便秘甚至黑便,腹泻常常为脂肪泻。

【检查】　B 超、CT、MRI、ERCP、PTCD、血管造影、腹腔镜检查、肿瘤标志物测定、癌基因分析等,对胰腺癌确定诊断和判断能否手术切除有相当大的帮助。

一般情况下 B 超、CA19-9、CEA 可作为筛选性检查,一旦怀疑胰腺癌,增强 CT 扫描和 B 超检查法是有效的诊断方法。

X 线钡餐检查显示十二指肠向前推移、变形、十二指肠框增宽,胃向左推移,结肠肝曲亦可移位。患者有严重黄疸,经 CT 检查后不能确定诊断时,可选择 ERCP 和 PTCD 检查。MRI 对胰腺癌的诊断价值并不优于 CT。

【诊断与鉴别诊断】 出现顽固性上腹痛,疼痛放射至腰背部,夜间明显,仰卧时加重,而蜷曲或前倾坐位可使疼痛减轻等,则高度提示胰腺癌,需进一步做实验室及其他辅助检查。

无诱因腹痛、饱胀不适、食欲缺乏、消瘦、乏力、腹泻、腰背部酸痛、反复发作性胰腺炎或无家族遗传史的突发糖尿病,就诊时应警惕胰腺癌的可能性。

胰腺癌应与胃部疾病、黄疸型肝炎、胆石症、胆囊炎、原发性肝癌、急性胰腺炎、壶腹癌、胆囊癌等病进行鉴别。

【治疗】 目前根本的治疗原则仍然是以外科手术治疗为主,结合化疗、放疗等综合治疗。

1. **外科治疗** 手术是唯一可能根治的方法。手术方式包括胰头十二指肠切除术、扩大胰头十二指肠切除术、保留幽门的胰十二指肠切除术、全胰腺切除术等。对梗阻性黄疸又不能切除的胰腺癌,可选择胆囊或胆管空肠吻合术,以减轻黄疸,提高患者的生存质量。也可在内镜下放置支架,缓解梗阻,多数患者能够短期内减轻症状,改善全身状态,一般生存时间在 6 个月左右。

2. **综合治疗** 胰腺癌由于恶性程度高,常常发现较晚,而丧失根治的机会,手术切除率低,预后不良。现在的综合治疗仍然是以外科治疗为主,放疗、化疗为辅,并在探讨结合免疫和分子等生物治疗的新方法。

【预后】 胰腺导管癌是一种高度恶性的肿瘤,儿童的预后极差,类似于成人胰腺导管腺癌的预后。未接受治疗的胰腺癌患者的生存期约为 4 个月,接受旁路手术治疗的患者生存期约 7 个月,切除手术后患者一般能生存 16 个月。

早期诊断和早期治疗是提高和改善胰腺癌预后的关键,手术后应用放化疗等辅助治疗可提高生存率。婴幼儿和儿童耐受胰腺切除根治术的能力好于成年人,死亡率相对较低,长期存活率较好。

第四节 胰岛素瘤

【概述】 胰岛素瘤指因胰岛 β 细胞瘤或 β 细胞增生造成胰岛素分泌过多,其胰岛素分泌不受低血糖抑制,是最为常见的胰腺功能性内分泌肿瘤,90%~95% 为良性肿瘤,约占胰腺内分泌肿瘤的 70%~80%。肿瘤起源于胰腺的 β 细胞,99% 的肿瘤位于胰腺内,仅约 1% 位于胰腺以外。胰岛素瘤可发生于任何年龄,通常症状发生在 4 岁以后,但是有 1/3 的胰岛素瘤可发生在新生儿期间。男性多于女性,男女之比为 1.4~2.1。

【病理】 肿瘤可发生于胰头、胰体或者胰尾部,肿瘤有完整的包膜,实质性,多数为单发性,约 10%~20% 为多发性。瘤体一般较小,直径在 1~2.5cm 者占 82% 左右。位于胰腺头部者占 17.7%,体部占 35%,尾部占 36%,异位胰岛素瘤的发生率不足 1%。

肉眼观察胰岛素瘤表面光滑,呈圆形或椭圆形,偶为不规则形。一般呈粉红色或暗红色,边界清楚,质略硬。瘤细胞呈多角形,细胞界限模糊,细胞质稀疏较透亮;细胞核圆形或椭圆形,大小一致,染色质均匀细致,核仁一般不易见到;瘤细胞成团排列,与毛细血管关系密切,呈小结节或岛状;瘤细胞亦可呈腺腔样排列,呈菊形团状,腺腔内有时可见红染分泌物,细胞多为柱状,核在基底部;瘤细胞还可呈片状分布。瘤细胞在电镜下可见其分泌颗粒具有 β 颗粒特征。胰岛素瘤可为良性或恶性,单纯从细胞形态上有时难以确认,最可靠的指标是有无转移。

【临床表现】 由于 β 细胞主要分泌胰岛素,故此类患儿血清胰岛素增高,而且有明显的低血糖表现,如饥饿或者较大活动量后即出现苍白、出冷汗、恶心、呕吐、惊厥、谵妄和共济失调等。

血糖测定一般低于 2.8mmol/L。当输注高浓度葡萄糖后血糖升高,临床上症状也会随之缓解。此即为 Whipple 三联征(禁食后诱发低血糖症状、血糖低于 2.8mmol/L、静脉输注葡萄糖后症状缓解)。

【检查】

1. 密切监测血糖,证实患者存在 Whipple 三联征。且需详细询问病史、查体并分析已有实验室检查结果,寻找其他病因的线索,如导致低血糖的药物、严重疾病、升糖激素缺乏以及非胰岛细胞肿瘤等。

2. **升糖激素检测**　血促肾上腺皮质激素、24 小时 UFC、IGF-1 及生长激素空腹值,甲状腺功能,24 小时尿儿茶酚胺;必要时可行相关轴系兴奋试验。密切监测血糖,血糖降低时抽血查静脉血糖、胰岛素、胰岛素原、C 肽,可同时查尿酮体。必要时行饥饿试验。

3. 筛查外周血中抗胰岛素抗体。

4. **胰岛素瘤的定位检查**　经腹部超声、内镜超声、胰腺灌注 CT,必要时进行选择性动脉造影。

5. 筛查多发性内分泌腺瘤病。

【诊断与鉴别诊断】　低血糖伴有胰岛素水平上升有助于明确诊断,血浆中胰岛素/葡萄糖比例大于 0.3 可作为确诊指标。由于胰岛素瘤常常较小,有时候 B 超或者 CT 扫描难以发现。术前选择性动脉造影和术中超声有助于明确定位。

需要与新生儿胰岛细胞增殖症和一些其他形式的胰岛细胞发育不良相鉴别。

【治疗】　如果肿瘤位于胰头或者胰腺的中心部位,肿瘤就可以单纯地进行摘除。多数推荐行胰腺体积 80%～90% 的胰体尾部切除术,术中持续测定胰岛素水平以避免遗漏病灶。如果儿童有 MEN-1 综合征的家族史,胰岛素瘤常常为多发性和多灶性,需要行全胰腺切除术。

对不能手术或恶性肿瘤转移复发者可辅以生长抑素治疗、全身或局部化疗、同位素标记的生长抑素治疗。围术期、不能手术者或术后症状不缓解者应予对症治疗,如纠正低血糖等。

【预后】　大多数婴幼儿和儿童的良性胰岛素瘤和无转移的恶性胰岛素瘤,手术切除效果良好,都可以得到治愈。

第五节　胃泌素瘤

【概述】　1955 年 Zollinger 与 Ellison 报道胃酸分泌亢进、暴

发性溃疡病、伴有胰腺分泌非胰岛素的肿瘤,后来称之为
Zollinger-Ellison 综合征,又可成为溃疡性胰岛细胞瘤,其特征是
高胃泌素血症并伴有重度消化性溃疡。这种综合征在儿童中非
常罕见。胃泌素瘤的病因不明,是 MEN-I 综合征中的一部分,通
常是一种恶性肿瘤,多中心生长,发现时往往已发生远处转移。

由于胃泌素瘤多见于胰腺组织,少见于胰腺外其他组织,且
肿瘤较小,故有时肿瘤的准确定位较为困难,但近年来随着 B
超、CT 或 MRI 诊断技术的提高,为肿瘤的定位创造了良好的条
件。本病相对少见,发病年龄大多在 30 ~ 50 岁,男女之比为
1.5 ~ 2.1。

【病理】 胃泌素瘤 80% ~ 90% 发生在胰腺各部,以胰头和
胰尾部位较多见。约 10% ~ 20% 发生在十二指肠壁,以十二指
肠第二部分最多见,且多数为单个肿瘤。也可发生在远端小肠、
胃、肝、脾、淋巴结、网膜、肠系膜等部位,卵巢和甲状旁腺较罕
见,肿瘤的直径可在 0.2 ~ 20cm,但大多 <1cm。约 10% 的患者具
有典型的临床表现,但未发现肿瘤,而只见胰岛非 β 细胞弥漫
性增生和巢样或灶性的微小腺瘤。约有 60% 胃泌素瘤属恶性,
可转移至局部淋巴结、肝、脾、腹膜、纵隔、骨及皮肤等处。仅凭
显微镜所见不能区别肿瘤的良性和恶性,确定恶性的唯一方法
是发现转移。

由于胃黏膜受到血清胃泌素持续而强力的刺激,因此胃皱
襞可肥大,壁细胞总数可比正常人增加 3 ~ 6 倍,比十二指肠溃
疡病患者多 3 倍。可使十二指肠至近端空肠黏膜皱襞肿胀增
粗,在显微镜下可见肠黏膜绒毛扁平、短小、脱落,黏膜充血、水
肿、浅表糜烂,伴有 嗜酸性粒细胞和多形核细胞的浸润。

【临床表现】 胃泌素瘤虽多数为恶性,但因瘤体小,发展缓
慢,所以肿瘤本身很少引起明显的症状,到疾病的晚期,可出现恶
性肿瘤浸润的症状。其临床表现主要与大量胃酸分泌有关。

1. 腹痛 可有消化性溃疡的家族史。这是由于胃泌素强
烈而持续刺激胃黏膜,使胃酸和胃蛋白酶大量分泌所致消化性
溃疡引起的腹痛。溃疡常呈单个,也可多个,直径一般 <1cm,少
数可 >2cm。

2. **腹泻** 部分病例腹泻可发生于溃疡产生时,可为本病的初发症状或唯一症状。少数患者仅有腹泻而无溃疡存在。腹泻常呈大量、水样和脂肪泻,每天 10~30 次。

3. **多发性内分泌腺瘤病** 部分患者可并发其他内分泌肿瘤。累及内分泌腺的分布依次为甲状旁腺、胰腺、垂体、肾上腺、甲状腺等部位。出现相应的与内分泌腺功能亢进有关的临床表现。

【检查】

1. **胃泌素测定** 诊断胃泌素瘤的最灵敏和具有特异性的检测方法是测定血清胃泌素浓度。胃泌素瘤患者空腹血清胃泌素水平常>150pg/ml,平均水平接近 1000pg/ml。临床上有消化性溃疡症状和高胃酸分泌的患者,空腹血清胃泌素浓度明显增高时(>1000pg/ml),胃泌素瘤的诊断即可成立。

2. **X 线钡餐检查** 放射影像异常对诊断胃泌素瘤有一定价值,胃皱襞常明显突起且胃内含有大量液体,整个十二指肠和部分空肠的黏膜皱襞变厚增宽,十二指肠扩张,小肠襻彼此分开,小肠腔内存在大量液体,造成钡剂不规则絮状沉淀。上消化道钡餐检查一般不能显示胰腺胃泌素瘤,但常可发现突出于十二指肠壁的肿瘤。

3. **激发试验**

(1)促胰液素激发试验:该试验是判断胃泌素瘤患者最有价值的刺激试验。静脉注射促胰液素后,超过 95% 的胃泌素瘤出现阳性反应,本试验的假阳性罕见。

(2)钙剂激发试验:80% 的胃泌素瘤患者在输注钙剂后表现胃泌素释放增多,且多数患者胃泌素浓度显著增加(增加量>400pg/L),通常在注射初始就达到最高胃泌素浓度。钙剂激发试验的敏感度和特异性较促胰液素激发试验差。若促胰液素激发试验阴性,钙剂激发试验通常也阴性。

(3)标准餐刺激试验:标准餐包括 1 片面包、200ml 牛奶、1个煮蛋、50g 奶酪(包括 20g 脂肪,30g 蛋白质,25g 糖类),摄食前 15 分钟、0 分钟以及摄食后每隔 1 分钟分别抽血测定胃泌素值,直至摄食后 90 分钟。

【诊断及鉴别诊断】　消化性溃疡反复发作伴有胃泌素水平升高(>500pg/ml)即可确诊。静脉补钙和分泌素刺激试验有助于诊断。CT扫描、经皮肝穿刺静脉采血和胃泌素分析可有效地进行肿瘤定位。

胃泌素瘤需要与消化性溃疡和胃癌鉴别。消化性溃疡以单个溃疡或胃、十二指肠均有一个溃疡(复合性溃疡)多见,胃或十二指肠多发性溃疡相对少见。胃癌也是内科治疗效果差,但胃癌很少合并十二指肠溃疡,也无高胃酸和高胃泌素分泌特征,胃镜活检有助于鉴别诊断。

【治疗】　虽然全胃切除术是最常见的治疗方法,但是随着胃酸分泌抑制剂的发展,使合并的消化性溃疡发病率和病死率都大为降低,从而有效减少了全胃切除术应用。由于生长抑素可抑制生长激素的分泌,所以胃泌素瘤患儿不能长期服用生长激素抑制素,应首选进行手术治疗。

1. **内科治疗**　胃泌素瘤患者内科治疗的主要目的是减轻临床症状、抑制胃酸分泌和防止消化性溃疡。应周期性滴定胃酸浓度以调整用药剂量,将胃酸分泌降至10mmol/h以下水平。

2. **外科治疗**　手术切除胃泌素瘤是最佳治疗方法。治疗目标是通过手术彻底切除肿瘤,消除高胃泌素分泌、高胃酸分泌和消化性溃疡,保护患者免受恶性肿瘤的侵害。

3. **化疗**　对恶性胃泌素瘤有不同的化疗方案,包括链佐星(链脲霉素)、链佐星加5-氟尿嘧啶、或两者合用再加阿霉素。化疗不能减少胃酸分泌,但对缩小肿瘤体积和减轻肿瘤压迫所引起的症状有一定效果。

【预后】

1. 如肿瘤无远处转移,肿瘤切除后可治愈。

2. 化疗并不能提高存活率。本病应用一般的制酸和抗胆碱能药物只能暂时缓解症状,很难完全治愈。目前认为干扰素可使25%转移性胃泌素瘤患者肿瘤停止生长,但不能缩小肿瘤体积和提高存活率。

第六节　舒血管肠肽瘤（VIP 肿瘤）

【概述】　舒血管肠肽瘤分泌舒血管肠肽（vasoactive intestinal peptide，VIP），临床罕见，发病率约为 1/1000 万，主要发生在胰腺的内分泌肿瘤，与 Verner-Morrison 综合征（水样泻、低钾血症、胃酸缺乏）相关。肿瘤良性占 40%，恶性占 40%，弥漫性非 β 细胞增生占 20%。本症多见于女型，男女之比为 1：3，年龄 5～72 岁。

舒血管肠肽瘤属 APUD 瘤。为胰岛非 β 细胞分泌大量舒血管肠肽，强烈刺激小肠分泌激活肠黏膜腺苷酸环化酶使 cAMP 增加导致空回肠黏膜绒毛上皮细胞 Cl^-、Na^+ 及水分向肠腔内移动 K^+ 吸收减少引起水样腹泻、低血钾无胃酸故又称胰霍乱（WDHA）。

肿瘤以胰体和胰尾部多见，10% 的 VIP 肿瘤位于胰腺外，而儿童中 VIP 肿瘤多位于胰腺外。儿童中 VIP 肿瘤罕见，有显著的恶变趋势，通常发现时已经有 50% 的患儿呈恶性表现，30% 的恶性 VIP 肿瘤在明确诊断时已经有远处转移，交感神经系统肿瘤发生率同时上升，如节细胞神经母细胞瘤和神经母细胞瘤。

【病理】　本病中的胰岛病变可为良性腺瘤，也可为恶性肿瘤或弥漫性增生。电镜观察发现胰小岛细胞增生，主要为 A、B、D 细胞，散在胰腺外分泌腺泡组织中，细胞中有含激素颗粒。肾小管因长期失钾可出现上皮细胞空泡变性等。VIP 瘤除存在于胰腺外，还见于神经节、神经母细胞瘤、嗜铬细胞瘤等。免疫组化显示约 60%～90% 的患儿 VIP 细胞反应呈阳性（其他胰腺内分泌肿瘤中只有 10% 的细胞阳性）。

【临床表现】　患者经常表现为伴有低钾血症和胃酸过少（WDHA 综合征）的严重的水样腹泻、低钾血症、代谢性酸中毒、低胃酸状态、高血糖和高血钙，皮肤红斑（与 VIP 引起的血管扩张有关）。

1. **顽固性大量水样腹泻**　顽固性水样腹泻可出现于诊断前数年，轻者可为间歇性，重者尤其是恶性病变者为持续性，水样,色淡,无黏液和脓血,大便等渗性,即使禁食仍有腹泻。

2. **低钾血症**　由于大量水泻,可导致严重低钾血症,平均为 2.2mmol/L,同时可伴有代谢性酸中毒,动脉血 pH<7.1。

3. **低胃酸状态**　多数为基础胃酸分泌量低,可能肿瘤分泌一种胃酸分泌抑制因子,胃黏膜活检可证实壁细胞正常。

4. **高血钙**　约超过一半的患儿有高血钙,其发病机制尚不明确。

5. **手足搐搦**　估计与低血镁有关,甚至可出现在高血钙状态。

6. **其他症状**　约半数患者有高血糖;部分患者有脸部潮红,皮肤荨麻疹;无张力性大胆囊;少数患者可发生心力衰竭或尿毒症,或因低钾血症死亡;外周血管扩张所致的低血压;由于严重的酸中毒及水、电解质紊乱,患者可出现精神失常或昏睡。

【检查】

1. 选择性动脉造影 1/3 的患儿中可显示出胰岛肿瘤。

2. 75Se-蛋氨酸胰腺扫描可显示出摄取蛋氨酸的肿瘤病灶。

3. 血浆舒血管肠肽(VIP)水平增高(正常平均值为 50pg/ml)。

【诊断】　血清 VIP 水平明显升高(60pmol/L 以上,腹泻严重时更高)可以作为确诊指标。根据腹泻特点、血浆 VIP 升高和肿瘤的定位检查便可确诊。血浆 VIP 在 20～60pmol/L 之间为疑似病例,须随访。

舒血管肠肽瘤需与类癌、甲状腺髓样癌、直肠乙状结肠绒毛腺瘤等鉴别。

【治疗】

1. **手术治疗**　大部分 VIP 肿瘤均可手术切除,肿瘤切除以后症状即可消失。不可切除者,做肿瘤减体积切除也可缓解症状。术中探查胰腺正常时,先行胰腺部分切除,待病理证实有非 β 细胞增生则行全胰切除。对已有转移的恶性肿瘤行肿瘤切除也可缓解症状。

肿瘤定位常常非常困难,手术探查阴性时应再在其他部位寻找。在儿童,该肿瘤可发生于肾上腺、整个结肠和直肠、脊柱旁和胰腺。

2. 非手术治疗 对于不能切除的 VIP 肿瘤,可做化疗。可用大剂量肾上腺皮质激素或链佐霉素局部动脉灌注可缓解症状。亦有用吲哚美辛(消炎痛)治疗(75mg/d),其对减少腹泻、稳定血钾水平有一定作用。

【小结】

婴幼儿和儿童中胰腺肿瘤较为少见,仅占儿童肿瘤的0.6%~0.8%。儿童胰腺肿瘤发病率位于胰管畸形引起的胰腺炎和胰腺外伤之后,居儿童胰腺疾病的第三位。胰腺肿瘤多发生于学龄期或青春前期儿童,其中最常见的是胰腺实性假乳头状瘤和胰母细胞瘤,手术切除是儿童胰腺肿瘤的主要治疗手段。但由于儿童胰腺肿瘤发病率低,属于少见病,加之小儿胰腺肿瘤与成人病例有根本性区别,因此儿童胰腺肿瘤手术及化疗经验并不成熟,需要不断总结提高。

附:胰腺肿瘤诊治流程图

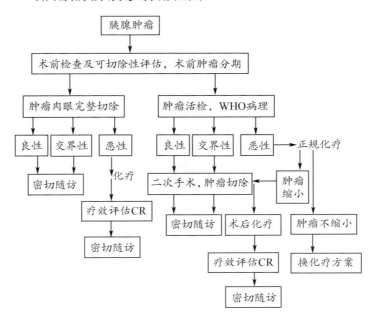

(顾 松)

参 考 文 献

［1］Nasher O, Hall NJ, Sebire NJ, et al. Pancreatic tumours in children: diagnosis, treatment and outcome. Pediatr Surg Int, 2015, 31（9）: 831-835.

［2］Inflammatory myofibroblastic tumors of the pancreas in children: A case report and literaturereview. ReviewSheng Q, Xu W, Liu J, Shen B, Deng X, Wu Y, Wu W, Yu S, Wang X, Lv Z. Pancreatic solitary fibrous tumor in a toddler managed by pancreaticoduodenectomy: a case report and review of the literature. Onco Targets Ther, 2017, 10: 1853-1858.

［3］Salman B, Brat G, Yoon YS, et al. The diagnosis and surgical treatment of pancreatoblastoma in adults: a case series and review of the literature. J Gastrointest Surg, 2013, 17（12）: 2153-2161.

［4］Parbhu SK, Adler DG. Pancreatic neuroendocrine tumors: contemporary diagnosis and management. Hosp Pract（1995）, 2016, 44（3）: 109-119.

［5］Kowalewski AM, Szylberg, Kasperska A, et al. The diagnosis and management of congenital and adult-onset hyperinsulinism（nesidioblastosis）- literature review. Pol J Pathol, 2017, 68（2）: 97-101.

［6］Tesfaye AA, Kamgar M, Azmi A, et al. The evolution into personalized therapies in pancreatic ductal adenocarcinoma: challenges and opportunities. Expert Rev Anticancer Ther, 2018, 18（2）: 131-148.

［7］Laje P, Bhatti TR, Adzick NS. Solid pseudopapillary neoplasm of the pancreas in children: a 15-year experience and the identification of a unique immunohistochemical marker. J Pediatr Surg. 2013, 48（10）: 2054-2060.

［8］Sacco Casamassima MG, Gause CD, Goldstein SD, et al. Pancreatic surgery for tumors in children and adolescents. Pediatr Surg Int, 2016, 32（8）: 779-788.

［9］Stauffer JA, Asbun HJ. Rare Tumors and Lesions of the Pancreas. Surg Clin North Am, 2018, 98（1）: 169-188.

［10］Ersen A, Agalar AA, Ozer E, , et al. Solid-Pseudopapillary neoplasm of the pancreas: A clinicopathological review of 20 cases including rare examples. Pathol Res Pract, 2016, 212（11）: 1052-1058.

［11］施诚仁. 儿童肿瘤外科学. 北京: 科技文献出版社, 2006.

［12］张金哲. 现代小儿肿瘤外科学. 第 2 版. 北京: 科学出版社, 2009.

第十八章 肾上腺肿瘤

【概述】 儿童肾上腺肿瘤较为少见,发病特点与成人差异较大。

肾上腺是体内重要的内分泌器官。肾上腺左、右各一,位于腹膜后,肾脏上极的正前方,被肾周脂肪覆盖,包绕着肾筋膜。右侧肾上腺邻近下腔静脉和肝脏,位于横隔膜后延伸处,左侧肾上腺邻近脾动脉和胰尾。

肾上腺包含两个不同的部分:皮质和髓质。这两个部分在胚层起源、结构和功能上均不同。髓质起源于神经嵴的外胚层细胞。这些早期细胞形成嗜铬细胞系统和神经元系统,这能解释可能发生两种不同的髓质肿瘤:嗜铬细胞瘤和神经母细胞瘤(或神经节细胞瘤)。神经节前交感神经细胞促使嗜铬细胞的分泌,这些细胞合成去甲肾上腺素和肾上腺素。

皮质组成肾上腺的外层,分泌性激素、盐皮质激素和糖皮质激素,这些激素的调控通过下丘脑-垂体-肾上腺轴来实现。肾上腺髓质合成和释放儿茶酚胺-多巴胺、肾上腺素和去甲肾上腺素。肾上腺皮质肿瘤主要为皮质腺瘤和腺癌。

第一节 嗜铬细胞瘤

【概述】 嗜铬细胞瘤在儿童中较少见。约 10% 儿童嗜铬细胞瘤有家族史,双侧嗜铬细胞瘤发生率范围是 24%~70%,肾上腺外嗜铬细胞瘤大约是成人的两倍。嗜铬细胞瘤起源于肾上腺髓质的嗜铬细胞。这些细胞沿主动脉迁徙,通常保留在主动脉分支附近。胚胎期,嗜铬细胞的分布与身体的交感神经节有关,随着胎儿的发育成熟,绝大部分嗜铬细胞退化,其残余部分形成肾上腺髓质。肾上腺外的嗜铬细胞瘤可发生于自颈动脉体至盆腔的任何部位,但主要见于脊柱旁交感神经节(以纵隔后为主)和腹主动脉分叉处的主动脉旁器。

【病理】　嗜铬细胞瘤一般为圆形,包膜完整,表面光滑,瘤体大小不一,切面多为粉色,黄色或灰色,可有出血、坏死或囊性改变。瘤细胞呈不规则多面体,被纤维血管基质分隔为网状和条索状。

嗜铬细胞瘤90%以上均为良性肿瘤。但有10%的儿童嗜铬细胞瘤为恶性肿瘤。尽管肿瘤的核分裂相、瘤组织的浸润性生长等一些迹象可提示肿瘤的恶性可能,但恶性嗜铬细胞瘤的诊断只能是在没有胚胎残留神经节细胞的脏器出现肿瘤生长,以及原发瘤局部浸润至非交感神经链组织时。恶性嗜铬细胞瘤可伴有远处骨、肝、肺、和淋巴结转移。

【临床表现】　嗜铬细胞瘤能在任何年龄发病,儿童嗜铬细胞瘤就诊的平均年龄是11岁。嗜铬细胞瘤能够自主分泌儿茶酚胺,包括肾上腺素,去甲肾上腺素以及多巴胺。由于儿茶酚胺可引发肾上腺素能综合征,半数以上患儿可出现头痛、发热、心悸、口渴、多尿、多汗、恶心、便秘、水样泻和体重减轻,以及但最常见的表现是持续性高血压。在嗜铬细胞瘤患儿,70%~90%病例有持续性高血压,只有一小部分病例表现为阵发性高血压。由于患儿不能确切陈述发病过程,血压波动不易发现,儿童嗜铬细胞瘤常被延误诊断。少数患儿症状发作迅速,突然出现剧烈头痛、出冷汗、呼吸急促、视力模糊甚至抽搐和昏迷等症状。

【诊断】　测定血和尿中过量的儿茶酚胺及其代谢产物(间甲肾上腺素和间甲去甲肾上腺素),95%的嗜铬细胞瘤可以明确诊断。

腹部平片对于评估肾上腺肿块的临床价值极低,无法发现小的肾上腺功能性肿块。首选的影像学检查是超声,其优点是能提供与体格检查相关的影像而无电离辐射。有经验的医生能够识别发病的器官、了解肿块的特性和大小,以及明确肿块的血管分布。在生后第一周超声能容易的发现肾上腺。当超声发现后腹膜实质性肿块时,可以使用CT和MRI进一步明确诊断和评估病情。在幼儿由于后腹膜脂肪缺乏,CT的准确性不高。用MRI检查肾上腺疾病的优点是可以做多切面的影像,冠状面能够很好地区别肾上腺肿块和邻近的肾脏。

【治疗】 手术切除是嗜铬细胞瘤最有效的治疗方法,而内科治疗是术前准备必不可少的一部分。麻醉和手术中高水平的儿茶酚胺分泌增加了术中突发严重高血压的风险,以及一旦肿块切除后儿茶酚胺释放停止而出现的明显的低血压。术中风险主要出现在麻醉诱导和插管、术中处理肿块时,以及结扎肿瘤静脉时。术前 3~7 天前使用 α-肾上腺素能阻滞剂,如酚苄明和酚妥拉明,通过阻滞 α-肾上腺素受体减少肾上腺素和去甲肾上腺素的作用。术前麻醉医师还必须放置动脉和中心静脉导管监测血压和液体状况,准备快速起效的升压和降压药物。外科医师在肿块切除时必须努力减少对肿块的直接操作。当肿块切除时,早期的控制和结扎肾上腺静脉可限制儿茶酚胺的释放。术前和术中处理的改进已经使手术死亡率从过去的 24%~45% 下降到目前的 10% 以下。

典型的肾上腺嗜铬细胞瘤是有包膜的,虽然可能有小部分正常组织,但必须切除整个肾上腺。因为肿瘤一般不与肾脏粘连,很少需要作肾切除术。一旦肾上腺静脉被结扎以及肿瘤被切除,患者可能由于过多儿茶酚胺的清除而出现低血压。一般血压恢复正常需要数天时间。如果术后高血压重新出现,需考虑存在第 2 个嗜铬细胞瘤。所有患者均必须随访以确认儿茶酚胺水平恢复正常。因为多灶性嗜铬细胞瘤存在异时性发生的可能,患者应做长期随访。

第二节 肾上腺皮质癌

【概述】 肾上腺皮质癌在儿童中少见,年发病率为 0.3/100 万,在所有儿童肿瘤中的比例少于 0.2%,在儿童肾上腺肿瘤中的比例少于 6% 。肾上腺皮质癌更多的见于女孩,男女比例约为 1∶2 到 1∶3 。在儿童大约 85%~95% 的肾上腺皮质肿瘤有激素活性。

【遗传易感性】 肾上腺皮质癌发病的分子机理未明,可能与抑癌基因的失活［TP53（10 号外显子 R377H）］、MEN-1、P57 Kip2、H19、原癌基因（*Gαs*、*Rαs*、ACTH 受体缺失）、生长因子］IGF-

2 的过度表达有关及 *B-catenin* 基因异常激活有关。50%~80%肾上腺皮质癌患儿有 TP53 突变。对于任何诊断为肾上腺皮质癌的患者,建议进行 TP53 检测,对于突变阳性患者,应谨慎考虑放疗。

肾上腺皮质癌绝大多数为散发性,极少数与家族性遗传相关,包括 ①Li-Fraumeni(李-佛美尼症候群)综合征:染色体 17P13 的 *TP53* 基因突变;②Beckwith-wiedeman 综合征:染色体 11P15 的 IGF-2、H19、P57 突变;③多发性内分泌肿瘤综合征-1型(Werner 综合征):染色体 11q13 的 *MEN*1 基因突变;④家族性腺瘤性息肉病:WNT/beta-Catenin 信号通路异常激活;⑤神经纤维瘤病 Ⅰ 型:常染色体 17q11.2 位点缺失。

【临床表现】 肾上腺皮质癌的临床表现取决于肿瘤的功能状态和体积大小。儿童肾上腺皮质癌大多具分泌功能,绝大多数为雄激素,单一(55%)或混合分泌皮质醇(30%)、单纯库欣综合征比例 <5% 。多为男性化或假性青春期表现。伴有或无皮质醇增多症的女性男性化是最常见的表现。男孩可能出现青春期性早熟,包括阴茎增大、痤疮及阴毛、腋毛和面毛的过早出现。女孩可能出现阴蒂肥大、多毛和痤疮。女性化肾上腺皮质肿瘤通常是恶性的。

非功能性肾上腺皮质癌起病隐匿,多与肿瘤局部进展有关:腹部胀痛、纳差、恶心、低热、消瘦等,50%可及腹部肿块,22%~50%则表现为转移症状。肾上腺偶发瘤约 2%~3%为肾上腺皮质癌。大约 20%~30%的肾上腺皮质癌偶然由影像学诊断。

就诊时肾上腺皮质癌平均直径为 10~13 cm,仅少数肿瘤直径<6cm(9%~14%),只有 3%的肿瘤直径<4 cm。最常见的转移部位是肺(40%~80%),肝脏(40%~90%)和骨(5%~20%)、淋巴结,并且可能存在侵入肾静脉和(或)下腔静脉。大约 5%的患者可以找到对侧肾上腺肿瘤。初次切除后,局部复发(盆腔,腹膜或腹膜后转移)是临床医生的重大挑战。

【病理】 95%的肾上腺皮质癌直径>5cm(平均 10cm),多伴有出血、坏死,肿瘤重量多在 250~1000g。肾上腺皮质癌的组织结构与形态和正常肾上腺皮质相像,良、恶性鉴别困难,有时需结合临床表现、大体、镜下组织学形态和免疫组化(Ki-67、Cyclin E)综合判断。

WHO 推荐采用改良的 Weiss 肾上腺皮质良、恶肿瘤组织学鉴别标准:①核异型大小;②核分裂指数 5/50HP;③不典型核分裂;④透明细胞占全部细胞 25%;⑤肿瘤细胞呈弥漫性分布;⑥肿瘤坏死;⑦静脉侵犯;⑧窦状样结构浸润;⑨包膜浸润。该系统将 9个组织学标准各赋值 1 分,分数大于 3 分则被分类为恶性。其中核分裂数目、病理性核分裂象、血管或包膜侵犯以及坏死等是典型的病理组织学恶性指标。预后与肿瘤细胞核分裂指数和浸润的关系最为密切。不常见的肾上腺皮质癌亚型包括:嗜酸细胞性肾上腺皮质癌、黏液样型肾上腺皮质癌、肾上腺癌肉瘤。

【诊断】 伴有激素过量的巨大肾上腺肿块要考虑肾上腺皮质癌的可能。所有可疑肾上腺皮质癌患儿必须进行内分泌检查评估,主要目的为:①激素分泌方式可能提示恶性病变:如高浓度的脱氢表雄酮、类固醇前体、17 雌二醇(男性者)等,尿类固醇代谢产物浓度显著增高、同时分泌雄激素和皮质醇者高度怀疑皮质癌;②自主性分泌皮质醇者术后可能出现肾上腺皮质功能不足;③术前必须与嗜铬细胞瘤鉴别;

肾上腺皮质癌分期采用 ENSAT 分期:1 期(肿瘤直径≤5cm);2 期(肿瘤直径>5cm)肿瘤局限于肾上腺;3 期肿瘤(肿瘤直径>5cm)延伸到周围组织(例如,旁肾上腺脂肪组织或邻近器官)或涉及局部区域淋巴结;4 期有远处转移患者。

CT 平扫+增强是首选的影像学检查。典型表现包括:体积大（>5cm)、中央低密度、边缘不规则但清晰伴轻度强化、有侵入肾静脉、下腔静脉趋势。恶性肾上腺肿瘤的风险随着肿瘤大小而增加。MRI 可用于造影剂过敏或妊娠者代替 CT。FDG-PET 可用于疑为转移瘤者。

【治疗】

目前,治疗肾上腺皮质癌的唯一确切方法是彻底手术切除肿瘤。辅助疗法旨在减少复发的机会。不可切除或转移性肾上腺皮质癌的所有治疗必须被视为姑息性治疗,这一事实需要与患者进行沟通,以确定合理的期望值。

手术的指征包括:

(1)临床分期Ⅰ-Ⅲ期肿瘤。

（2）Ⅳ期肿瘤：①原发灶和转移灶能完全切除者；②姑息减瘤，目的在于缓解皮质醇高分泌，并有利于其它治疗发挥作用，但预后差，生存期多<12个月。③术后复发、转移：即使完全切除肿瘤，仍有超过50%患者可能存在肿瘤复发并转移。再次手术切除，可延长生存。第一次转移的部位也可用于预测生存期，肿瘤床外腹膜瘤转移的患者生存率最差。需要强调第一次手术是长期局部控制恶性肿瘤的最佳机会。无论是通过再次手术，放疗还是化疗，很少能够纠正不良的初始手术治疗结果。

手术应完整切除肿瘤，包括周围脂肪组织、可疑肿瘤受侵区域及淋巴结；邻近脏器受累者应同连原发灶整块切除如肾、脾切除、肝部分切除等；肾静脉或下腔静脉瘤栓不是根治切除的禁忌，应一并切除。局部淋巴结清高扫术可显著延长患者无病生存时间和中位生存时间。肾上腺皮质癌多具内分泌功能，围手术期应按CS原则补充皮质类固醇激素，非功能性者亦应酌情补充。

肾上腺皮质癌患儿术后肿瘤极易复发。即使肉眼完全切除，手术后没有残留的患者局部复发率通常在19%~34%之间。R2切除后5年生存率为10%，R1切除后为21%，R0切除后为5%。

米托坦（Mitotane）是美国食品和药物管理局和欧洲医药行政机构批准用于治疗肾上腺皮质癌的唯一药物，有效率约35%，多为短暂的部分缓解，但偶有完全缓解长期生存者。米托坦作为抑肾上腺素药物，是通过改变线粒体功能、阻断肾上腺类固醇羟基化和改变皮质醇和雄激素的肾上腺外代谢。

手术后尽早开始米托坦治疗。使用中应监测临床症状及激素、电解质水平；调整皮质激素替代治疗的激素剂量；监测并根据需要纠正甲状腺功能、血浆睾酮及血脂水平；提供强力抑吐药物及其它支持治疗。

肾上腺皮质癌对化疗方案的整体反应是30%和50%（疾病不进展也计入），但是维持时间很短暂（6~18个月）。放射疗法并不常用于肾上腺皮质癌。有证据表明放射治疗可能有效，还需要进行前瞻性研究来评估放疗在辅助治疗中的疗效。

【预后】　手术切除的Ⅰ~Ⅲ期者5年生存率大约是30%，失去手术机会或存在肿瘤远处转移患者5年生存率小于15%。

对于预后较为有利的因素有:较小的年龄、出现症状半年内确诊、肿瘤重量小于 100g。预后较差的因素有:核分裂指数高、静脉浸润、重量超过 50g、肿瘤直径超过 6.5cm、Ki-67/MIB1 阳性指数超过 4%、p53 阳性、beta-catenin 异常激活。一些研究将皮质醇产生确定为不利的预后因素。

【小结】　儿童肾上腺髓质肿瘤包括嗜铬细胞瘤,90%以上为良性肿瘤。嗜铬细胞瘤能够自主分泌儿茶酚胺,最常见的表现是持续性高血压。测定血和尿中过量的儿茶酚胺及其代谢产物,可以明确诊断。手术切除是嗜铬细胞瘤最有效的治疗方法。内科治疗是术前准备必不可少的一部分。手术切除是治疗肾上腺皮质肿瘤的主要方法。儿童肾上腺皮质癌较为罕见,大多具有内分泌功能。临床表现取决于肿瘤的功能状态和体积大小。唯一确切的治疗方法是手术彻底切除肿瘤。辅助疗法旨在减少复发的机会。总体愈后较差。

附:肾上腺肿瘤诊治流程图

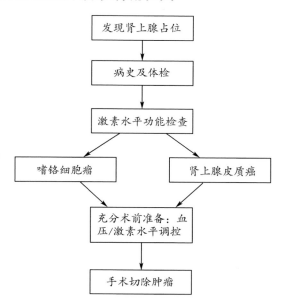

（吕　凡）

参 考 文 献

［1］ Rednam SP, Erez A, Druker H, et al. Von Hippel-Lindau and Hereditary Pheochromocytoma/Paraganglioma Syndromes: Clinical Features, Genetics, and Surveillance Recommendations in Childhood. Clin Cancer Res, 2017, 23: e68.

［2］ Waingankar N, Bratslavsky G, Jimenez C, et al. Pheochromocytoma in Urologic Practice. European Urology Focus, 2016, 1(3): 231-240.

［3］ Enzo L, Figueiredo B C. Pediatric Adrenocortical Tumors: What They Can Tell Us on Adrenal Development and Comparison with Adult Adrenal Tumors. Frontiers in Endocrinology, 2015, 6: 23.

［4］ McAteer JP, Huaco JA, Gow KW. Predictors of survival in pediatric adrenocortical carcinoma: a Surveillance, Epidemiology, and End Results (SEER) program study. J Pediatr Surg, 2013, 48: 1025.

［5］ Pinto EM, Chen X, Easton J, et al. Genomic landscape of paediatric adrenocortical tumours. Nat Commun, 2015, 6: 6302.

［6］ Kapoor A, Morris T, Rebello R. Guidelines for the management of the incidentally discovered adrenal mass. Canadian Urological Association Journal, 2011, 5(4): 241.

［7］ Wong KK, Gandhi A, Viglianti BL, et al. Endocrine radionuclide scintigraphy with fusion single photon emission computed tomography/computed tomography. World Journal of Radiology, 2016, 8 (6): 635-655.

［8］ Group IPE. IPEG guidelines for the surgical treatment of adrenal masses in children. Journal of Laparoendoscopic & Advanced Surgical Techniques Part A, 2010, 20(2): vii.

［9］ Cecchetto G, Ganarin A, Bien E, et al. Outcome and prognostic factors in high-risk childhood adrenocortical carcinomas: A report from the European Cooperative Study Group on Pediatric Rare Tumors (EXPeRT). Pediatric Blood & Cancer, 2017, 64(6): 217.

［10］ Gulack BC, Rialon KL, Englum BR, et al. Factors associated with survival in pediatric adrenocortical carcinoma: An analysis of the National Cancer Data Base (NCDB). J Pediatr Surg, 2015.

第十九章　视网膜母细胞瘤

【概述】　视网膜母细胞瘤(retinoblastoma,RB)属于神经外胚层肿瘤,是 RB1 抑癌基因变异导致的视网膜恶性肿瘤。RB是婴幼儿最常见的眼内恶性肿瘤,约占儿童肿瘤的 2%~3%。其发病率约为 1:16 000~18 000 活产儿。85%~90%患儿在 5岁内发病。1/3 患儿双眼发病,发病年龄偏早。平均发病年龄约为 1 岁。2/3 患儿为单眼受累,发病年龄偏迟。平均发病年龄约为 2 岁。男女发病无差异。

【病因】　RB 源于原始视网膜细胞的恶性转化。可分遗传型和非遗传型。40%患儿为遗传型,表现为双眼受累或单眼多发瘤体。60%患儿为非遗传型,表现为单眼单发瘤体。与该肿瘤发病有关的 RB1 基因位于 13 号染色体长臂 1 区 4 带。RB1基因在正常人组织表达,如脑、肾脏、卵巢、脾、肝、胎盘和视网膜。该基因累及细胞周期调节,包括 G1 期到 S 期的转变。RB1基因突变,细胞周期调节紊乱,导致细胞恶性增殖。RB 肿瘤形成需要 RB1 基因的 2 次突变事件。遗传型 RB,第 1 次突变发生于生殖细胞。第 2 次突变发生于体细胞(视网膜细胞)。因此,遗传型 RB 患儿容易患其他肿瘤,如骨肉瘤、黑色素瘤和肺癌等。其有 40%~45%几率将突变的 RB1 基因遗传给下一代。非遗传型 RB,2 次突变均发生于体细胞(视网膜细胞)。除 RB1基因突变外,RB 肿瘤发生的机制中还涉及其他致癌基因的异常,如 MYCN、MDM4、E2F3、DEK 和 KLF 等。

【临床表现】

1. **症状**　白瞳症是主要的首发症状。大约60%患者表现为该症状。20%患者表现为斜视。20%患者表现为眼红、痛等症状。

2. **体征**　扩瞳孔眼底检查可见视网膜一个或多个瘤体。按肿瘤生长形态可分为①内生型:视网膜瘤体向视网膜下生长,往往伴有视网膜脱离,和视网膜下种植灶(图 19-1);②外生型:视网膜瘤体向玻璃体腔内生长,往往伴有雪花状玻璃体种植灶。有时可见玻璃体种植灶附着在瘤体表面(图 19-2);③弥漫浸润型:该型非常少见,约占 1%。肿瘤弥散性的浸润视网膜全层,无明显包块。此型容易被误诊。

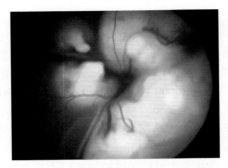

图 19-1 外生型视网膜母细胞瘤伴视网膜脱离

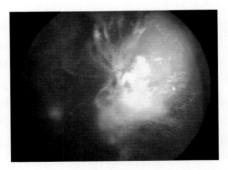

图 19-2 内生型视网膜母细胞瘤伴玻璃体腔种植灶

3. **分期** 目前临床应用最多的可以预测疗效的国际眼内 RB 分期。

(1)A 组:所有肿瘤局限在视网膜内,均≤3mm,并距离黄斑中心>3mm,距离视乳头>1.5mm(图 19-3)。

(2)B 组:A 组以外的局限于视网膜内的肿块,大小及位置不限,无种植,可有清亮的视网膜下液(距瘤体边缘≤3mm)(图 19-4)。

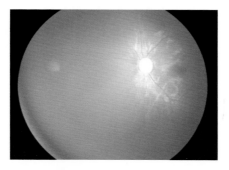

图 19-3 视网膜母细胞瘤 A 期

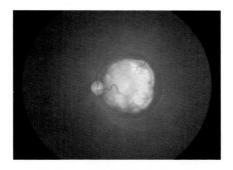

图 19-4 视网膜母细胞瘤 B 期

（3）C 组：有局限性玻璃体和（或）视网膜下种植（距瘤体边缘≤3mm），视网膜下液局限于 1 个象限内（图 19-5）。

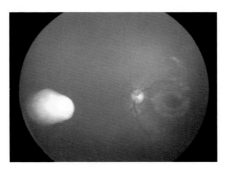

图 19-5 视网膜母细胞瘤 C 期

（4）D组:弥漫性玻璃体和（或）视网膜下种植（距瘤体边缘>3mm）,可有>1象限的视网膜下液（图19-6）。

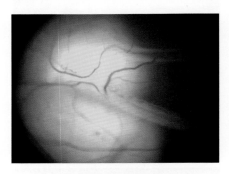

图 19-6 视网膜母细胞瘤 D 期

（5）E组:肿瘤造成眼球解剖和视功能上的损害,包括下列任意一项:累及眼前节（包括达晶状体或超过前界膜）,累及睫状体、新生血管性青光眼,眼球痨,眶蜂窝组织炎,浸润型RB等（图19-7）。

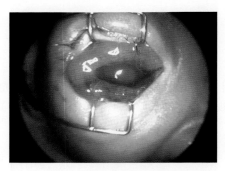

图 19-7 视网膜母细胞瘤 E 期

【辅助检查】

1. **眼 B 超** B超的特征性表现是眼内占位内可见高密度的钙化灶,并伴有其后的声影。如伴有视网膜脱离和玻璃体后脱离、出血等,则有相应的超声学表现。

2. **放射影像学检查** CT的特征性表现是眼内占位内可

见高密度影的钙化灶。但 CT 有辐射,不建议 RB 患儿,特别是双眼 RB 患儿(遗传型 RB),做 CT 检查。MRI 对软组织的分辨率要明显优于 CT,而且没有辐射。因此,一般建议查眼眶和头颅 MRI,观察瘤体有无视神经转移和颅内松果体、蝶鞍区等有无瘤体。双眼 RB,伴有颅内松果体、蝶鞍区等部位原发性神经母细胞瘤,临床上称之为三侧性 RB。

3. 眼眶 RB　即 RB 转移至眼眶,需要行腰穿脑脊液生化和细胞学检测以及骨扫描。

【鉴别诊断】

1. 眼弓蛔虫病　弓蛔虫感染导致的视网膜肉芽肿,表现为白瞳症和眼内占位。因而容易误诊为 RB。鉴别要点:眼弓蛔虫病可有玻璃体条索,伴有牵引性视网膜皱褶,导致视盘牵拉。B 超上眼弓蛔虫病的视网膜肉芽肿缺乏钙化表现;而大部分 RB 瘤体有钙化。眼弓蛔虫病的房水细胞学检查可见嗜酸性粒细胞,房水和血清弓蛔虫抗体阳性。

2. 永存原始玻璃体增生症(PHPV)　表现为白瞳症和晶体后纤维血管增殖团块,容易误诊为 RB。鉴别要点:PHPV 大部分病例单眼发病,小眼球,可见被拉长的睫状突。眼部超声显示由视盘延伸出来的残存玻璃体动脉,无钙化表现。

3. Coats　大部分病例表现为白瞳症。鉴别要点:Coats 大部分病例单眼发病,发病年龄要大于 RB。Coats 表现为视网膜毛细血管的异常扩张;RB 则表现为瘤体供应血管的扩张。Coats 玻璃体清亮;外生型 RB 可伴有玻璃体种植。

4. 视网膜星形细胞错构瘤　表现为视网膜单个或多个占位性病灶,与 RB 易混淆。鉴别要点:星形细胞错构瘤无扩张的供应血管和引流血管。瘤体保持稳定,无进行性生长趋势。全身可有结节性硬化或神经纤维瘤病的表现。

【治疗】　针对 RB 的治疗目前已由以往单一的眼球摘除

术转向综合保眼治疗。综合治疗需要多学科的密切合作。理想的模式应该在以眼科为中心,儿科、肿瘤科、介入科、放疗科、麻醉科和放射科等众多科室参与,相互协作下开展综合治疗。保眼综合治疗方法有:静脉化疗,眼动脉介入化疗,经瞳孔温热疗法(transpupillary thermotherapy,TTT),激光,冷凝,巩膜敷贴放疗,外放疗,对保眼过程中出现并发症,如白内障、孔源性视网膜脱离、增殖性玻璃体视网膜病变等的手术处理等。

治疗目标按重要性依次为保生命,保眼球和保视力。需要强调保生命的重要性。不能一味强调保眼球而失去保生命的最佳时机。

1. 眼球摘除术

适应证:

(1)单眼 E 期瘤体首选眼球摘除;

(2)保眼治疗过程中瘤体控制不佳或复发严重者。

手术注意事项:

(1)眼球摘除手术前,一定要扩瞳检查眼底,确定手术眼;

(2)术中尽量减少对眼球的用力挤压;

(3)术中绝对避免眼球破裂;

(4)视神经切除断端应保留足够长度,一般不少于 15mm。

2. 静脉化疗 RB 保眼最基础和最重要的治疗是化学减容疗法。化学减容疗法包括静脉化疗和眼动脉介入化疗。1996年开始报道静脉化疗对 RB 有明显的疗效后,静脉化疗开始替代外放疗成为 RB 治疗的主要方法。静脉化疗的应用是 RB 治疗学上的重大进步,开创了 RB 治疗的新纪元。常用的静脉化疗是 CEV 方案,即采用卡铂、依托泊苷和长春新碱三种化疗药物。

适应证:

(1)双眼 RB 首选静脉治疗;

(2)RB 眼球摘除术后,病理检查显示具有转移高危因素患儿的预防性化疗。高危因素如下:瘤体突破筛板,瘤体突破巩膜壁,大范围(超过 3mm)脉络膜侵犯,肿瘤侵犯房角；

（3）眼眶 RB，即 RB 转移至眼眶，需要静脉化疗联合外放疗。有时候需要联合自体干细胞移植。

综合治疗中静脉化疗的作用：

（1）瘤体的减容（图 19-8）；

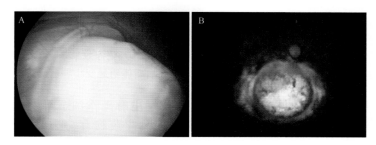

图 19-8　视网膜母细胞瘤静脉化疗效果
A. 化疗前　B. 6 次化疗后瘤体明显缩变小

（2）可预防保眼治疗过程中，肿瘤细胞的全身转移；

（3）减少全身其他部位肿瘤的发生率，如松果体、蝶鞍等部位神经母细胞瘤。

副作用有骨髓抑制，听力损伤，肝肾毒性，呕吐，腹泻，头发脱落等。曾有该化疗方案引起白血病的病例报告。

3. 眼动脉介入化疗　21 世纪初，日本和美国学者开始尝试应用眼动脉介入化疗治疗 RB，并取得了显著的疗效，有效地提高了保眼率。常用的眼动脉介入化疗的药物有马法兰、拓扑替康和卡铂。眼动脉介入化疗属于眼局部化疗，可使瘤体变小并稳定（图 19-9）。

适应证：

（1）单眼 RB；

（2）静脉化疗后瘤体未能有效控制或复发。

并发症：视网膜脉络膜缺血性改变，眼内出血，视神经水肿，眼睑水肿，眼球萎缩等。

4. 玻璃体腔注射化疗药　以往因为担心玻璃体腔注射化疗药会导致眼内瘤体扩散到球外，该方法一直被摒弃适

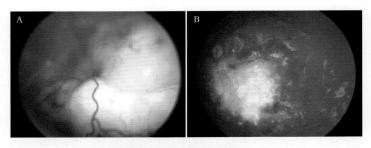

图 19-9　视网膜母细胞瘤眼动脉介入化疗效果
A. 化疗前　B. 3 次介入化疗后瘤体明显变小

用。近几年的临床研究发现,掌握好注射操作细节可有效避免肿瘤细胞的球外扩散。常用的化疗药物有马法兰、卡铂等。

适应症:针对玻璃体种植细胞(图 19-10)。

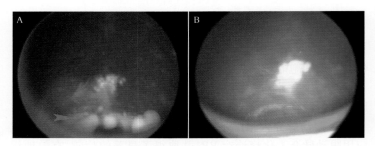

图 19-10　玻璃体腔注射化疗药对玻璃体种植的效果
A:注射前,下方较多玻璃体种植灶(箭头所示);
B:注射后,玻璃体种植消退

常见并发症:玻璃体出血、视网膜裂孔、椒盐样视网膜病变、白内障等。

5. TTT　应用 810nm 红外激光对瘤体进行低能量长时间照射,使得瘤体局部温度达到 42℃ 左右,使得肿瘤细胞凋亡。

适应证:视网膜小瘤体,厚度小于 3mm。瘤体周围视网膜无积液。

并发症:瞳孔缘虹膜损伤,晶体浑浊,玻璃体出血,孔源性视网膜脱离,玻璃体种植等。

6. 激光治疗　应用 532nm 或 810nm 激光对瘤体进行热烧灼,使其凝固坏死。

适应证:视网膜小瘤体,厚度小于 2mm。瘤体周围视网膜无积液。

并发症同 TTT。

7. 冷凝治疗　冷凝促使细胞内冰球形成,通过阻断微循环,破坏肿瘤细胞。冷凝时冰球完全覆盖瘤体,每个瘤体需要反复冻融 2~3 次。

适应证:位于赤道部之前的小瘤体,厚度小于 3 mm。对赤道部之后的瘤体,如需要冷冻,需要剪开球结膜。然后将冷冻头通过结膜切口,伸至相应部位进行冷冻。

并发症:玻璃体出血,视网膜积液,孔源性视网膜脱离,牵引性视网膜脱离,增殖性玻璃体视网膜病变。

8. 化学温热疗法　化学温热疗法即化疗联合超声、微波和或红外激光等温热疗法。超声、微波和或红外激光等治疗可将瘤体组织内温度提升到 42℃~60℃。瘤体内血管因温热而扩张。此时进行化疗,瘤体内的化疗药物量会增加。因而温热疗法可增强化疗的疗效。眼部冷凝后,眼部血管包括视网膜瘤体内血管也会扩张,因而也能增强化疗的效果。所以,临床上有时候会应用 TTT 或眼部冷凝后,48 小时内完成静脉化疗或眼动脉介入化疗,以提高疗效。

9. 外放疗　RB 对放疗具有高敏感性。在 20 世纪 90 年代之前,外放疗是 RB 保眼治疗的主要方法。但由于外放疗有明显的副作用,如易发第二恶性肿瘤,眼眶发育畸形等,加之静脉化疗较好的保眼疗效,目前很少应用外放疗进行 RB 保眼治疗。

适应证:

(1) 针对 RB 眼眶内转移灶或颅内转移灶;

(2) 眼球摘除术后视神经断端肿瘤细胞阳性或瘤体突破巩

227

膜壁;

（3）眼球摘除术后眼眶内肿瘤复发。

10. 巩膜敷贴放疗 巩膜敷贴放疗是保眼综合治疗的二线治疗方法。将装有放射性粒子的金属敷贴器置于瘤体相对应的巩膜面并固定。放射性粒子对瘤体照射一定时间后，取出敷贴器。常见的放射粒子是 I^{125} 和 Ru^{106}。

并发症：放射性视神经病变，放射性视网膜病变，白内障等。

【RB 治疗策略】

1. 单眼眼内 RB

A 组：激光光凝、TTT 或冷凝；

B 组：激光光凝、TTT 或冷凝，或联合化疗（静脉化疗或眼动脉介入化疗）；

C、D 组：化疗（静脉化疗或眼动脉介入化疗）联合 TTT 或冷凝；

E 组：眼球摘除。

2. 双眼 RB 可首选静脉化疗，2~3 个疗程后，根据患眼对化疗的反应情况，决定眼球摘除或继续保眼综合治疗。双眼病情不对称者，对严重眼（E 组）也可先行眼球摘除术，另眼行上述保眼综合治疗。

3. 眼外 RB 肿瘤突破巩膜或筛板浸润至眼眶，脑脊髓液，中枢神经系统，或颅外转移需要静脉化疗，鞘内注射化疗药物和外放疗，有时候需要联合自体干细胞移植。

【随访】 保眼治疗期间，每月行全麻下眼底检查。瘤体稳定后的第 1 年内，每 2~3 个月行全麻下眼底检查。之后，随访间隔逐渐延长。对单眼 RB，且已摘除眼球的患儿，另一眼也需要随访眼底。3 岁内每 3~6 个月查一次眼底。3~5 岁内每年查一次眼底。有 RB 家族史的小孩也需要随访眼底。出生后 1 个月内要检查一次眼底。之后 4 岁内，每 2~6 个月要查一次眼底。

【小结】 综合治疗是眼内期 RB 的主要治疗方法，需要多学科的密切合作。静脉化疗和眼动脉介入化疗是目前综合治疗最基础,也是最重要的方法。保生命是综合治疗的首要目标。在保眼治疗过程中,需要按时随访。对疗效较差,有转移风险者,需及时眼球摘除。

附:视网膜母细胞瘤诊治流程图

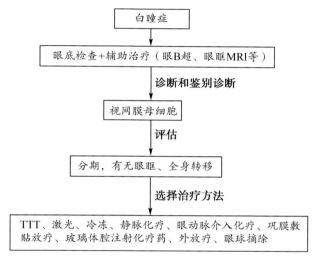

（季迅达　赵培泉）

参 考 文 献

[1] Soliman SE, Racher H, Zhang C, et al. Genetics and Molecular Diagnostics in Retinoblastoma—An Update. Asia Pac J Ophthalmol (Phila), 2017, 6(2):197-207.

[2] Chen S, Ji X, Liu M, et al. The value of MRI in evaluating the efficacy and complications with the treatment of intra-arterial chemotherapy for retinoblastoma. Oncotarget, 2017, 8(24):38413-38425.

[3] Abramson DH, Fabius AW, Francis JH, et al. Ophthalmic artery chemo-surgery for eyes with advanced retinoblastoma. Ophthalmic Genet, 2017, 38(1):16-21.

[4] Shields CL, Jorge R, Say EA, et al. Unilateral retinoblastoma managed with intravenous chemotherapy versus intra-arterial chemotherapy.

Outcomes based on the international classification of retinoblastoma. Asia Pac J Ophthalmol (Phila),2016,5:97-103.

[5] Berry JL,Shah S,Bechtold M,et al.Long-term outcomes of Group D retinoblastoma eyes during the intravitreal melphalan era. Pediatr Blood Cancer,2017,64:12.

第二十章 骨 肉 瘤

【概述】 原发骨恶性肿瘤非常少见,在儿童和 20 岁以下的青少年中的发生率为 8.7%。骨肉瘤是最常见的原发恶性骨肿瘤,在美国每年新增病例 400 例。骨肉瘤在年龄分布上呈现双峰表现:一个峰值出现在青少年;另一个峰值出现在老年人,后者往往继发于 Paget 病、放疗、骨梗死等。本病男性多于女性,其比例为 1.6 : 1。在确诊的时候,约 20% 的患者已经出现肺转移。

【病因】 骨肉瘤确切的病因并不清楚。骨肉瘤好发于青少年快速生长期,表明青少年骨的快速生长与骨肉瘤的发生密切相关。电离辐射可诱发骨肉瘤,间隔时间平均在 12~16 年。在患有 Paget 病的患者中约 2% 发展为骨肉瘤。遗传因素方面,遗传性视网膜母细胞瘤、Li-Fraumeni 综合征和 Rothmund-Thomson 综合征的患者易患骨肉瘤。

【分类】 骨肉瘤的特征是恶性、具有增殖能力的间充质细胞产生的骨样组织或不成熟骨。根据 2013 年版 WHO 骨与软组织肿瘤分类,骨肉瘤可分为普通型骨肉瘤、低度恶性中央型骨肉瘤、毛细血管扩张型骨肉瘤、小细胞型骨肉瘤、骨旁骨肉瘤、骨膜骨肉瘤和高度恶性表面骨肉瘤 7 种。

第一节 普通型骨肉瘤

【流行病学】 普通型骨肉瘤是最常见的原发骨骼系统高度恶性肿瘤。年龄分布为双峰性,大多数为 10~14 岁,另一个较小的年龄高峰在老年人(30% 患者>40 岁)。在 0~24 岁的人群中自然发病率在 4.4/100 万,在 25~59 岁人群中发病率为 1.7/100 万,在>60 岁的人群中发病率为 4.2/100 万。男女比例约为 1.35 : 1。

【病理】 大体检查一般是体积大、以干骺端为中心、肉质或硬质的肿瘤。有的含软骨,常破坏骨皮质并形成软组织肿块。镜下诊断普通型骨肉瘤的关键在于瘤骨的辨认。骨样基质是致密、粉染、无规则形状的细胞间物质,有时有一定的折光性。根据基质的组织学形态可分将普通型骨肉瘤分为成骨细胞型、成软骨细胞型、成纤维细胞型、富含巨细胞型、类骨母细胞型、上皮样型、透明细胞型和类软骨母细胞型等 8 种亚型,其中最常见的是成骨细胞型,约占 76%~80%。

【临床表现】

1. **好发部位** 四肢长骨的干骺端是常见的好发部位,尤其是股骨远端,其次为胫骨近端和肱骨近端。

2. **症状和体征** 最常见的临床症状为疼痛和局部的软组织肿块。最早的主诉为疼痛,多为隐痛,活动后加重,由开始时的间歇性和不规则性的隐痛,然后转为持续性剧痛,疼痛往往难以忍受。尤以夜间和休息时为甚。体检可见怕被触摸的包块。其他情况包括:活动受限、功能障碍、肿胀、局部温度高、血管扩张和听诊有杂音。5%~10%的患者可发生病理骨折。

3. **实验室检查** 可有碱性磷酸酶和乳酸脱氢酶的升高。

4. **影像学表现** 普通型骨肉瘤 X 线表现变异很大,有纯成骨型,也有纯溶骨型。大部分病例是溶骨/成骨混合型,伴有骨皮质破坏、肿瘤扩展至软组织和病理性骨膜反应。CT 可更清楚地显示肿瘤的病变范围、软组织侵袭情况和肿瘤与主要血管的关系。MRI 可明确肿瘤与周围正常结构的关系、肿瘤在髓腔内以及向骨骺和关节腔的蔓延,是发现跳跃病灶的较为理想的检查方法。放射性核素骨显像可用于排除骨内跳跃病灶和远处转移灶。

【诊断及鉴别诊断】

1. **诊断** 发生在青少年时期的典型部位,同时具有骨肉瘤典型表现,结合活检标本的组织病理学检查,诊断不难。但并非所有骨肉瘤表现典型,发生在骨干部位时放射学表现更像尤因肉瘤;淋巴瘤及以成骨为主的转移癌其放射学表现也类似于骨肉瘤;单纯表现为溶骨性的骨肉瘤当没有明显的成骨时,则可能被考虑为其他任何溶骨性恶性肿瘤或瘤样病变。只有遵循临床、影像和病理三结合的原则,全面了解整个病例情况,才能有效减少误诊的发生。

2. **鉴别诊断** 骨肉瘤要和炎症、尤因肉瘤、成骨性转移瘤、骨关节结核和其他恶性骨肿瘤鉴别。

(1)炎症:慢性化脓性骨髓炎和骨肉瘤两者的 X 线有很多相识之处,如弥漫性骨质破坏、较明显的新生骨和广泛的骨膜反应。但骨髓炎的影像学表现有时间规律,其早期的骨破坏模糊,新生骨密度低,骨膜反应轻微,到晚期骨破坏清楚,新生骨密度高,骨膜反应广泛且光滑完整;骨肉瘤则相反,新生的骨质又可被破坏,骨膜反应不是趋向修复而是继续破坏;骨髓炎的骨增生和破坏是联系在一起的,骨破坏的周围骨增生,炎症早期有较广泛地软组织肿胀,当骨破坏出现后肿胀反而消退,而骨肉瘤在穿破骨皮质后往往形成明显的软组织肿块;骨肉瘤是稳定进展,而骨髓炎急性期进展迅速,慢性期发展缓慢,抗感染治疗后稳定,无骨质广泛破坏或肿瘤骨形成,无软组织肿块。若见死骨形成,则骨髓炎诊断明确。

(2)尤因肉瘤:多见于骨干部位,发病年龄较骨肉瘤小,好发于 5~15 岁儿童。表现为髓腔内斑点状、鼠咬状溶骨性破坏,范围较长,多见葱皮样骨膜反应。组织学上,由形态一致的小圆细胞组成,但瘤细胞没有直接生成骨质或类骨质能力是重要的鉴别点。

(3)转移性肿瘤:转移性肿瘤较少侵犯膝关节附近的骨骼,好发于骨盆和脊柱等。骨质改变多为溶骨性,大多无骨膜反应和软组织肿块。成骨性转移瘤发病年龄较大,大多来源于前列腺癌、鼻咽癌、肺癌和甲状腺癌,往往有恶性肿瘤病史,好发于躯干骨和长骨骨端,表现为骨松质内多发性骨硬化灶,界限清楚,骨破坏少,骨皮质一般不受累。

(4)骨结核:骨结核为慢性疾病,疼痛不剧烈,局部肿胀较大,大多数病例有关节面破坏,骨肉瘤很少侵入关节。

【治疗原则与方案】

1. **治疗原则**　骨肉瘤是一种全身性癌症,患者就诊时80%已有微小癌灶全身血液转移。治疗的目标是根除原发病灶并清除转移病灶。局部治疗通常是进行广泛切除的保肢手术,对无法切除的病灶可采用放疗。新辅助化疗、手术切除和辅助化疗已使骨肉瘤的5年生存率提高至60%~70%。

2. **手术治疗**

(1)活检术:根据临床表现和影像学检查结果,考虑为骨肉瘤则需行活检明确诊断。大多数病例可采用穿刺活检进行,如穿刺活检无法明确诊断可采用切开活检。活检切口应位于最终肿瘤切除切口上,以便于在最终手术时将活检道一并切除。活检应由有经验的骨肿瘤医生进行或由影像科医生与骨肿瘤科医生讨论后进行。以避免不规范的活检术导致肿瘤的污染、扩散,进而丧失保肢机会。

(2)保肢术:由于新辅助化疗的有效开展,80%~90%的骨肉瘤患者可采用保肢术。

适应证:①以Ennecking外科分期Ⅱa期最为理想,对Ⅱb期如化疗反应好,也可选择保肢术;②无主要血管、神经受累;③无局部感染,局部软组织条件良好;④能够行肿瘤的广泛切除;⑤保留的肢体经重建后,功能估计要比假肢好,保肢手术后的局部复发率与病死率估计不会高于截肢;⑥患者及家属均有保存肢体的强烈愿望。

保肢手术步骤:①瘤段骨的切除,要求行肿瘤的广泛切除,即在切除的瘤骨表面应包括一层正常的软组织,骨内距离肿瘤边缘3~5cm,术中应行截骨断端髓腔组织冰冻切片,以确保肿瘤的切缘阴性;②骨骼重建,有多种可供选择的重建方法(见后);③软组织重建,如肌皮瓣转移术,用于广泛切除后伴有皮肤、肌肉等软组织缺损。尤其在胫骨近端瘤段切除后可行腓肠肌内侧头转移进行软组织覆盖。

重建方法:①定制或组配的人工假体,简单有效,可以提供足够的稳定性和强度,从而允许早期负重行走。对于儿童和青少年患者来说,随着生存期的延长,必须考虑假体的寿命问题。人工假体最主要的问题是松动、机械性磨损和感染。②异体骨关节移植,为生物重建,可以提供关节表面、韧带和肌腱附着点。由于大段异体骨很难爬行替代,术后易于发生感染、骨折和关节面退变等。③人工假体-异体骨复合,一般认为具有人工假体和异体骨两者的特点,允许量体裁衣,肢体功能恢复快,但可能同时增加了并发症的发生率。④游离带血管腓骨移植,由于腓骨强度差,单独应用易骨折,适合于上肢,应用于下肢需结合大段异体骨进行。缺点是如果腓骨切取过多可能影响踝关节稳定性,另外需要显微外科技术,手术时间长。⑤瘤段灭活再植入,将瘤骨切除后体外用液氮、射线照射或巴氏消毒法杀灭肿瘤组织,然后回植。具有能和骨缺损完全匹配、花费少等优点。但如果肿瘤灭活不彻底易导致肿瘤复发,且灭活骨易骨折,已少用。⑥可延长人工假体,适合儿童患者,需定期实行延长手术,并最终更换为成人型假体。缺点是多次手术易发生感染。⑦下肢旋转成形术,适合于幼儿患者,术后佩戴假肢,功能良好,但术后外观不雅,部分患儿容易存在心理认知问题。

术后随访:术后2年内需每3个月进行一次随访,2年后至5年每半年随访一次,5年后每年随访一次。随访时重点是局部检查和肺部检查,以排除肿瘤局部复发和肺转移。

并发症及处理:

1)感染:由于手术时间延长、反复手术、患者免疫状态差使得假体植入后感染的发生率约10%。组织的广泛暴露、切除也是感染发生的危险因素。由于软组织覆盖少、死腔形成和邻近脏器等原因,胫骨近端和骨盆肿瘤切除后感染的发生率高。局部放疗和应用可延长假体也是感染发生的危险因素。

假体植入后感染的治疗首选局部一次或多次的清创、全身应用抗生素或局部应用抗生素骨水泥链珠,尤其在感染发生在术后早期时。如果上述方法无效,应将假体取出,彻底清创和灌注冲洗。通常一期植入抗生素骨水泥,感染控制后二期取出骨水泥,植入新的假体。对于有些难治性感染,最终可能需要截肢。

2)局部复发:四肢骨肉瘤保肢手术术后局部复发率约为5%。复发后的治疗需根据复发的时间、有无远处转移和能否切除而确定。局部复发后并不一定需要截肢,局部再切除的适应证同初次手术。初次手术后很短时间复发或伴有远处转移需采用一线或二线药物进行化疗。

3)内置物失败:内置物失败是假体重建最常见的失败原因。假体植入后10年在位率为50%~90%,尤其在胫骨近端有高的翻修率。旋转铰链平台的设计、羟基磷灰石涂层、多孔钛合金和生物压配技术的应用有望降低假体的失败率。

4)骨不连/骨折:多见于大段异体骨、异体骨复合自体腓骨移植的病例。在进行辅助化疗/放疗和应用不带血管的腓骨移植的患者,骨不连/骨折的发生率会更高一些。

(3)截肢术:

适应证:①重要神经血管受累;②化疗反应差的Ⅱb肿瘤;③局部感染、破溃,软组织条件差;④肿瘤复发无法广泛切除;⑤有移位的病理骨折经新辅助化疗后未愈合。

注意事项:应根据MRI显示的病灶及其反应区确定截肢平面,尤其要注意有无跳跃病灶存在。

(4)肺转移灶的手术治疗:

适应证:①原发病灶必须完全控制或能够完全控制;②没有无法控制的肺外转移;③转移瘤能完全切除;④预计术后能保留足够的肺组织;⑤患者能耐受手术。

骨肉瘤肺转移瘤术后有较高的复发率。复发后只要可以手术切除,仍应选择手术治疗,选择标准同首次手术,肺转移瘤的切除可以通过侧切口开胸术、正中开胸术、分期双侧开胸术和经胸骨双侧开胸术完成。侧切口开胸术能够良好的暴露一侧肺的所有区域,尤其是正中切口不易暴露的近肺门处的左肺后叶。但只能暴露单侧肺,且肌肉损伤较正中切口大。正中开胸术能够一次完成两肺的探查,与侧切口相比,其术后疼痛较轻、恢复快。缺点是对左肺下叶的暴露困难,尤其对肥胖、左膈抬高、慢性阻塞性肺病、心脏增大者。分期双肺开胸术和经胸骨双侧开胸术可很好地暴露左肺下叶,但手术创伤大,前者需二期手术,只在少部分患者选用。

3. 化疗 多药联合化疗对于骨肉瘤的预后至关重要,它直接关系到保肢手术的成败和远期生存率。新辅助化疗有以下优点:①全身大剂量化疗可杀灭血液及肺部微转移灶,控制远处转移;②可以根据获得的肿瘤组织坏死率反应预后;③减小肿瘤的体积,甚至形成假包膜,使保肢手术更易于施行;④使外科医生有充裕的时间设计保肢手术方案。由于这些原因,新辅助化疗已经成为骨肉瘤的标准化疗方案。尽管如此,新辅助化疗也存在一些潜在的缺点,一部分化疗反应不良的患者可能在此期间出现转移,同时残存耐药肿瘤细胞的增加使复发转移病灶难于控制。常用的化疗药物有以下几种:

(1)甲氨蝶呤:甲氨蝶呤是细胞周期特异性药物,主要作用于 S 期。其化学结构和叶酸相似,在体内竞争性抑制叶酸还原酶和二氢叶酸还原酶,从而抑制叶酸转化为四氢叶酸,四氢叶酸是嘌呤和嘧啶类化合物合成的重要辅酶。细胞内核酸物质 DNA 和 RNA 的合成障碍,抑制肿瘤细胞分裂增殖。大剂量甲氨蝶呤应用后,可以产生明显的骨髓抑制、消化道黏膜溃疡、出血、肝肾功能障碍,甲氨蝶呤应用后要用亚叶酸钙来解救,它能解除甲氨蝶呤破坏核酸合成作用,减除毒性反应。补充亚叶酸钙后,使正常细胞复原,而肿瘤细胞则因 RNA 不能合成而死亡。甲氨蝶呤的用药剂量,$8 \sim 12g/m^2$,静脉滴注,4 小时输入,6 小时后亚叶酸钙解毒。

(2)阿霉素:阿霉素是细胞毒性抗生素,属于细胞周期非特异性药物,对 G1 及 S 期最不敏感,对 S 早期和 M 期最敏感。阿霉素对心脏有较大毒性,在体内有蓄积效应,它的剂量(超过 $500mg/m^2$)和血浆阿霉素峰值成正相关。推荐首次剂量 $60 \sim 80mg/m^2$,静脉滴注。

(3)顺铂:主要与阿霉素联合应用。推荐剂量 $100 \sim 120mg/m^2$,静脉滴注。

(4)异环磷酰胺:推荐剂量 $15g/m^2$,分 5 天静脉滴注,用药后 90 分钟给予膀胱保护剂美司那,以免产生出血性膀胱炎。

新辅助化疗的评估:临床上疼痛缓解、肿瘤体积缩小、肿胀消退、邻近关节活动度增加,X 线显示肿瘤不同程度缩小与成骨增加,以及化疗后血清碱性磷酸酶水平降低等可作为化疗有效的参考指标。将切除标本进行肿瘤坏死率的评估是判断新辅助化疗有效性的金标准。肿瘤细胞坏死率大于 90% 为组织反应良好,术后化疗方案可继续沿用术前有效方案。如果肿瘤坏死率小于 90% 视为组织反应性不佳,术后需要调整化疗方案。

化疗毒副作用:①胃肠道反应,化疗中最常见的不良反应为恶心呕吐,食欲缺乏,腹泻,腹痛,便秘以及黏膜溃疡等,给予止吐药物等对症处理,均可缓解。②骨髓抑制和感染,化疗药物引起的骨髓抑制一般先造成白细胞减少,严重者引起红细胞和血小板三系减少。严重的白细胞减少可引起严重的全身感染,可以是致命的。粒细胞少于 $2.5×10^9/L$ 称为粒细胞减少症,应引起警惕,及时应用粒细胞集落刺激因子;当粒细胞低于 $1.0×10^9/L$ 称为粒细胞缺乏症,引起感染的危险性很高;当粒细胞少于 $0.5×10^9/L$ 即 IV 度毒性反应时,如果白细胞不能迅速升高,即使给予大剂量抗生素没有白细胞的参与也不能防止严重感染的发生,此时唯一的表现可能只有红肿疼痛,而不会出现化脓或波动感,肺部感染在胸片上也可能不会有阴影出现,感染源多是条件致病菌。③肝功能受损,大多数化疗药物通过肝脏代谢解毒,大剂量化疗可引起血清转氨酶升高,胆红素也可升高,因此化疗同时应给予保护肝脏药物、化疗前充分水化、补充葡萄糖能量注射液。④心肌受损,对心脏有影响的化疗药物主要是蒽环类抗生素及其类似物包括阿霉素、吡柔比星、盐酸表柔比星等;某些植物碱类药物如紫三醇等也可引起,表现为急性反应和慢性反应。急性毒性临床表现为心率失常、传导阻滞、心电图非特异性变化如 T 波平坦,ST 段压低等;慢性毒性具有累积效应,可见于治疗期间,发生前无任何先兆,目前尚无有效方法治疗,重在预防,早期发现,早期停药,为减少心脏毒性反应产生,应严格限制阿霉素总量在 550mg/m² 以下,表柔比星在 1000mg/m² 以下。⑤肾脏和泌尿系统毒性。对肾脏有影响的药物主要是铂类药物和大剂量甲氨蝶呤等,尤其是顺铂肾脏毒性大,可以引起肾小球坏死,管型尿形成。甲氨蝶呤主要通过肾脏排泄,大剂量应用在酸性环境中易沉积于肾小管造成损伤,另外大量坏死细胞产物也易于酸性环境中沉积于肾小管,所有甲氨蝶呤应用前要注意充分水化和碱化尿液,保证每日尿量 2000ml 以上。异环磷酰胺可引起严重的出血性膀胱炎,肉眼血尿,要注意给予美司钠中和毒性产物解毒。⑥其他并发症,如黏膜溃疡、脱发、神经系统毒性如肢体麻木或感觉障碍,局部皮肤坏死多是由于化疗药物外渗造成,联合化疗短期内对生殖系统亦可造成影响,远期能恢复,一般对生育不会造成影响。

【预后】 普通型骨肉瘤具有局部的侵袭性生长和快速地血液转移两大特点。最常见的转移部位是肺,其次是骨。多药联合化疗使长期生存率提高到接近 70%,但对于转移或复发病例,长期生存率不到 20%。骨肉瘤的预后与患者年龄、性别、肿瘤的大小/体积、部位、手术切缘和肿瘤分期有关。没有转移的肢体远端局部病变、肿瘤坏死率>90%并且局部病变能够完全切除,5 年生存率可达到 80%以上。肢体近端或病变位于脊柱、肿瘤体积大、在确诊时有远处转移以及对新辅助化疗反应差等意味着预后差。

第二节　毛细血管扩张型骨肉瘤

【流行病学】 毛细血管扩张型骨肉瘤是一类较罕见的骨肉瘤亚型,占全部骨肉瘤的比例不到 4%。好发年龄为 10~20 岁,男女比例为 1.5∶1。

【病理】 大体病理学检查见多个含血的囊性腔隙,很少见到鱼肉样或硬化组织,可见到广泛的骨皮质侵蚀、破坏和周围软组织的侵犯;镜下肿瘤组织中可见空的或充满血的囊腔,类似于动脉瘤样骨囊肿。囊腔间的分隔厚度不一,可见明显核深染的多形细胞。瘤骨通常呈局灶性或成片状,但在活检中可能见不到。

【临床表现】

1. 好发部位　好发部位与普通型骨肉瘤相似,最常见于股骨远端干骺端(42%),其次是胫骨近端(17%),肱骨近端(9%)和股骨近端(8%)。

2. 临床和影像特征　临床表现也与普通型骨肉瘤相似,由于骨的广泛破坏,病理骨折发生率约为 25%。X 线表现为纯溶骨性大块骨破坏,病变常侵犯软组织,大部分病变位于干骺部,常常扩展到骺内。肿瘤常膨胀和(或)穿透骨皮质。骨膜反应常见,包括 Codman 三角及葱皮样骨膜反应。MRI 的 T_1 加权示不均质低信号;T_2 加权示高信号,可见数个囊和液平面,肿瘤多侵犯软组织。

【诊断及鉴别诊断】　本病以溶骨为主,呈浸润性表现。临床上应与纤维组织细胞瘤、恶性纤维组织细胞瘤和尤因肉瘤鉴别。组织病理学上和动脉瘤样骨囊肿、骨巨细胞瘤、骨囊肿等相鉴别。毛细血管扩张型骨肉瘤和动脉瘤样骨囊肿形态相似,而治疗和预后截然不同,两者的鉴别十分重要。动脉瘤样骨囊肿症状一般不明显,病情发展慢,X 线示囊壁膨胀性破坏,髓腔边界清楚,一般无骨膜反应及软组织肿块,病理检查囊壁组织较多,纤维组织样细胞多见,无异形性,可有反应性新生骨;毛细血管扩张型骨肉瘤症状明显,病情发展快,X线为溶骨性破坏,髓腔边界不清,可有骨膜反应和软组织肿块,病理检查囊壁可见实质性肿瘤细胞,为恶性成骨细胞,异型性明显,有肿瘤性骨样基质。二者的鉴别主要依赖病理检查。

【治疗原则与方案】　治疗上主要采用新辅助化疗,即术前明确诊断后给予化疗,定期观察病灶变化,特别注意避免发生病理骨折,依局部条件选择保肢或截肢术。毛细血管扩张型骨肉瘤病程发展快,即使在化疗期间,临床症状改善、疼痛消失,亦会因溶骨破坏迅速、肿瘤内出血,造成肢体病变部位肿胀加重,应密切观察,避免发生病理骨折而丧失保肢的机会。

【预后】 和其他类型的骨肉瘤相似。毛细血管扩张型骨肉瘤对现代多药联合化疗非常敏感。

第三节 小细胞型骨肉瘤

【流行病学】 小细胞型骨肉瘤占骨肉瘤的 1.5%。年龄分布可从 5 岁到 83 岁,但大多数分布于 10~20 岁。

【病理】 在大体上与普通型骨肉瘤不能区别;镜下由小细胞及其产生的骨样基质组织,胞核为圆形或椭圆形,染色质粗细不等,可见花边样的瘤骨。

【临床表现】 临床特征和影像学与普通型骨肉瘤相似。

【诊断及鉴别诊断】 影像学检查和镜下有肿瘤性骨样组织形成是诊断小细胞型骨肉瘤的主要依据。需与不同来源的小细胞肿瘤进行鉴别,如尤因肉瘤、浆细胞瘤和间叶性软骨肉瘤等。小细胞型骨肉瘤免疫组化染色 vimentin 阳性,LCA、NSE、CD99 及 S-100 蛋白均阴性,但骨肉瘤的免疫组化表达有时缺乏特异性。尤因肉瘤具有染色体间的易位 t(11;22),小细胞型骨肉瘤多见于干骺端,细胞周围有丰富的网状纤维。浆细胞的形态和临床表现具有明显的特点,较易鉴别。间叶性软骨肉瘤在影像学上具有软骨肉瘤的特点,可见到点状钙化等,病理学上肿瘤内有薄壁血管、血窦丰富,小细胞排列于其周边,在这些原始小细胞中,可见分化较好地软骨岛。

【治疗原则与方案】 治疗同普通型骨肉瘤。

【预后】 预后较普通型骨肉瘤稍差。

第四节 低度恶性中央型骨肉瘤

【流行病学】 低度恶性中央型骨肉瘤占骨肉瘤的 1%~2%。好发年龄为 20~30 岁,女性较男性略多。

【病理】 大体检查见切面呈灰白色,质地结实呈沙砾样,发生于髓腔,有时可见皮质破坏和软组织包块形成。在组织病理学上表现为含少量到中等量成纤维细胞增殖伴数量不等的骨样基质。纤维组织内的梭形细胞多较一致,仅有轻度细胞异型性,极少见病理核分裂象。形成的骨小梁形态多样,成熟过程不一致,有的像纤维结构不良中的鱼钩骨小梁。

【临床表现】 好发部位与普通型骨肉瘤相同。常见症状为疼痛和(或)肿胀,疼痛可持续数月或数年。X线可见大的、溶骨性、毛玻璃样骨质改变,并有局部侵袭性表现。大多数有皮质骨的局部破坏,可有骨膜反应和软组织侵犯。CT 和 MRI 可明确肿瘤的界限,并可显示 X 线未发现的皮质异常。

【诊断及鉴别诊断】 低度恶性中央型骨肉瘤由于缺乏普通型骨肉瘤明显的细胞异型性,在活检诊断时容易误诊为良性骨病。但恶性的影像学表现和假良性的组织学改变形成鲜明对照,仔细观察 X 线或 CT 可见局灶性骨皮质虫蚀样、筛孔状破坏,界限模糊很难看到硬化边缘,或肿瘤突破皮质后形成软组织肿块,都是恶性肿瘤的征象。在病理诊断前认真阅读 X 线和其他影像学检查资料有助于防止误诊。

【治疗原则与方案】 治疗上行广泛切除后重建,一般不需要行辅助化疗。

【预后】 预后好,五年生存率可达 90%。在复发的病例可见到局部去分化。有 10%～36% 的病例可发展成为高度恶性骨肉瘤。

第五节 皮质旁骨肉瘤

【流行病学】 虽然比较罕见,但皮质旁骨肉瘤是最常见的骨表面的骨肉瘤。占所有骨肉瘤的 4%。女性略多于男性,大多数病例发生在年轻的成年人,约三分之一的病例发生在 20～30 岁。

【病理】 大体表现为一个质硬、分叶状的肿块黏附于下面的皮质,可有软骨结节;镜下表现为形态良好的骨小梁位于细胞成分较少的间质中,骨小梁平行排列,其间质中细胞成分少,间质中的梭形细胞有中度不典型性。

【临床表现】

1. 年龄常见于 20～50 岁的成年人。

2. 好发部位 70%病例发生于股骨远端后侧的表面,为骨旁骨肉瘤经典的部位,其次为胫骨近端和肱骨近端。

3. 症状和体征症状特点为生长缓慢的无痛性肿块,膝关节不能弯曲是常见的症状。

4. 影像学表现 X 线表现为高度致密的阴影,附着于长骨干骺端骨皮质表面,基底部宽。CT 和 MRI 可显示髓内受累程度,病变最外部分常常钙化较轻。在部分病例,受累骨与病变间可见到不完全的透光区。

【诊断及鉴别诊断】 皮质旁骨肉瘤由于具有典型的表现,诊断多不困难。但有时易误诊为骨化性肌炎、骨软骨瘤,晚期病例也可误诊为其他类型的骨肉瘤。

1. **骨化性肌炎** 当骨化性肌炎不是孤立的肌肉中出现,而是累及骨膜和骨皮质粘连时,容易与皮质旁骨肉瘤相混淆。骨化性肌炎常是由于创伤或反复地慢性损伤所致,常见部位为骨干,临床进展及在放射学上成熟只需几个月时间,影像学皮质旁骨肉瘤瘤内骨化的特点是从基底向周围发展,骨化可以是均匀的,也可以含有透亮区、囊性区。创伤后异位骨化的骨化先是从病变的周缘开始,向中心发展。

2. **骨软骨瘤** 某些基底部较宽的骨软骨瘤影像表现与一些骨旁骨肉瘤相似,两者的区别之处在于骨软骨瘤有正常骨结构,即在软骨帽下具有清晰地骨皮质和骨松质结构,分别和干骺端的宿主骨皮质和骨松质连接,而皮质旁骨肉瘤则不同。

3. **周围型软骨肉瘤** 某些高分化周围型软骨肉瘤可在骨

干或干骺端骨膜处骨化,表现相当致密和成熟,生长缓慢,放射学表现类似皮质旁骨肉瘤。周围型软骨肉瘤多由宽基底骨软骨瘤恶变而来,X线表现为表面突起像菜花样或花篮样形态,瘤体内部可见结节状、斑点状、环状的钙化影,以及尚未骨化或钙化的、多变的颗粒状结构组成。周围型软骨肉瘤成骨多呈云雾状,密度要比皮质旁骨肉瘤要低。

4. **骨膜骨肉瘤** 常侵犯骨干,骨膜可被掀起,肿瘤往往呈梭形或环形包绕宿主骨,有典型的垂直于骨皮质"日光放射样"骨针。组织学上,骨膜骨肉瘤主要由成软骨组织构成,能产生少量稀疏不成熟的类骨样组织。

【治疗原则与方案】 皮质旁骨肉瘤恶性度低,生长缓慢,但肿瘤可发展为去分化加速生长,升级为侵袭性更强的骨肉瘤。治疗应给予包括部分健康组织在内的广泛切除术或瘤段切除术,采取适当的方式重建功能。本型骨肉瘤多无截肢指征,但因肿瘤巨大和主要血管、神经粘连,广泛侵犯宿主骨,或复发后恶性程度升高,可考虑截肢。皮质旁骨肉瘤广泛切除后,无需进一步的辅助化疗。如果肿瘤异型性高,肿瘤侵犯髓腔,或者首次术后复发病例,则应给予辅助化疗。

【预后】 预后好,总的五年生存率可达91%。骨髓侵犯和细胞学上的中度不典型并不预示着预后不良。未完全切除肿瘤可能复发并发展为高度恶性的肉瘤。出现高度恶性的肉瘤其预后和普通型骨肉瘤相似,但好于去分化软骨肉瘤。

第六节　骨膜骨肉瘤

【流行病学】 占骨肉瘤的比例小于2%。发病率约为皮质旁骨肉瘤的1/3。好发于10~30岁,男性略多。

【病理】 大体病理上可见肿瘤从骨皮质表面长出,有宽基底并且可包绕整个周径。皮质增厚很常见,并可形成"扇贝征"。常见有光泽的灰色软骨基质,肿瘤的基底则骨化明显。组织病理学上突出表现为不典型的软骨,偶尔伴有黏液样基质。瘤骨区有中度恶性骨肉瘤的特征并混合有软骨基质。

【临床表现】 好发于长骨骨干或干骺偏干部,有宽基底,常位于骨干的前侧或内侧。最常累及股骨远端和胫骨近端。临床最常见的症状是肢体的肿胀、包块,可伴有疼痛。X线可见瘤体位于皮质骨表面,骨皮质增厚以及向外的"扇贝征"。骨膜反应垂直于骨的长轴并向周围呈日光放射状分布,典型的 Codman 三角并不常见。在 CT 上,未钙化的部分由于软骨基质的缘故 CT 值较周围肌肉低,而在 MRI 的 T_2 加权上呈现高信号。CT 和 MRI 有助于确定肿瘤的边界、髓内的侵犯以及肿瘤和周围主要血管和神经的关系。

【治疗原则与方案】 治疗上行广泛切除并重建。一般不用化疗。

【预后】 预后好,5 年和 10 年生存率分别为 89% 和 83%。有 15% 患者可发生转移。局部复发后转移的可能性升高。

第七节 表面高度恶性骨肉瘤

【流行病学】 占骨肉瘤的比例小于 1%。好发年龄同普通型骨肉瘤。男性比女性多见,比例为 2∶1。

【病理】 大体检查可见肿瘤位于受累的皮质表面,常侵蚀下方的骨皮质。肿瘤的质地取决于成骨、成软骨或纤维哪个为主。组织病理学上具有与普通型骨肉瘤相似地形态学变化,局部区域可以表现为成骨、成软骨或成纤维分化为主。

【临床表现】 发病高峰在 10~20 岁,发生部位和骨旁骨肉瘤相同,常见于长骨的骨干部位。常见症状是局部包块,伴有或不伴有局部疼痛。X线上病变位于骨表面,部分矿化,包块突入软组织。下面的骨皮质常有局部破坏,肿瘤的周边常有骨膜新生骨。

【治疗原则与方案】 治疗方案和普通骨肉瘤相似,需给予包括新辅助化疗在内、以广泛手术切除或根治性切除为主的综合疗法。

【预后】 其预后相当于普通型骨肉瘤,广泛切除和系统性的术前、术后化疗和良好的预后相关。

【小结】 根据临床、影像及病理三结合确定骨肉瘤的诊断。除骨旁骨肉瘤等少数低度恶性肿瘤外,骨肉瘤需行多药联合新辅助化疗,在此基础上根据肿瘤分期确定保肢手术还是截肢手术。无论保肢与否,术后均需行辅助化疗。对于不超过 3 个的肺内转移灶,可行手术切除。

附:骨肉瘤诊治流程图

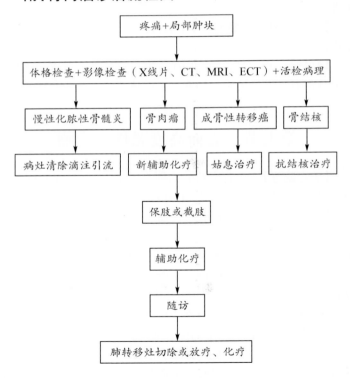

（栗向东）

参 考 文 献

［1］ Huvos A. Bone Tumors: Diagnosis, Treatment, Prognosis, 2nd, WB Saunders, Philadelphia, 1991.

［2］ Harrison DJ, Geller DS, Gill JD, et al. Current and future therapeutic approaches for osteosarcoma. Expert Review of Anticancer Therapy, 2017, 18(1): 39.

［3］ Biermann JS, Chow W, Reed DR, et al. NCCN Guidelines Insights: Bone Cancer, Version 2. 2017. Journal of the National Comprehensive Cancer Network: JNCCN, 2017, 15(2): 155.

［4］ Anninga JK, Gelderblom H, Fiocco M, et al. Chemotherapeutic adjuvant treatment for osteosarcoma: where do we stand Eur J Cancer, 2011, 47: 2431.

［5］ Ogura K, Fujiwara T, Yasunaga H, et al. Development and external validation of nomograms predicting distant metastases and overall survival after neoadjuvant chemotherapy and surgery for patients with non-metastatic osteosarcoma: A multi-institutional study. Cancer, 2015, 121: 3844.

［6］ Su W, Lai Z, Wu F, et al. Clinical efficacy of preoperative chemotherapy with or without ifosfamide in patients with osteosarcoma of the extremity: meta-analysis of randomized controlled trials. Med Oncol, 2015, 32: 481.

［7］ Leary SE, Wozniak AW, Billups CA, et al. Survival of pediatric patients after relapsed osteosarcoma: the St. Jude Children's Research Hospital experience. Cancer, 2013, 119: 2645.

［8］ Isakoff MS, Bielack SS, Meltzer P, et al. Osteosarcoma: Current Treatment and a Collaborative Pathway to Success. J Clin Oncol, 2015, 33: 3029.

［9］ Meazza C, Cefalo G, Massimino M, et al. Primary metastatic osteosarcoma: results of a prospective study in children given chemotherapy and interleukin-2. Medical Oncology, 2017, 34(12): 191.

［10］ Lin YH, Jewell BE, Gingold J, et al. Osteosarcoma: Molecular Pathogenesis and iPSC Modeling. Trends in molecular medicine, 2017.

［11］ Navid F, Santana VM, Neel M, et al. A phase II trial evaluating the feasibility of adding bevacizumab to standard osteosarcoma therapy. International Journal of Cancer, 2017.

[12] Grohar PJ, Janeway KA, Mase LD, et al. Advances in the Treatment of Pediatric Bone Sarcomas. American Society of Clinical Oncology Educational Book. american Society of Clinical Oncology. meeting, 2017, 37:725.

[13] Grohar PJ, Janeway KA, Mase LD, et al. Advances in the Treatment of Pediatric Bone Sarcomas. American Society of Clinical Oncology Educational Book. american Society of Clinical Oncology. meeting, 2017, 37:725.

[14] 牛晓辉, NIUXiao-hui. 经典型骨肉瘤临床诊疗专家共识的解读. 临床肿瘤学杂志, 2012, 17(10):931-933.

第二十一章　小儿肿瘤典型影像学表现

随着影像学技术的日新月异的发展,影像学检查在小儿肿瘤的术前诊断、放疗及化疗后的疗效观察中起着越来越重要的作用。

B 超、CT、MRI 以及 ECT、PET-CT 等影像学检查手段有着各自的特点。B 超具有便捷、无辐射以及价廉等优势一直的肿瘤诊断的首选检查方法,然而 B 超具有受操作者个人技术影响大以及不便于对照随访等缺点,在临床工作中主要是承担初步筛查工作。CT 具有非常高的密度分辨率,目前的 CT 设备以及达到非常高技术水平,它能够在相当短的时间内完成大范围扫描,从而对患儿镇静要求低。CT 各种切面的任意重建、血管成像技术的成熟,以及钙化、脂肪的显示能力使临床医生能够从中了解肿瘤特性、肿瘤与周围血管关系,对术前起着非常重要的作用。然而,CT 的辐射不容忽视,我们建议对术后疗效观察应该推荐 B 超或 MRI。MRI 无辐射及很好的软组织分辨率在中枢神经系统及软组织肿瘤的诊断中举足轻重,对肿瘤恶性程度判断以及侵犯椎管等优势明显。然而 MRI 对患儿镇静要求相对高、需要镇静的患儿往往不能屏气,使腹部肿瘤图像不能令人满意,胸部由于心跳及呼吸因素也不推荐 MRI。ECT 对肿瘤的全身骨骼破坏的检测有价廉、高效特点,但是它分辨率低。PET-CT 能通过显示肿瘤的葡萄糖代谢程度推测肿瘤的良恶性,在肿瘤的诊断尤其是疗效观察中越来越受到临床医生重视。由于此项检查辐射较大,费用较高,在临床中的应用受到一定程度限制。

本章节重点介绍小儿常见肿瘤的 CT 及 MRI 典型影像学表现,以提高临床医生对相关肿瘤的认识。

一、神经母细胞瘤

神经母细胞瘤是儿童最常见恶性肿瘤之一,80% 发生在 2 岁以下婴幼儿,NB 可发生于交感神经链的任何位置,最常见部位为腹部(约 65% 起源于肾上腺),其它部位有颈部、纵隔、盆腔等。肿瘤密度很不均匀,80% 见不定形钙化,肿瘤常跨中线生长、肿瘤包埋大血管是特征性改变(图 21-1)。MRI 显示肿瘤椎管侵犯优于 CT(图 21-2)。

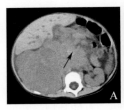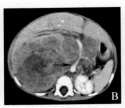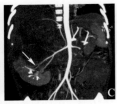

图 21-1　右侧肾上腺及后腹膜神经母细胞瘤(男,18 个月)

A:CT 平扫:右侧后腹膜巨大软组织肿块,内见钙化灶(黑箭头);

B:CT 增强:肿瘤呈明显不均匀强化,肿瘤跨中线、包绕腹腔动脉干及其分支生长(黑箭头);C:冠状面重建:右侧肾脏及肾动脉明显受压向外下方移位(白箭头)

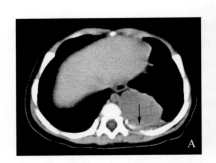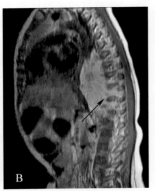

图 21-2　左侧后纵隔神经母细胞瘤(男,2 岁)

A:胸部 CT 平扫:左侧后纵隔实质肿瘤,周围见钙化灶(黑箭头);

B:磁共振旁矢状面增强扫描:后纵隔巨大强化的肿瘤向椎间孔延伸(黑箭头)

二、肾母细胞瘤

肾母细胞瘤是最常见的儿童腹部恶性肿瘤,80% 患儿小于5 岁。CT 平扫:肾区较大的实质性肿块,密度通常很不均匀,肿块边界清楚,钙化很少见。增强:残留的正常强化的肾实质呈新月形或包膜状围绕肿瘤,可确定肿瘤为肾源性(图21-3)。大的出血坏死区是肾母细胞瘤的特征性表现,肾动脉常增粗,肾静脉和下腔静脉瘤栓不少见。

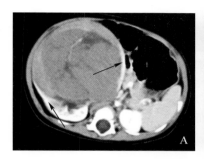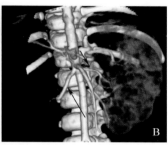

图21-3 右侧肾母细胞瘤(女,6个月,发现腹块一周)

A:腹部CT增强:右肾明显增大,内见巨大稍低密度肿瘤,中央见更低密度的坏死区及条状肿瘤血管。肿瘤周边见新月形强化的正常肾组织包绕肿瘤(细黑箭头);B:CT血管造影三维重建:右肾动脉(长黑箭头)明显粗于左肾动脉(短黑箭头),提示肿瘤来源右肾

三、肝母细胞瘤

肝母细胞瘤是小儿最常见的肝脏恶性肿瘤,90%病例在3岁以下,75% AFP升高。肿瘤单发或多发,也可多结节融合,50%见不定形钙化。动脉期即强化,门脉期稍退出,增强后强化程度一般低于正常肝实质,呈不均匀强化(图21-4)。MRI:弥散加权成像(DWI)高信号对肿瘤定性(图21-5)。

四、肝脏婴儿型血管内皮瘤

肝脏婴儿型血管内皮瘤多见于婴幼儿,是胎儿期最常见的肝脏良性肿瘤。

CT平扫呈低密度,40%见钙化。增强后显著持续性强化。肿瘤较大时一般能见到增粗的供血动脉和引流静脉,可与海绵状血管瘤鉴别(见图21-6)。

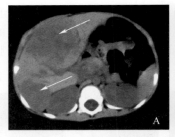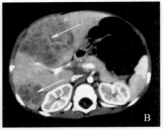

图 21-4　多结节型肝母细胞瘤（男,2 岁,AFP 升高）

A:腹部 CT 平扫:肝内见 2 个类圆形稍低密度病灶(白箭头);

B:腹部 CT 增强:肿瘤不均匀强化,与周围正常肝脏

比较呈相对低密度(白箭头)

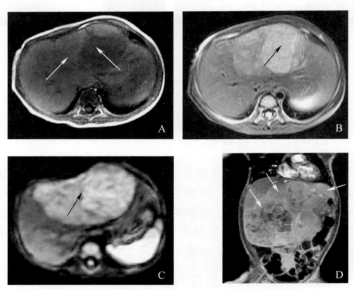

图 21-5　肝母细胞瘤。男,3 岁,偶尔发现腹部肿块

肝脏 MRI 成像:A.T_1W:肝脏左叶圆形等稍低信号灶(白箭头);

B.T_2W:病灶相对周围肝脏呈高信号(黑箭头);C.DWI:病灶呈

显著高信号(提示恶性病变);D.T_1W 冠状面增强显示肿瘤巨大,

呈明显不均匀强化(白箭头)

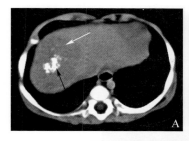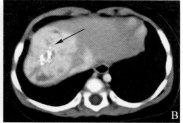

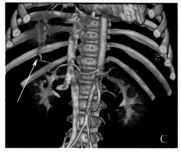

图 21-6 肝脏婴儿型血管内皮瘤
A:肝脏 CT 平扫:肝右叶类圆形低密度肿块(白箭头),中央钙化(黑箭
头);B:CT 增强:病灶显著强化,明显高于周围正常肝脏(黑箭头);
C:冠状面 CT 血管造影三维重建:显示肝动脉供血(白箭头)

五、淋巴瘤

淋巴瘤是小儿最常见的恶性肿瘤之一,全身各个部位均可发病,如颈部、鼻咽部、胸部及腹部、盆腔等。胸部淋巴瘤常发生于前、中纵隔,腹部淋巴瘤以腹膜后、胃肠道和肠系膜多。胃肠道淋巴瘤常表现为胃壁或肠壁的增厚,或形成软组织肿块,肠壁增厚伴局限性肠管扩张是肠淋巴瘤的典型表现。肾脏、脾脏、胰腺淋巴瘤常是全身淋巴瘤继发浸润(图 21-7)。CT 平扫肿瘤常为等低密度,一般较均匀,增强后轻中度强化,没有治疗的淋巴瘤一般不会发生大片坏死及钙化(图 21-8)。

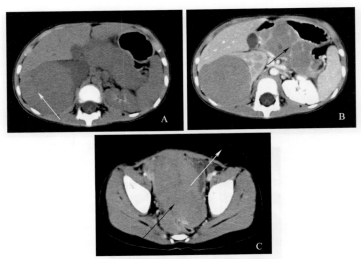

图 21-7 盆腔非霍奇金淋巴瘤伴右肾、胰腺浸润(女,5 岁,
发现腹部肿块 1 个月伴贫血)

A:CT 平扫:右肾高密度肿块(白箭头),胰腺增粗(黑箭头);
B:CT增强:右肾肿块轻度强化,胰腺见类似密度肿块(黑箭
头);C:CT 增强:盆腔层面显示盆腔膀胱上方巨大软组织肿块,
轻度强化(白箭头)

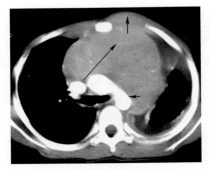

图 21-8 纵隔非霍奇金淋巴瘤(女,5 岁)

胸部 CT 增强:前纵隔降主动脉(黑箭头)前方巨大中度强化的肿瘤
(长黑箭头),肿瘤侵犯前胸壁(短黑箭头)

六、生殖细胞来源肿瘤

生殖细胞源性肿瘤包括：畸胎瘤、精原细胞瘤（生殖细胞瘤）、卵黄囊（内胚窦）瘤、绒毛膜上皮癌、胚胎癌。80%以上为畸胎瘤，成熟的畸胎瘤表现界限清楚、囊性为主、含有脂肪、骨和钙化等，CT能做出定性诊断（图21-9）。肿瘤最好发于骶尾部、性腺、其次是前纵隔、后腹膜或腹腔等。恶性生殖细胞来源的肿瘤最常见卵黄囊瘤，常表现为巨大界限不清的肿瘤伴坏死、若伴邻近器官受侵犯，诊断比较容易，若结合实验室生化检查则能对肿瘤作出定性诊断（图21-10）。

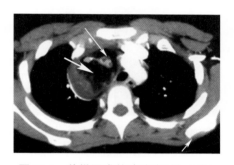

图 21-9　前纵隔成熟畸胎瘤（男,6岁）
胸部CT增强：右前纵隔混杂密度肿块，内含高密度骨骼（短细白箭头）、低密度脂肪（粗白箭头）以及等密度软组织（长白箭头），周围极高密度结构是主动脉弓及头臂血管。

七、横纹肌肉瘤

横纹肌肉瘤是儿童期最常见的软组织源性恶性，头颈部为最常见发病部位，其次为泌尿生殖道（膀胱、前列腺和阴道）（图21-11）、骨骼肌等部位。横纹肌肉瘤往往体积大，边界不清，易转移，术后易复发，预后不佳。

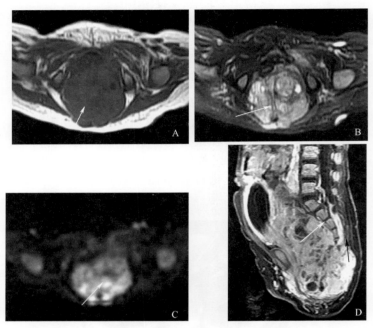

图 21-10 骶尾部卵黄囊瘤(女,1 岁,发热,伴骶尾部肿块 10 天,
排便困难,AFP7 万,盆腔 MRI 平扫加增强)
A:T_1W:盆底见巨大低信号肿块(箭头);B:T_2W:肿块呈明显混杂信
号,高信号为主(箭头);C:DWI:肿块呈明显高信号,提示恶性可能
大(箭头);D:正中矢状面增强:肿块明显强化,内见低信号坏死区,
肿瘤范围骶尾部、骶前(白箭头)、骶管内(黑箭头)

八、胰腺实性假乳头状瘤

胰腺实性假乳头状瘤常发生于年轻女性,平均年龄 25
岁左右。女性儿童也不少见。肿瘤可发生于胰腺的任何部
位,包膜完整,可表现囊实性或以实质性为主。增强中度强
化(图 21-12)。无胰管扩张,实验室检查无特殊,偶尔可发
生转移。

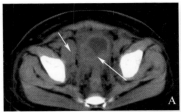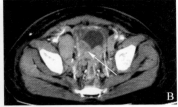

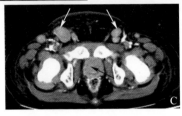

图 21-11　盆腔横纹肌肉瘤(男,2 岁,排便困难 1 个月余)
A:盆腔 CT 平扫:膀胱后壁软组织密度肿块(长白箭头),右侧结节
样肿大的淋巴结(短白箭头);B:CT 增强:膀胱后壁肿块不均匀强化
(长白箭头),右侧淋巴结中度均匀强化;C:CT 增强:稍低层面见前
列腺肿大,强化程度同膀胱后壁肿块(黑箭头),双侧腹股沟淋巴结
肿大(白箭头)

九、肾上腺皮质癌

　　肾上腺皮质癌小儿较少见,多位于 10 岁以下患儿,6 岁左右
发病居多,女孩多见,男女比例约为 1∶5。肿瘤常较大,一般为
7~10cm,多数不超过中线。大多肿瘤密度不均,内有低密度坏死
区,出血,也可见钙化,肿瘤境界一般清楚。增强扫描常可见肿瘤
内增粗的血管,下腔静脉内形成瘤栓对肿瘤定性有帮助(图 21-13)。

十、儿童甲状腺癌

　　儿童时期甲状腺癌多见于 10~14 岁,近年有增多趋势。乳
头状癌发生率最高,低度恶性,常伴钙化,生长慢,也是儿童甲状
腺癌最常见的类型。CT 表现为甲状腺内低密度结节,单发为
主,病变可以累及一侧或两侧甲状腺,部分病灶内可见沙砾样钙
化(图 21-14)。

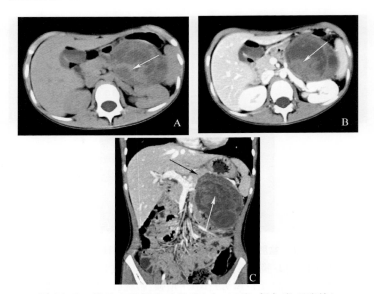

图 21-12 胰腺实性假乳头状瘤(女,15 岁,偶尔发现腹块)
A:腹部 CT 平扫:胰腺体尾部混杂密度肿块(白箭头);B:腹部
CT 增强:肿瘤轻度强化,呈囊实性改变;C:增强冠状面重建:
肿瘤位于胰腺体部(黑箭头)下方,呈外生性生长(白箭头)

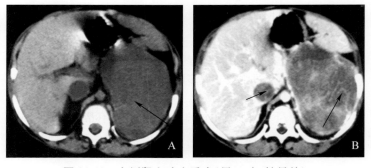

图 21-13 左侧肾上腺皮质癌(男,2 岁,性早熟)
A:腹部 CT 平扫:左侧肾上腺区巨大肿块(黑箭头);
B:CT 增强:肿瘤明显不均匀强化,内见明显扭曲血管
(黑箭头),下腔静脉见显低密度瘤栓(短黑箭头)

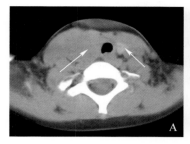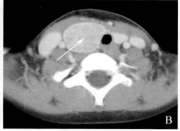

图 21-14 甲状腺右叶乳头状癌（男，6 岁）
A：颈部 CT 平扫：甲状腺右叶见一等密度类圆形病灶
（长白箭头），左侧密度略高的正常甲状腺（短白箭头）；
B：CT 增强：肿瘤呈不均匀强化（白箭头）

十一、甲状旁腺腺瘤

甲状旁腺腺瘤好发于 20~50 岁成人，儿童非常少见。临床常有骨痛，实验室检查可见高钙等，结石也常见。骨质脱钙，甚至可发生囊变（图 21-15），影像学检查可能发现甲状腺后方肿块。

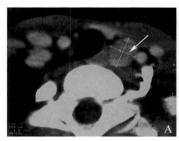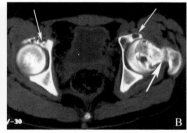

图 21-15 左侧甲状旁腺腺瘤（男，14 岁，双髋痛，外伤后左侧
股骨颈骨折）
A：颈部 CT 增强：甲状腺左后方圆形强化结节（白箭头）；
B：髋关节水平 CT 平扫：双侧髋臼囊性改变（细白箭头），
左侧股骨颈囊变伴病理骨折（粗白箭头）

十二、视网膜母细胞瘤

视网膜母细胞瘤是一种先天性肿瘤,是儿童时期最常见的眼内恶性肿瘤。10%病例有遗传性,往往为双侧性和多发性。视网膜母细胞瘤钙化的发生率高达90%以上,钙化的发现对3岁以下幼儿之视网膜母细胞瘤极具价值(图21-16)。CT显示钙化效果好,MRI对肿瘤侵犯视神经及脑脊液播散检出高于CT(图21-17)。

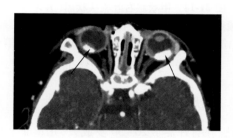

图 21-16 双侧视网膜母细胞瘤(男,11 个月)
眼眶 CT 增强:双侧眼环后部软组织肿块
轻度强化伴明显钙化灶(黑箭头)

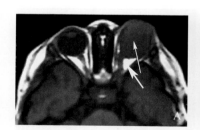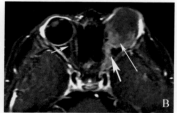

图 21-17 左眼视网膜母细胞瘤伴视神经浸润眼眶 MRI 检查
(男,2 岁,左侧眼球突出)
A:眼眶 T₁W:左侧眼球明显增大,玻璃体信号异常(细白箭头),左侧视神经扭曲(粗白箭头);B:增强:左侧眼球后部见明显强化的软组织肿块(长白箭头),球后视神经明显增强(粗白箭头)。右侧正常视神经无强化(短白箭头)

十三、脉管性疾病

脉管性疾病指血管瘤和脉管畸形,后者包括血管畸形以及淋巴管畸形。儿童时期脉管性疾病以血管瘤多见,毛细血管瘤多见于 2 岁以下的儿童,部分自然消退。CT 典型表现为界限相对清楚的等低密度的软组织密度肿块,增强后显著强化(图 21-18)。淋巴结畸形包括毛细淋巴管瘤、海绵状淋巴管瘤和囊性淋巴管瘤,前两为微囊性的,后者为大囊性的。75%囊性淋巴管瘤发生于颈部,其中 10%可扩展到纵隔。囊液 CT 低密度、增强后囊壁轻微强化。MRI T_1 低信号为主,T_2 明显高信号,可有分隔(图 21-19)。

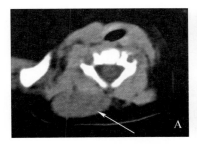
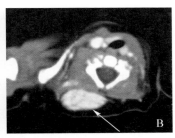
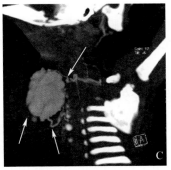

图 21-18　右侧颈背部血管瘤(男,1 岁,生后发现颈部肿块,渐渐长大)

A:CT 平扫:右侧颈背部皮下稍低密度肿块(白箭头);

B:CT 增强:肿块显著均匀强化(白箭头);

C:CT 重建:肿瘤有多支供血动脉(白箭头)

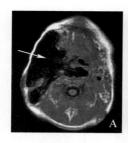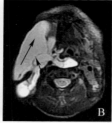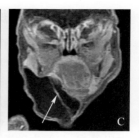

图 21-19　右颈部大囊型淋巴管畸形（女,2 周,生后即发现
颈部肿块,质软。颈部磁共振检查）

A:T_1W 横断面;右侧颈部、咽旁以及椎前巨大形态不规则低信
号病灶（白箭头）;B:T_2 压脂序列:病灶呈明显高信号（黑箭
头）,内见线样分隔（短黑箭头）;C:冠状面 T_1 增强:囊壁及间
隔轻度强化

十四、骨肉瘤

骨肉瘤是儿童期最常见的原发恶性骨肿瘤,75% 骨肉瘤发
生于 10~25 岁,肺转移常见,肿瘤好发于股骨远端及胫骨近端
的干骺端。X 线平片或 CT 一般可见溶骨性或混合性骨质破坏,
常见特征性日光放射状骨膜增生或 Codman 三角（图 21-20A）。
MRI 对病变性质尤其是病变范围判断优势明显（图 21-20B,21-
20C,21-20D）。

十五、原始神经外胚层肿瘤

原始神经外胚层肿瘤起源的小圆细胞恶性肿瘤,PNET 可
发生于任何部位,以胸部为最好发部位,其次为中枢神经系统、
骶前和肢体。骨 PNET 和骨 Ewing 肉瘤病理上将两者统一称为
Ewing-PNET（图 21-21）。该肿瘤侵袭性高,往往伴有局部淋巴
结转移、肺转移和骨转移。

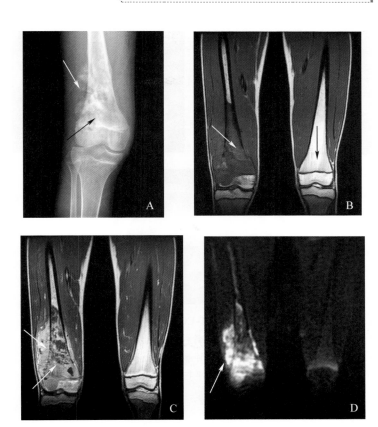

图 21-20　右侧股骨下端骨肉瘤(男,14 岁,

右下肢痛 1 个月余伴右膝肿胀)

A:右膝关节正位片:右侧股骨下端骨髓腔见混杂密度病变(黑箭
头),骨皮质毛糙,见放射状骨膜反应(白箭头);B,C,D:同一病
人 MRI 检查;B:双膝 MRI 冠状面 T_1W:右侧股骨下端及骨骺髓
腔内不均匀低信号灶(白箭头)左侧正常骨髓呈高信号(黑箭
头);C:增强扫描:病灶呈明显不均匀强化,软组织见类似病灶
(白箭头);D:DWI:病灶呈明显高信号,提示恶性肿瘤(白箭头),

注意与左侧对照

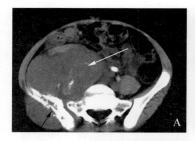
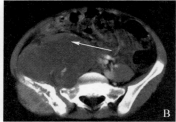
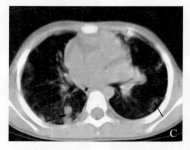

图 21-21 右侧髂骨 PENT-Ewing 肉瘤肺转移(女,5 岁)

A:盆腔 CT 平扫:右侧髂骨溶骨性破坏(黑箭头)伴周围巨大软组织肿块(白箭头);B:增强:肿瘤中度强化,内见大片低密度坏死区(白箭头);C:胸部 CT 平扫:两肺多发转移瘤(黑箭头)

(曹雯君 李玉华)

参 考 文 献

[1] Lonergan GJ,Schwab CM,Suarez ES,et al.Neuroblastoma,ganglioneuroblastoma,and ganglioneuroma:Radiologic-pathologic correlation.Radiographics,2002,22:911-34.

[2] Dome JS,Fernandez CV,Mullen EA,et al.Children's Oncology Group's 2013 blueprint for research:renal tumors.Pediatr Blood Cancer,2013,60(6):994-1000.

[3] Chung EM,Lattin GE Jr,Cube,et al.From the archives of the AFIP:Pediatric liver masses:radiologic-pathologic correlation.Part 2.Malignant tumors.Radiographics.2011,31(2):483-507.

[4] Chung EM,Cube R,Lewis RB,et al.From the archives of the AFIP:

Pediatric liver masses:radiologic-pathologic correlation part 1.Benign tumors.Radiographics,2010,30(3):801-826.

[5] Billmire D,Vinocur C,Rescorla F,et al.Malignant retroperitoneal and abdominal germ cell tumors:an intergroup study.J Pediatr Surg,2003, 38(3):315-831.

[6] Melo-Leite AF,Elias PC,Teixeira SR,et al.Adrenocortical neoplasms in adulthood and childhood:distinct presentation.Review of the clinical, pathological and imaging characteristics.J Pediatr Endocrinol Metab, 2017,30(3):253-276.

[7] 王晓敏,马士岑,韩跃峰,等.儿童甲状腺癌的临床特点及治疗分析. 临床儿科杂志,2017,35(4):282-285.

[8] Rodriguez-Galindo C,Orbach DB,VanderVeen D.Retinoblastoma.Pediatric clinics of North America,2015,62(1):201-23.

[9] Ernemann U,Kramer U,Miller S,et al.Eur J Radiol.Current concepts in the classification,diagnosis and treatment of vascular anomalies, 2010,75(1):2-11.

[10] Miller TT.Radiology.Bone tumors and tumorlike conditions:analysis with conventional radiography,2008,246(3):662-674.

[11] Balamuth NJ,Womer RB.Ewing's sarcoma.Lancet Oncology.2010,11 (2):184-192.

第二十二章　儿童肿瘤急症

第一节　肿瘤致呼吸道受压与呼吸困难

【概述】 颈部、口底、纵隔肿瘤压迫气管或腹腔巨大肿瘤引起膈肌上升均会引起呼吸道受压导致呼吸困难。常见的疾病有：颈部、口底、纵隔内巨大淋巴管瘤合并出血或感染、纵隔内的神经母细胞瘤、恶性淋巴瘤、肝母细胞瘤、肾母细胞瘤合并肺部转移，腹腔其他巨大肿瘤等。其中尤以颈部淋巴管瘤多见，此病具有浸润生长和不断发展的趋势，在肿瘤进展过程中可发生内出血或感染等，使瘤体骤然增大，压迫气管或食管，产生呼吸困难或吞咽障碍，甚至危及生命。患儿年龄越小，气管壁和食管壁则越薄弱，越易受肿瘤压迫。

【临床表现】 呼吸困难往往是最早出现的临床症状，可听到明显的气喘声，明显者烦躁、哭闹、不能平卧。发绀则是缺氧的典型表现。

【诊断】 对于突然增大的颈部肿物要考虑到淋巴管瘤合并囊内出血或感染的可能。结合病史及临床表现，诊断多不困难，透光试验阴性，肿物穿刺可抽出不凝血。B超检查可明确肿物性质。对颈部和胸腔的实体肿瘤，通过 B 超、CT 等影像学检查可发现肿物，活检可以明确性质。转移瘤可有原发肿瘤的病史。腹部巨大肿瘤压迫影响呼吸者，查体时可见腹部膨隆，伴有消瘦。

【治疗】 当颈部淋巴管瘤继发囊内出血致呼吸困难程度不严重时，可加强抗感染及应用止血药物、吸氧等处理。如呼吸困难明显，首先应使呼吸道通畅，抢救生命，可行气管插管或气管切开，必要时可对肿物穿刺放液，呼吸困难的症状能立即得到改善，待病情平稳后可行肿瘤切除手术。

对颈部、胸腔内巨大实体瘤,应活检明确其性质再确定下一步治疗方案。

【小结】　颈部、口底、纵隔肿瘤压迫气管或腹腔巨大肿瘤引起膈肌上升均会引起呼吸道受压导致呼吸困难。当颈部淋巴管瘤继发囊内出血致呼吸困难程度不严重时,可加强抗感染及应用止血药物、吸氧等处理。如呼吸困难明显,首先应使呼吸道通畅,抢救生命。

附:肿瘤致呼吸道受压与呼吸困难诊治流程图

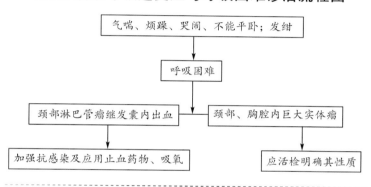

第二节　肿瘤继发肠梗阻

【概述】　在肿瘤发展过程中,可因肿瘤的增大,对周围组织的侵犯、压迫,使管腔狭窄、堵塞,或因肿瘤导致肠套叠、肠扭转,引起肠梗阻。恶性淋巴瘤,主要是非霍奇金病,常常侵犯远端回肠、回盲部而产生肠梗阻。胃肠道间质瘤、平滑肌瘤也可阻塞管腔,引起肠梗阻。此外,肠道肿瘤也可诱发急性或慢性肠套叠导致肠梗阻。腹腔巨大肿瘤、盆腔内肿瘤、骶前胚胎癌、骶尾部巨大畸胎瘤等生长到一定程度,压迫、浸润直肠产生慢性、不全性肠梗阻,晚期病例可至完全性肠梗阻。

【临床表现】　主要表现为呕吐、腹痛、腹胀、排便困难、腹腔积液等症状。盆腔、骶前肿物导致排尿、排便困难,大便呈扁平状,随着肿物的增大,导致不能排便。

【治疗】　回盲部淋巴瘤引起的肠梗阻仍以化疗为主。其他实体瘤导致的肠梗阻应针对其原发病进行处理,包括肠套叠复位、肿瘤切除、肠管减压、坏死肠管切除等,必要时行肠管造瘘。手术力求简单,先挽救生命,尽可能快地完成手术过程。围术期注意营养支持。

【小结】　肿瘤继发肠梗阻主要表现为呕吐、腹痛、腹胀、排便困难、腹腔积液等症状。回盲部淋巴瘤引起的肠梗阻以化疗为主。其他实体瘤导致的肠梗阻应针对其原发病进行处理。

附:肿瘤继发肠梗阻诊治流程图

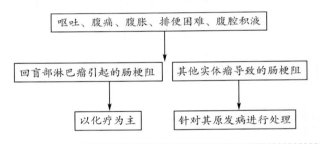

第三节　实体瘤破裂出血

【概述】　小儿腹、盆腔实体肿瘤如神经母细胞瘤、肾母细胞瘤、肝母细胞瘤等,因其生长迅速,瘤体中央缺血、坏死,发生自发性破裂出血。或因患儿哭闹、咳嗽、不慎跌倒、腹部外伤、体格检查等外力作用导致肿瘤破裂。骶尾部巨大畸胎瘤,因瘤体大、受压,邻近肛门,易发生感染、破溃。

【临床表现】　腹腔内肿瘤破裂,破口很小、出血量少是,患儿仅有腹痛、腹部不适,可伴有恶心、呕吐、食欲缺乏等症状,多于一周左右自行缓解。破口较大,出血量较多时,可出现突发腹部剧痛、肿物迅速增大、高热等表现,往往伴有呕吐、面色苍白、口唇发绀、呼吸急促、脉速等表现。严重者可有失血性休克。

【诊断】 对体表肿瘤破裂者凭体检即可诊断。腹盆腔实体瘤患者突然出现的腹痛,应仔细询问,了解有无腹部外伤史。也有些患儿在肿瘤破裂前未得到诊断,而以腹痛、贫血等为首发症状就诊。血常规检查可见红细胞、血红蛋白数值下降。B超、CT检查可发现腹、盆腔积液(积血),同时也能明确肿瘤的大小、部位。腹腔穿刺抽到不凝血也有助于诊断。

【治疗】 对出血量不多,全身情况较好者,应卧床休息、禁食水、监测血压、脉搏、氧饱和度,给予对症治疗,同时应用止血药物。完善相关术前检查,密切观察生命体征、腹部体征变化,若病情恶化,及时手术。

出血量较大,生命体征不平稳者,应立即纠正贫血,预防失血性休克。在短时期内完善术前准备,待一般情况好转,血压上升,呼吸、脉搏稍平稳后,在抗休克的同时进行手术探查,依据肿瘤的具体情况,采取不同的处理措施。

【小结】 实体瘤破裂出血依据肿瘤部位及出血程度不同表现为腹痛、腹部不适、面色苍白、口唇发绀甚至失血性休克等。对出血量不多,全身情况较好者,予保守治疗。出血量较大,生命体征不平稳者,应立即纠正贫血,预防失血性休克。在抗休克的同时进行手术探查,依据肿瘤的具体情况,采取不同的处理措施。

附:实体瘤破裂出血诊治流程图

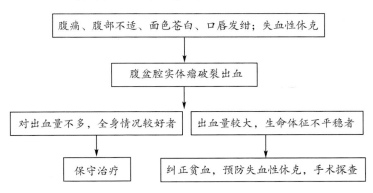

第四节　卵巢肿瘤蒂部扭转

【概述】　小儿的卵巢肿瘤大多发生在较大儿童,偶见于婴幼儿及新生儿。卵巢肿瘤蒂扭转是卵巢肿瘤最常见的并发症,右侧的卵巢肿瘤较左侧卵巢肿瘤易发生蒂扭转。一般易发生卵巢肿瘤蒂扭转的肿瘤是:瘤体中等大小、质地不均,重心偏于一侧,表面光滑与周围组织无粘连,瘤蒂较长,其中良性畸胎瘤多见。

【临床表现】　最主要的临床症状为腹痛,腹痛多为突发性腹部绞痛,疼痛难忍。扭转圈数越多,疼痛越剧烈。个别病例由于蒂部扭转不足360°,又因体位的变化,扭转的蒂部自行复位,疼痛即随之缓解。多数患儿可有恶心、呕吐,但多数不严重,个别可剧烈。当出现肿瘤破裂出血或坏死时,可出现剧烈腹痛、高热等腹膜炎或中毒性休克表现。

体检时腹部出现不同程度的压痛和反跳痛、腹肌紧张、肠鸣音减弱或消失。

【诊断】　患儿多因急性腹痛前来就诊,查体部分患儿可在下腹部或盆腔触及肿物,肛门指检在直肠前壁或侧壁可触及肿物,有疼痛。腹腔穿刺可抽出血性腹腔积液,或不凝固血液。

盆腔彩色多普勒超声检查可协助诊断卵巢蒂扭转。如发现附件包块无血流信号,应高度怀疑卵巢囊肿蒂扭转;但即使有血流流向该附件也不能完全排除卵巢囊肿蒂扭转的诊断,其原因与蒂扭转程度轻、动脉血流未受明显影响仍有动脉血灌注卵巢有关,也可能超声检查时扭转的卵巢囊肿自发复位或蒂扭转仅阻断了卵巢双重血供中的一重血供。此外,MRI 或 CT 检查对临床定性诊断可以起到明显的辅助作用。

【鉴别诊断】

1. **急性阑尾炎**　疼痛多以脐周开始,转移至右下腹后为持续性腹痛,伴发热。查体腹部有固定压痛,实验室检查血象升高。

2. 急性尿潴留　肿块位于下腹部正中,位置固定,其触感表面光滑,不活动,有张力。曾有将充盈性膀胱误诊为卵巢囊性畸胎瘤而手术的教训,因此,为患儿体检时应先让其排尿,再进行腹部查体及肛门指诊。

【治疗】　一经诊断,应行急诊手术。术中首先确认扭转的卵巢有无坏死,如卵巢已坏死,应首先钳夹扭转的蒂,然后再切除坏死的卵巢及肿瘤。不可在扭转的蒂未钳夹之前将卵巢复位,以防血栓脱落引起栓塞。如卵巢未坏死,而肿瘤又能明确为良性肿瘤,应尽量保留卵巢组织,行囊肿剥除后缝合卵巢。术中对怀疑恶变的卵巢肿瘤,应常规行冰冻活检病理检查。卵巢恶性肿瘤的治疗包括手术加联合化疗。

【小结】　卵巢肿瘤蒂部扭转最主要的临床症状为腹痛,多为突发性腹部绞痛,疼痛难忍。体检时腹部出现不同程度的压痛和反跳痛、腹肌紧张、肠鸣音减弱或消失。盆腔彩色多普勒超声检查可协助诊断卵巢蒂扭转。一经诊断,应行急诊手术。

附:卵巢肿瘤蒂部扭转诊治流程图

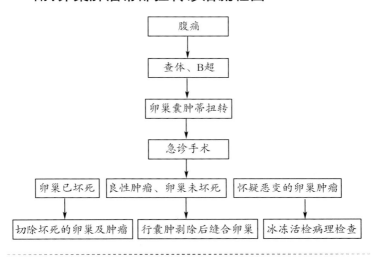

第五节　血管瘤伴血小板减少综合征

【概述】　血管瘤伴血小板减少综合征(Kasabach-Merritt 综合征)是一种巨大血管瘤伴血小板减少和凝集产物消耗的综合征,并认为血管瘤是造成血小板激活,血小板纤维蛋白形成的主要原因,同时有凝集物消耗和纤维蛋白溶解。该病多见于 6 个月内的婴儿的血管畸形,死亡率国外是 12%,国内为 30% ~ 40%,死因主要是大出血。具有发病率高、误诊率高、病死率高的特点。

【临床表现】　K-M 综合征多见于小婴儿,出生后就可见体表有血管瘤存在,深部的血管瘤可发生于后腹膜肝脏、脾脏、纵隔、盆腔、眼眶等部位。发病时血管瘤突然迅速增大并向周围扩散,表面紫红、温热,质硬有触痛,局部有瘀斑,可同时出现全身性出血点或瘀斑。血小板减少,常少于 $80 \times 10^{12}/L$,因血红蛋白低下有贫血外观。极易发生 DIC。

【诊断】　主要诊断依据为巨大血管瘤及血小板计数减少。询问病史及体格检查可以发现血管瘤局部突然饱满或肿胀,肿物范围迅速扩大。皮肤多呈暗紫色,肿物位于深部时皮肤颜色可以正常。B 超、CTA 可了解血管瘤的大小、形态、层次及与周围血管的关系,并与血管畸形鉴别。血常规检查血红蛋白可有不同程度降低。纤维蛋白原减少、凝血酶原时间延长、凝血时间延长、FDP 阳性等,表明患儿进入低凝状态。骨髓巨核细胞正常或增多说明存在血小板破坏与消耗。

【治疗】　主要治疗观点是控制凝集、纠正血小板减少和根除血管瘤。具体方案包括全身使用糖皮质激素、放射线治疗、血液浓缩、栓塞治疗、抗纤维蛋白溶解抑制剂、血小板聚集抑制剂、干扰素和手术等方法。

【小结】　血管瘤伴血小板减少综合征多见于小婴儿,发病时血管瘤突然迅速增大,表面紫红、温热,质硬有触痛,局部有瘀斑。血小板减少,常有贫血。极易发生 DIC。主要诊断依据为巨大血管瘤及血小板计数减少。主要治疗观点是控制凝集、纠正血小板减少和根除血管瘤。

附：血管瘤伴血小板减少综合征诊治流程图

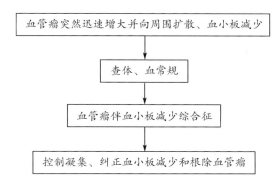

（王忠荣）

参 考 文 献

［1］Reulen RC, Long-term risks of subsequent primary neoplasms among survivors of childhood cancer. Jama, 2011, 305(22): 2311-2319.

［2］Gonzalez DO. Perioperative blood transfusion and complications in children undergoing surgery for solid tumors. Journal of Surgical Research, 2017: 216.

［3］Wang Z. Refractory Kasabach-Merritt phenomenon successfully treated with sirolimus, and a mini-review of the published work. Journal of Dermatology, 2015, 42(4): 401.

［4］Guthrie B, Adler M, Powell E. Incidence and trends of pediatric ovarian torsion hospitalizations in the United States, 2000-2006. Pediatrics, 2010, 125(3): 532-538.

［5］LG and TK, Ovarian torsion in children: management and outcomes. Journal of pediatric surgery, 2013, 48(9):, 1946-1953.

［6］Interiano RB. Pneumothorax as a complication of combination antiangiogenic therapy in children and young adults with refractory/recurrent solid tumors. Journal of Pediatric Surgery, 2015, 50(9): 1484-1489.

［7］Madenci AL. Intestinal Obstruction in Survivors of Childhood Cancer: A

Report From the Childhood Cancer Survivor Study. Journal of Clinical Oncology Official Journal of the American Society of Clinical Oncology,2015,33(26):2893-900.

[8] Record E. Analysis of Risk Factors for Abnormal Pulmonary Function in Pediatric Cancer Survivors. Pediatr Blood Cancer,2016,63(7):1264-1271.

[9] Huang T. Iconography: Pulmonary Outcomes in Survivors of Childhood Cancer: A Systematic Review. Military Medicine, 2013, 178 (3): 334-337.

[10] O'Rafferty C. Recent advances in the pathobiology and management of Kasabach-Merritt phenomenon. Br.J.Haematol,2015,171(1):38-51.

第二十三章　儿童肿瘤化疗及常用化疗药物

目前儿童肿瘤治疗发展到以包括手术切除、化疗、放疗、生物治疗、基因治疗等多学科综合治疗模式,其中化疗已从姑息性治疗的地位,上升到对许多肿瘤可达到根治效果。化疗方案的设计要依据细胞动力学、药动学和生化药理学等,化疗药物的选择、剂量、配伍、具体应用、毒副作用的防治,都有其独特的专业性。儿童处于生长发育阶段,肿瘤化疗在追求疗效的同时,必须考虑药物对儿童生长、发育的影响,对儿童器官功能,如心肝肾功能、内分泌功能及性腺的影响,把化疗对儿童生存质量及心理健康的影响降到最低限度。

第一节　化疗方案的设计

为了提高抗瘤化学治疗的疗效,多采用联合化疗代替过去的单药治疗。早在 20 世纪 50 年代已有不少实验研究证明联合用药的抗肿瘤效果优于每个药单用。近年来化疗疗效的大幅度提高,使部分肿瘤中的部分病例达到治愈,这是与联合化疗的发展和应用分不开的。即使用化疗尚不能治愈的肿瘤,疗效的改观也是因为联合化疗方案而获得的。实际上目前联合化疗已基本取代了单一药物治疗。

一、联合化疗

联合化学治疗指 2 种或 2 种以上的不同类型的抗癌药物联合应用,其优点是:①药物作用机制及环节不同可尽量杀灭不同细胞周期的肿瘤细胞,提高各药物间的协同作用;②使肿瘤细胞同步化,提高各药物间的协同效应;③减少耐药细胞株的出现;④减少毒性保证使用足够剂量和足够疗程。从广义来说,联合用药还包括使用一些本身无直接抗癌作用的药物,它们与抗癌药物合用的目的是:①减少药物毒性(解救治疗),以保证抗癌药能使用足够剂量;②通过各种机制加强抗癌药的疗效,而不增加毒性。至于合用生物反应调节剂(BRM)提高免疫功能已属于化学免疫治疗的范围。

(一)联合用药的原理

1. 肿瘤细胞的同源异质性 所有肿瘤起源于单一细胞,肿瘤细胞在有丝分裂过程中逐步出现瘤细胞与瘤细胞之间的不同生物学性状,称为肿瘤的同源异质性。

近年,肿瘤细胞异质性的理论在恶性肿瘤的化疗中已被重视。一个原发灶的肿块由不同的细胞亚群组成,各个不同的细胞亚群的药物敏感性不同,尤其原发灶与浸润灶甚或转移灶之间的不同细胞亚群对药物的敏感性差异更大。这样,同一个宿主的肿瘤,有些细胞亚群可能对某种药物敏感,而另一种细胞亚群对同样的药物不敏感,即具有自然抗药性。单一药物治疗往往只能杀灭其中敏感的瘤细胞亚群,而自然抗药的细胞亚群,在用药后残留下来,造成化学治疗后的复发。多种药物的联合应用,可增加敏感的细胞亚群数,尽可能减少或消除自然抗药的细胞亚群存在的可能性,以更大限度地对所有瘤细胞进行杀灭,提高疗效,减少复发。另外,肿瘤细胞的倍增时间较相应正常组织细胞倍增时间长(即肿瘤细胞因发生病变其生长速度变慢),这样要求设计化疗方案时在化疗一段时间后给予休息,使得受损的正常细胞特别是造血干细胞得以恢复,但在肿瘤细胞没有恢复时开始下一疗程化疗给予肿瘤细胞更大打击。这也可理解化疗休息时间过长容易导致复发。肿瘤细胞增殖动力学的知识,结合对各种药物作用机制的认识,为制订安全有效的化疗方案提供了理论基础。

2. 对数杀灭的数量 对数杀灭的数量概念,即一定剂量的化疗药物可杀灭一定比率(非一定数量)的肿瘤细胞,遵循一级动力学规律。而肿瘤免疫治疗,其遵循 0 级动力学即一定剂量的药物可杀灭一定数量的细胞。因此,化学治疗和免疫治疗联合应用理论上有互补性。

　　3. 细胞周期对化疗药物的影响　　瘤细胞群中一般只有部分处于增殖周期。增殖周期中又可分为合成前期(G1)、DNA 合成期(S)、合成后期(G2)和有丝分裂期(M)。直接作用于 DNA 的药物,如烷化剂、抗肿瘤抗生素等对整个周期中的瘤细胞均有杀灭作用。人们把这类药物称为周期非特异性药物(CCNSC),而把只对某一时期的细胞产生作用的药物称之为周期特异性药(CCSC),如抗代谢药主要作用于 S 期,植物药主要作用于 M 期等。另一部分细胞处于静止期(Go),对各类药物均不敏感,是目前肿瘤化疗的难题之一。在肿瘤内部,仅有少部分的细胞是处于活跃增殖的状态,大多数细胞通常不处于细胞分裂周期中,呈休眠状态。周期特异性药物只杀灭增殖周期中某一期细胞,对 Go 期细胞不敏感,其特点是作用较慢,给药呈时间依赖药物应有一定暴露时间,宜小剂量持续给药。总剂量分次给予可能优于一次给药,每周给予可能优予每月给疗案,可作用于不同增殖动力学的肿瘤细胞,剂量密度增加,更易与其他化疗药物配伍。

　　4. 药物之间的相互作用　　实验证明,某些药物合用产生协同作用,疗效超过各种单药疗效之和,这往往与各作用机制有关,将于下文叙述。然而,两药合用亦有降疗效(拮抗)的可能性,而且不合理的应用可加害于患者,或因此被迫减少药物剂量,结果疗效反而减低。合用药物还可以减少或防止抗药性的发生。肿瘤化疗失败的原因,其中主要是用药后产生抗药性,因而肿瘤复发时,对原用药物无效,也就失去了控制。同时使用不同作用机制的药物,可能阻止或延缓癌细胞对各药产生抗药性,因而可以达到较长的缓解期,MOPP 方案治疗霍奇金病就是延长缓解期的良好例子。然而,目前抗癌药物种类繁多,计 120 种左右,常用的也有 70 多种,如设计一方案包括 3~4 种药物,则可组成数不清的方案,但实际上每种肿瘤在临床的最佳方案,一般只有 3~5 种,不超过 10 种。联合化疗设计的目的,是要求一个方案在其毒性能为机体所耐受的条件下,尽可能加强对肿瘤细胞的杀灭,争取达到 CR,有希望获得根治。因此要求联合化疗必须有理论指导,合用要有原则,经过临床实践的验证,才能得到强效低毒的良好方案。一般原则是选择对某种肿瘤较敏感的几种单药组合为联合方案,要求所用各药的毒性重叠较少,还要从药物作用的生物化学原理、动学及细胞增殖周期关系等方面加以考虑。

（二）联合用药的基本因素

联合用药需从化疗药物作用的多方面考虑,其中包括药物作用的生化机制、药动学、细胞增殖动力学和毒理学等,以达到最佳的治疗效果,最小的副作用。

1. 联合用药与药物作用生化机制 现有抗癌药物的作用机制大多已被阐明,了解药物的生物化学作用环节可为其联合用药提供重要指南。一般来说,联合用药是期望能在癌细胞中形成多个生化损伤,如果这种损伤是致命的,则两药联合应用最少可以得到相加效果,甚或可以达到协同作用,但要求药物之间不发生不利的代谢或细胞动力学上的对抗关系,如果两种药物是与同一结合点相结合,例如两种药抑制同一种酶,那么最终效果最好只能是较强一种药物所能达到的效果;如果两种药物效能相等,还可在同一种酶上竞争引起拮抗作用。所以,联合用药必须避免使用生化机制完全一致的药物。但要指出,多种烷化剂虽然同样作用于DNA,各药之间无拮抗作用,甚至有协同作用,环磷酰胺与亚硝脲类就是一例,这是因为此二药对 DNA 作用的细节并不相同。HN2 与 PCZ 虽都可使 DNA 烷基化,作用方式亦不同,在 MOPP 方案中合用较佳。博莱霉素(BLM)与铁结合后,活化 D2 破坏 DNA,而顺铂(DDP)可能与 DNA 形成链内交联。虽然均可作用于 DNA,但其机制不同,二药合用亦很有成效,所以仍可联合应用。

对于联合化疗的生化途径可分为 3 种:

(1)序贯抑制:研究者提出序贯抑制是指 2 种抑制剂同时作用于一个线性代谢过程前后 2 个不同时相的酶。这种序贯抑制,能加强药效是由于下述原因。因为平常如使用一种抑制剂时(如12),酶 E2 受抑,可使底物 B 堆积,过多底物可诱导产生过量的 E2,结果就部分地摆脱了抑制。当加人抑制剂 1(11)时,抑制了 A+B 的过程,底物 B 的堆积减少,最终产物 C 的减少就更显著。例如,核糖核苷酸还原酶抑制剂羟基脲(HU)与DNA 多聚酶抑制剂阿糖胞苷(Ara-C)在小鼠　L1210 白血病中联合应用,研究发现这种联合用药引起对瘤细胞破坏的协同作用,同时对宿主毒性的相加较少。

(2)同时抑制:即将产生同一产物的 2 条生化途径同时抑制。目前,临床尚无这种联合抑制的例子,不过可以设想如果找到一种脱氧胸苷激酶(TK 为 El)的抑制剂(I1)时,可与脱氧胸苷酸合酶(TMPS 为 E2)的抑制剂如 5-FU 合用,这就可以同阻断脱氧胸苷酸(C)的生成,从而更强地抑制 DNA 的生物合成。

(3)互补性抑制:其特点是一种抑制剂或药物可直接影响或改变一种最终产物,如 DNA、RNA 或蛋白质的功能,甚或破坏其结构。而另一种抑制剂(II)则阻止生成这种最终产物的生物合成途径,如阻止其前体物的合成或利用等。这种互补性抑制应用相当广泛,最终产物主要是指 DNA 而言。实验及临床已有不少例证。如烷化剂与使 DNA 断裂的药物合用,BLM 能使DNA 断裂,可能阻止 DNA 修复。有研究-认为喜树碱亦能使DNA 断裂,亦可考虑合用。

2. 联合用药与药物活性　抗药物要进入细胞才能显效,进入过程多通过被动的扩散,即按浓度梯度进入细胞。某些药物则要通过能量依赖性裁体介导机制进入细胞。例如,肿瘤细胞对 MTX 的敏感性与细胞转运 MTX 的能力相关。目前,尚无药物能促进 MTX 转运,但 VCR 可减低 MTX 从细胞外流。外流机制是由不同于转运进入细胞的载体负责。阻止外就可使细胞内药物浓度升高,较多药物积聚细胞内较长时间。这种现象在体外人白血病细胞中已证明,在大剂量 MTX 治疗之前经常使用VCR,可能有临床意义。因此在联合用药时,应考虑到物之间的动学的相互影响。

（1）药物的激活作用对联合用药的影响：这种作用还未得到临床上的重视，且这种药物交互用有可能同时加强药物抗癌作用及对宿主的毒性，如环磷酰胺要求肝微粒体混合功能氧化酶作用而活化，苯巴比妥可诱导氧化酶增加，在大鼠、小鼠及人体的实验中，可加快 CTX 产生细胞毒性代谢物的速度，但未见其对 CTX 的疗效或宿主毒性有何明显影响。肾上腺皮质激素亦可影响混合功能氧化酶，有认为，单独使用泼尼松龙对 CTX 的活化有即发的抑制作用，而长期每日应用则可引起 CTX 活化速率增加，不过尚未发现生物转化速率的变化与 CTX 对正常或肿瘤细胞的细胞毒性有何关系。

（2）药物灭活作用对联合用药的影响：如阿糖胞苷受胞苷脱氨酶催化脱氨变成阿糖尿苷而失活，而若同时应用四氢尿苷可逆地抑制该酶，从而延缓阿糖胞苷的灭活，加强阿糖胞苷的效力。6-MP 受到黄嘌呤氧化酶催化转变成硫代黄嘌呤，然后变为硫尿酸排泄。该酶的抑制剂别嘌醇可阻止 6-MP 的降解，能同时加强 6-MP 的疗效与毒性，但目前未见能提高治疗指数。在应用别嘌醇时，6-MP 的剂量必须减少至 $1/2 \sim 1/4$。

3. **联合用药与细胞增殖动力学**　根据细胞动力学的基本概念，分析不同肿瘤细胞增殖的时相特点，再根据药物作用的周期选择性及时相选择性，设计组合不同类别的药物，以进行联合化疗，从而达到提高疗效或降低毒性的目的。由此联系到临床上的肿瘤化疗方案设计，可从以下几方面考虑。

（1）同步化作用（synchronization）：同步化过程是先用一种药物选择性杀灭增殖中的肿瘤细胞群的某部分，剩下对该药不够敏感的周期中某期的细胞，随后，使用对剩余细胞很敏感的药物（或放射）杀灭这些细胞，例如以下几种情况：①用一种药物如阿糖胞苷或羟基脲杀灭 S 期，而其作用时间较长（或反复用药），则用大剂量药物不久之后，就只剩余 G2、M 及 G1 期细胞。凡进入 S 期的 G1 细胞均被杀灭，于是同步化程度随时间而增加。较多细胞积聚于 G1 期，有利于用放射或其他药物杀灭而提高疗效。②另一药物选择性杀灭某期细胞，又可阻断 G1/S 交界期，当此药保持一定时间后，细胞沿周期进行，而在 G1/S

之间受阻,结果大量细胞堆积于 G 期,发生同步化,以利于另外的药物的作用。假若再等待一段时间,堆集于 G1 期的细胞又同步进人 S 期,于是应用 S 期药物即可更好地将之杀灭。但在实践过程中,同步化后时间过短,则可能尚未达到同步;而同步后较久仍未用另外的药物,则细胞又会重新发生异步过程。因此,间隔期意义很大。

（2）招募作用:先用第一种药物来增加增殖的集落形成性细胞的比率,即提高生长比率,再用另一具有明显增殖依赖性细胞毒药物,从而提高疗效。已知增殖中细胞对化疗敏感,但肿瘤增大后,非增殖性细胞比率渐增,从而使肿瘤敏感性下降。策略是:对肿瘤倍增较慢者,如腺癌等,宜先用周期非特异性物（如烷化剂）,即增殖依赖性不明显的抗癌药物,杀灭周期外的细胞,促使相当数量细胞进入周期,再用特异性抗癌药杀灭周期中的癌细胞。用药时间应在最多细胞被招募到增殖状态时。事实上,对于生长速率很低的肿瘤,例如某些发展较慢的癌瘤,一开始就使用周期特异性药物不会有效。要先用一个或数个疗程的大剂量周期非特异性药物,才能有效地缩小肿块,并招募大比例的癌细胞进入周期,此时可再用周期特异性。实验中,典型例子是对浆细胞瘤先用大剂量环磷酰胺（CTX）作为招募疗程,然后用周期特异性药物阿糖胞苷（Ara-C）,以有效地杀灭被招募来的增殖细胞,结果疗效提高。

（3）非同步化作用:从细胞增殖周期考虑,用打击不同时相的几种药合用,在多个环节上杀灭肿瘤细胞,这是针对肿瘤细胞群经常处于非同步化的情况而用的,是目前联合化疗中应用最广泛的方法。一般联合化疗方案,常包括作用于不同时相的药物周期特异性与非特异性的药物。

4. 联合用药与药物的抗癌谱联合化疗中一个极富经验主义的设想,即是用临床经验中对该癌有效的几种药物联合使用。环磷酰胺、多柔比星、顺铂、甲氨蝶呤、氟尿嘧啶的抗癌谱较广,根据不同肿瘤对不同药物的反应,选用敏感的药物联用。如对睾丸精原细胞瘤以氮芥或其他苯丙氨酸氮芥（美法仑）类为好;对其他睾丸肿瘤,顺铂、博莱霉素、长春碱、依托泊苷较有效。

5. 联合用药与药物毒理学 联合用药除了要考虑疗效,还应考虑其毒性和副作用,故应注意以下几个方面。

(1)减少毒性的重叠:如果在联合用药中所选各不具有重叠的毒性,则每药可用足剂量,从而使各药发挥最大效能,达到疗效相加甚至协同。如药物间的毒性有重叠,则用量必须适当调整,一般降低25%-50%,但有时适当安排用药程序,剂量可不必过于减低。此外,还应注意不同药物对相同器官的毒性相加。例如心脏毒性是蒽环类抗生素如多柔比星、柔红霉素等的特征性毒性。除此之外,新合成的药物米托蒽醌亦有一定毒性,程度的毒性,先后使用要控制累积总量,心前区放射亦可加剧心脏毒性,设计方案时应注意。

(2)降低药物毒性:联合用药可以减低药物的毒性,增加患者的耐受性。例如甲氨蝶呤抗癌及毒性作用主要是通过抑制二氢叶酸还原酶(DHFR)而发生的,此时应该使用已还原的叶酸制剂:甲酰四氢叶酸与5-甲基四氢叶酸(MFH4),可绕开MTX阻断过程,保护细胞得到解救而免于受毒。合用胸腺嘧啶核苷和(或)次黄嘌呤绕开MTX阻断的核苷酸合成途径,对某些细胞(如淋巴细胞)同用胸腺嘧啶核苷可完全阻断MTX的杀细胞作用;L1210等白血病细胞,则胸腺嘧啶核苷不能完全阻断MTX的杀伤作用。利用细胞间的差别有可能解救正常细胞,加强对癌细胞的杀灭。

6. 非抗癌药在联合用药中的作用 随着临床药学的发展,一些非抗癌药在肿瘤治疗中收到了较好的疗效,如利用溶酶体活化剂(硫酸右旋糖酐、尿激酶或维A酸等)使溶酶体易于破裂,与抗癌药合用时,受抗癌药作用的癌细胞较易受溶酶体溶解而死亡,以加强疗效,亦可合用提高通透性的氯丙嗪等,以加强CTX的疗效,利用钙通道阻断剂,如维拉帕米(verapamil)、硝苯地平(nifedipine)等,阻止VCR、ADM等从细胞内排出的过程,从而增加其细胞内浓度,提高疗效。

(三)联合用药的原则

综合考虑以上各种因素,肿瘤联合化疗应依据以下原则:

1. 药物的选择必须依据药物的药理学、肿瘤细胞的增殖细胞学原理及肿瘤类型的特点选择药物,一般以 3~4 种为宜。

2. 单一用药时对该肿瘤疗效最好。

3. 作用机制不同,无交叉耐药。

4. 各药毒性范围不同,无毒性相加作用。

二、化疗疗程与间隔的设计

(一)疗程的设计

化疗疗程设计的原理应根据细胞的增殖周期及化疗药物的抗瘤谱、作用机制、毒副作用、药物动力学特点,以及肿瘤分期、病理组织学特征,还应注意既往化疗所用药物、疗效、毒副反应及耐药情况来设计。肿瘤早期或病情轻者可选择单一用药或作用较缓和的联合用药,中晚期则应选择大剂量联合化疗。

1. 短期连续疗程 多用于肿瘤细胞生长迅速、肿瘤倍增时间短的患者,如恶性滋养叶细胞肿瘤,一般用药 8~10 天为一疗程,相当于 2~3 个细胞增殖周期或 2~3 个肿瘤倍增时间。

2. 长期间隔疗程 多用于对肿瘤细胞生长缓慢、倍增时间长的患者。即在一个细胞周期内反复给药 2~3 次。如宫颈癌、卵巢癌等,可以每 48 小时或 72 小时冲击给药 1 次,达到一个细胞增殖周期内给药 2~3 次。

总的疗程设计在理论上应达到临床治愈后再做 5~6 个对数杀灭为宜。临床实践证明化疗的疗效依疗程次数的增加而递增。但究竟需多少疗程方能停药是一个尚未解决的问题。研究者用多程化疗治疗卵巢癌、经二次探查证明 10 个疗程以上者 5 年生存率达 80%,而 1~4 个疗程则仅为 9%,显效者中过早停药亦会导致复发,治疗 10 个疗程以上者全部存活。对于有明确肿瘤标记物者可用以进行监测,指导治疗。

(二)分程的间隔

疗程的间隔时间应根据病情的缓急、药物的毒性反应及正常组织的恢复情况而定。使用联合化疗成功的一个重要因素,乃是间断给药的设计方案。这种办法可以既加大用药剂量,又使正常细胞和宿主的免疫机制得到更好的恢复机会。如环磷酰胺、甲氨蝶呤、多柔比星等为近期或中期骨髓抑制,其毒性作用多在 8～14 天内达到最高点,需要 14～21 天才能恢复到正常水平,所以应用这些药物化疗时,其疗程间隔应为 2～3 周为宜。另外,如病情较急、较重者,适当缩短间隔;病情较轻或基本缓解者则间隔应适当延长。临床治愈后间隔可延长至 2～3 个月或更长。

第二节　常见儿童恶性实体瘤的化疗原则

小儿肿瘤化疗的原则是针对不同肿瘤及分期选择化疗方案,早期、足量、联合、个体化治疗。一般来说,只要对化疗敏感、非局限并完整切除的肿瘤,都应给予化疗。

一、疾病分期与化疗

明确诊断及分期,选择合适化疗方案。根据患儿年龄、病史、症状、体征、实验室检查、影像学及病理学检查明确诊断。白血病及及 IV 期淋巴瘤通过骨髓检查容易诊断,实体瘤如肾母细胞瘤、神经母细胞瘤、横纹肌肉瘤等,可通过超声引导下穿刺活检诊断。对于形态诊断有困难的病理,可通过单克隆抗体标记、融合基因检测基因芯片等进行诊断。诊断明确后要检查病变范围,进行分期,根据诊断、分期选择合适的化疗方案。目前国内外对急性白血病、淋巴瘤、肾母细胞瘤、神经母细胞瘤、横纹肌肉瘤、骨肉瘤、尤文氏肉瘤、生殖细胞瘤等有较为统一的化疗方案。

二、联合化疗

联合化疗可取得较单一化疗更好的效果,联合化疗中一般都包括两类以上作用机制不同的物,而且常常应用 CCNSC 与 CCSC 药物配合。选可能使各药的毒性不相重复,以提高正常组织的耐受性。药物数量目前一般多主张 3～4 种联合应用。联合用药可协同增效,减少复发,提高缓解和长期存活率。两疗程之间应有间歇,以利于正常造血细胞恢复,并使处于静止期的肿瘤细胞进入增殖循环,在下次的化疗中容易被杀死。有效的周期非特异性药物可使 Go 期细胞进入增殖周期,为周期特异性物创造作用的条件。周期特异性药在杀灭处于对此药敏感时相的肿瘤细胞的同时,能够延缓肿瘤细胞在周期的进程,阻止细胞从某一时相进入下一时相,导致细胞暂时性蓄积。此种阻滞一旦解除,细胞将同步进入周期的下一时相,此时如给予对这一时相具有杀伤作用的物将能明显增效。例如长春新碱能使细胞阻滞在 M 期,此种阻滞作用于用药后 6~8 小时为最高峰,因之如在应用长春新碱后 6~8 小时给予环磷酰胺或莱霉素等可明显增效。

三、早期化疗

四、足量给药

五、序贯治疗

化疗剂量和强度的增加是增加肿瘤患者 CR 率和提高长期存活率的主要因素之一。如不及早进行 CR 后的早期强化,肿瘤细胞会很快增殖、生长、导致复发并产生耐药性,故肿瘤患者应尽早进行足量有效的 CR 后治疗。

六、辅助化疗

经过手术治疗或放疗局部无残留病变但极有可能转移的患者进行化疗可取得较好疗效。辅助化疗的目的是清除蓄积在肺、骨、骨髓、淋巴结及其他部位的微转移肿瘤,辅助化疗对大部分常见儿童肿瘤有效,包括 Willis 瘤、Ewing 肉瘤、淋巴瘤、横纹肌肉瘤、星形细胞瘤和骨肉瘤。表 11-1 列出了几种常见儿童肿瘤患儿有无辅助化疗时的结果。

肿瘤的镜下病灶在细胞动力学上对化疗更敏感,因为肿瘤细胞中的大部分处在增殖活跃期,小量肿瘤负荷也意味着药物耐药可能性小。Golde 和 Goldman 的数学模型实验中假设耐药是随机的遗传事件的结果。当残留病变和存在耐药细胞的可能性很小的时候,辅助治疗中同时给予有效药物时治愈的机会达到最大化。临床实验证明当肿瘤负荷小时化疗有效,小儿存在广泛肿瘤病变时治愈可能性下降。适当药物的选择和理想用药时间在设计辅助治疗时十分重要。动物实验和临床研究证实辅助治疗应在局部治疗后尽早开始,延迟开始可能影响治愈的机会。一项回顾性研究证实在局限性 Wilms 瘤患者放线菌素 D 开始使用的天数显著影响其长期预后。手术当天开始的在术后 4 年生存率为 89%,而延后几天至 1 周的只有 35%。解决延迟化疗的策略是术前开始化疗。如在 Ⅲ、Ⅳ 期神经母细胞瘤,往往进行 3~4 个强化疗后再切除肾上腺肿瘤。

七、化疗的剂量强度

大多抗肿瘤物有一很陡的剂量效应曲线,即剂量的少量增加了显著增强疗效,称为剂量强度。动物实验显示 2 倍的药物剂量增加,如 CTX 可引起 10 倍的肿瘤细胞杀伤。在一项乳腺癌的研究中,应用 CTX、MTX、5-FU,剂量在 3 倍以上变化时患者出现效应的比率从从 12% 到 84%,在儿童急性淋巴细胞白血病和骨肉瘤中,更强的化疗取得较低的复发。荟萃分析显示在神经母细胞瘤 44 个临床试验 1592 例患者中,应用 VP16、顺铂、CTX、柔红霉素,显示 5~10 倍的剂量强度关系。目前在能耐受范围内应用最大的剂量强度,和最短的化疗间歇已经是设计化疗方案的重要考虑,剂量轻微减少可能显著影响预后。强化疗后可自体骨髓移植来加速造血及免疫恢复,应用 G-CSF 刺激造血。也可采取局部化疗增加肿瘤局部药物浓度而减少全身用药。

剂量强度的基础书剂量-反应曲线为线性关系,这样剂量愈大疗效也愈好。不言而喻这必须是对药物敏感的肿瘤。在动物肿瘤由于一般均较敏感,这种线性关系很明显。在临床上这种线性关系只见于淋巴瘤、睾丸肿瘤、乳腺癌和小细胞肺癌等。这也是临床上应用大剂量化疗的基础。目前骨髓和造血干细胞移植、预防性造血因子的应用及获得成功也充分说明剂量强度在提高肿瘤化疗疗效上的重要意义。通过造血干细胞的支持,大剂量化疗使上述肿瘤的预后正在进一步改观。

八、个体化治疗

对于相同诊断的肿瘤,宿主方面存在年龄、性别、种族、药物代谢酶的多态性的差异,从肿瘤本身来说相同诊断的肿瘤存在临床表现、体征、骨髓或病理改变、细胞遗传学等方面的差异。从药物代谢角度看,不同个体间存在同一代谢酶的多态性,导致了相同剂量的药物产生了不同的生物效应。药物遗传学因素、CYP(细胞色素 P450 酶系)和 GSP(谷胱甘肽 S-转移酶)变异性和一系列化疗药物关键代谢酶基因遗传多态性差异,对同一药物、同一剂量产生完全不一致的临床疗效和毒副反应。宿主因有关化疗药物代谢酶如 6-巯基嘌呤(6-MP)代谢关键酶巯基嘌呤甲基转移酶(TPMT),阿糖胞苷(Ara-C)代谢关键酶胞苷脱氨酶(CDA)和脱氧胞苷激酶(DCK)、左旋门冬酰胺酶(L-Asp)治疗作用相关的门冬酰胺合成酶(AS),CTX 作用相关的 DNA 修复酶系列,依托泊苷(VP16、VM26)相关的拓扑异构酶 II(TOPO II)等酶活性及其相关基因的遗传多态性决定宿主对这些药物的临床效应(疗效和毒副作用)。有报道 371 例中国汉族人 TPMT 的活性为(16.64 + 4.69)U/ml pRBCs,介于美国白人(16.8U/ml pRBCs)和黑人(14.4U/ml pRBCs)之间,作为低活性,汉族人与黑人更易出现对 6-MP 不耐受的毒副反应因此尽量做到化疗个体化。如大剂量甲氨蝶呤在治疗急淋白血病预防脑膜白血病时,5g/m^2 体表面积的剂量,一些患者耐受很好,但另一些患者可能出现致命的皮肤黏膜反应。因此研究通过其代谢酶活性决定其治疗剂量可能更为科学。随着肿瘤长期生存者数量的增多,成功治疗的经验不断增加,回头反思过去治疗强度是否过大,是治疗个体化的另一个方面。

九、靶向治疗

1. 药物靶向治疗的研究 用脂质体或单克隆抗体将化疗药物包裹,利用脂质体或单抗的选择性将化疗药物导入到肿瘤细胞,而尽可能减少药物进入正常细胞,以减轻毒副作用。目前研究较多的脂质体介导的蒽环类药物靶向转移可明显减轻心脏毒性。

2. 单克隆抗体的靶向治疗 抗 CD20 单抗(美罗华)的靶向治疗,用于急性淋巴细胞白血病、淋巴瘤等。其作用靶点是CD20 抗原,在前 B 细胞和成熟 B 细胞以及 95% 以上的非霍奇金淋巴瘤(NHL)细胞上均有表达。CD20 结合抗体后,不引起内化作用,一般认为 CD20 是通过调节细胞膜上的钙泵来调节细胞的生长与凋亡。

3. 融合基因的靶向治疗 针对 PML-RARa 融合基因的靶向治疗用于急性髓细胞白血病,取得了一定疗效。

4. 抗血管新生的靶向治疗 如基质金属蛋白酶(MMP)的靶向治疗。由于恶性肿瘤的浸润扩散与机体的 MMP 的过度表达是密切相关的,MMP 能降解血管基底膜和细胞外基质,导致肿瘤的侵袭转移和血管形成,在肿瘤的发生转移 MMP 对内皮细胞的游走、新血管的生长极为重要。临床广泛使用的抗高血压药卡托普利,也可通过其自由巯基结合 MMP 活性中心 $Zn2+$,抑制其活性,还能抑制内皮细胞分泌的 MMP 及 bFGF 诱导的内皮细胞游走。

5. 血管内皮细胞的靶向治疗 任何组织血管生长的基础均为血管内皮细胞,直接抑制血管内皮细胞可根本上抑制血管的生成。环孢素就可抑制血管内皮细胞呼吸链酶而促使其凋亡,同时也有阻滞 MMP 分泌的作用;内源性抑制血管生成素,可激活 PTK 信号途径,从而抑制血管内皮细胞的游走和增殖。

第三节 化疗的常见并发症及防治

一、局部刺激性

丝裂霉素、放线菌素、柔红霉素、多柔比星、长春碱类等静脉注射时,均要防止外漏。氟尿嘧啶静脉注射部位,亦可致静脉炎。卡莫司汀只能做静脉注射,不宜做动脉注射。

二、血液系统毒性

（一）骨髓抑制

大多数抗癌药物,均可抑制骨髓及淋巴组织的细胞分裂,成为限制用量的因素。用一次氮芥治疗后,约 4 天可见骨髓抑制,约 10(7～15)天达到顶点,2～3 周开始出现骨髓再生现象,5～7周后出现代偿性骨髓增生。在外周血象中,24 小时后可见淋巴细胞减少,6～8 天内逐步加剧;粒细胞减少于治疗后 10 天左右出现,同时血小板减少,而红细胞数受影响较少。一次大剂量应用环磷酰胺后,白细胞在第 9(8 ～14)天降到最低点,17～25 天恢复正常。

各类药物抑制骨髓表现有所不同。周期特异性药物如多种抗核酸合成药所致的粒细胞减少,多能迅速恢复;周期非特异性药物、如烷化剂类的恢复较慢;亚硝脲类所致粒细胞减少恢复最慢。烷化剂与亚硝脲类物因抑制多能干细胞 CD34$^+$,故能抑制各系细胞,其对骨髓抑制时间亦比周期特异性药物长。经验认为环磷酰胺主要抑制粒细胞,而对血小板数抑制较少。异环磷酰胺（IFO）、阿糖胞苷（Ara-C）、依托泊苷（VP-16）有类似现象,但对此仍有不同看法。

抑制 DNA 合成药物除抑制白细胞外,血小板数目亦减少,有引起出血危险。部分药物,如甲氮蝶呤还可引起巨幼细胞贫血。本类药物抑制骨髓程度除与剂量有关外,很重要的是血药浓度的维持时间,例如甲氨蝶呤在 $2\mu mol/L$ 浓度维持 42 小时以上,则可引起严重甚至致死的骨髓抑制;一过性高浓度时对骨髓的抑制程度较轻。

防治骨髓抑制的措施主要是防感染与防出血,有效的方法是输新鲜血,尤其输粒细胞,同时还应注意环境保护以防感染源,病房空气经层流过滤的花费太昂贵,不易做到,用抗生素作肠道消毒亦有必要,必要时使用广谱抗生素。防止血小板减少症所致出血,只有输血小板。目前各种升白细胞药包括鲨肝醇、利血生、同化激素、皮质激素等,均不能确证其有效,其中核酸前体类,如次黄嘌呤核苷、腺嘌呤(B4)、三磷酸腺苷(ATP)、叶酸、维生素 B_{12} 等是否会促进肿瘤生长亦值得小心。

通过基因工程制成的重组人粒细胞或粒细胞巨噬细胞集落刺激因子,可促进粒细胞增殖,是最肯定的升白细胞药物,用以配合化疗,可使化疗用足剂量或缩短间歇期,从而增强疗效。

(二)凝血障碍

左旋门冬酰胺酶:75%患者凝血指标有异常,血浆中纤维蛋白原,V、Ⅶ、Ⅸ、Ⅹ 凝血因子及纤溶酶原水平降低,凝血因子缺乏,凝血障碍不很严重,较少致大出血。

(三)贫血及红细胞变化

抗叶酸类药物常可致巨幼细胞贫血。羟基脲常致巨幼细胞贫血,但常为非剂量依赖性,原因不明。丝裂霉素(MMC)可致溶血尿毒综合征,亦可见于顺铂、卡铂时,主要是用红细胞输血治疗。

三、胃肠道毒性

1. 恶心呕吐

(1)烷化剂:大多数能引起程度不同的恶心、呕吐。对同一药物来说,发生率及严重程度与剂量成正比。

(2)顺铂(DDP):全部患者均出现恶心,大部分致呕吐。$20mg/m^2$ 剂量,呕吐率约70%,单用大剂量者致呕吐率更高。用后 2~5 小时致吐,持续数小时或 1 天。

(3)抗生素类:放线菌素 D 常见恶心呕吐,能引起较严重的口炎等。柔红霉素、多柔比星、莱霉素致恶心、呕吐发生率不等。

(4)阻止 DNA 合成的药物:阿糖胞苷(Ara-C)胃肠反应最明显,用 3.5mg/kg 静脉注射者恶心、呕吐率为40%,而用 5mg/kg 皮下注射者,恶心、呕吐率达88%,症状多在 2~4 小时出现,3~5 小时后减轻。用药越久,耐受性越差,有时被迫停药。氟尿嘧啶和甲氨蝶呤致恶心、呕吐,较大剂量快速滴注,则见厌食及呕吐。在防治恶心、呕吐的方法上,一般采用临睡前给药,同时给予苯巴比妥,氯丙嗪。必要时注射东莨菪碱。镇吐药常用现用 5-HT 受体拮抗剂镇吐效果很好。

2. 消化道黏膜损害　表现为口炎、咽喉炎、胃肠粘膜水肿及炎症、腹泻、水样泻,甚至血便。严重者有生命危险。

(1)阻止 DNA 合成的药物:最常引起这种症状,发生原因主要是药物抑制胃肠道黏膜上皮细胞分裂增殖,而胃肠黏膜细胞经常脱落,要求不断更新,其增殖受阻,就可致粘膜损害,形成小溃疡等。用大量药物后,上述症状并非立即发生,因必须等待体内代谢物质耗尽,上皮细胞脱落更新,然后表现需3~5 天后才较明显。而且高浓度药物接触时间愈长,遇到细胞周期中最敏感的 S 期细胞愈多,损害愈剧烈。至于单次用药量或峰浓度关系反而不大。甲氨蝶呤、氟尿嘧啶、6-MP 比较典型。

(2)抗生素类:多种抗生素可引起口炎,放线菌素 D 致口炎率较高。柔红霉素常致口炎,多柔比星过量引起颊粘膜红斑,溃疡率达 75%。

3. 其他胃肠症状　VCR 主要致麻痹性肠梗阻。

4. 肝毒性巯嘌呤砭威畦嘌呤　巯嘌呤的肝毒性特征为胆汁淤积,可有肝坏死、但无纤维化。甲氨蝶呤的肝毒性特征为纤维化。阿糖胞苷及羟基脲偶尔见转氨酶值暂时升高,可恢复、左旋门冬酰胺酶有半数患者酶值与胆红素升高,同时有凝血因子 Ⅱ、Ⅴ、Ⅶ、Ⅺ 及 Ⅹ 下降,低蛋白血症,低胆固醇血症,提示肝功能不良,但均可恢复。烷化剂的肝毒性常是非特征性的,苯丁酸氮芥(瘤可宁)过敏可见黄疸,停药消失。

四、肺毒性常用有肺毒性的药物有:

1. 博莱霉素(BLM)　此药能浓集于肺,并与肺毛细血管内皮及 Ⅰ 型肺泡细胞起作用。其生化基础是 BLM 的自由基氧化性损害超过了谷胱甘肽等还原物质的保护作用。肺中分解BLM 的酶又较少。氧化性损害首先影响内皮细胞,继而影响 Ⅰ型细胞,使纤维化渗出液进入肺泡,随而粒细胞进入,并释放趋化因子、弹性酶、胶原酶、骨髓过氧化钧酶。第 4 周有淋巴细胞及浆细胞浸润,分泌生长因子。吸引及激活成纤维细胞,于是发生胶原沉积及纤维化。Ⅰ型细胞破坏,引起Ⅱ型细胞增生,这是细胞毒引起的损害与修复的标志。肺毒性主要表现为纤维化,是限制治疗的主要反应。起病常在停药之后才表现,特征一般为干咳与呼吸困难等症状。体检常可见呼吸急促及啰音。肺功能试验发现动脉缺氧症,限制性通气障碍及一氧化碳弥散能力降低。用期间肺活量、总肺容量及一氧化碳弥散能力常有减低。在无症状而胸部 X 线检查在正常范围内的患者,可见肺功能不良,提示进行系统的肺功能试验,可发现临床不明显的肺部病变,胸部 X 线异常往往直到患者出现呼吸系统症状才发现。弥漫性条索状致密,尤常见于下肺野弥散性间质纤维化,伴有肺底斑块浸润,偶尔见胸膜渗出和纵隔或肺门淋巴结增大。

2. **烷化剂**　如环磷酰胺。

五、心脏毒性

1. **蒽环类**　早期的心律失常有窦性心动过速、室上性心动过速、室性期前收缩、传导异常、QRS 低电压、非特异性 ST 段下降、T 波低平心律失常往往数小时内恢复。迟发的、与剂量有关的顽固性充血性心力衰竭急骤发生,有心动过速、呼吸困难、气短、干咳、肝大、肺水肿、颈静脉怒张、奔马律、啰音、胸腔积液和全身水肿。

心脏毒性与下列因素有关:①用较频繁较低剂量而总剂量强度不变者,疗效不减,而心脏毒性较低,持续静脉滴注 48～96 小时,心脏毒性亦较小。看来不仅与积累量有关,峰浓度也与心脏毒性有关。②纵隔放射:增加心脏毒性。③原有心脏病及高血压,增加心脏毒性,有过充血性心力衰竭者忌用。④年龄:幼儿与老年人易致充血性心力衰竭。⑤营养不良:增加心脏毒性。⑥共用药物:包括 CTX、VP-16、Act-D、MMC、PAM、VCR、BLM、DTIC,可增加心脏毒性。

治疗可用利尿剂、地高辛、血管紧张素转换酶抑制剂(ACEI),如卡托普利、依那普利等,但效果不-定好。心肌保护药多为自由基清除剂,如生育酚(维生素 E)、乙酰半胱氨酸、雷佐生(dexrazoxane),可能因其络合胞内铁,减少心肌中自由基生成,亦有报道可用维生素 C 及维生素 B_{12}。

2. 环磷酰胺(CTX) 可致出血性心肌坏死,原发损害是毛细血管壁改变,伴有含高浓度细胞毒性代谢产物的血液漏出。初见心电图改变,后出现心力衰竭,可致死。有时白血病、淋巴瘤用常规量 CTX 治疗后,可突然发生心脏毒性。白血病细胞溶解释放出的某些物质,会引起弥散性血管内凝血(DIC),从而引起部分闭塞的血管内红细胞机械性破裂。

六、神经系统毒性

(一)全身用药

1. 长春新碱(VCR) 致神经系统症状,而以末梢神经表现最突出。病损对称为其特点,最早、最常见的为跟腱反射减低,手(脚)感觉异常亦为早期表现,在开始治疗后数周内出现,一旦出现立即停药,症状可消失。自主神经功能紊乱表现为胃肠道症状,以腹绞痛、便秘、肠麻痹为主。脑神经障碍较少见。

2. 左旋门冬酰胺酶(L-Asp) 静脉注射后亦可致人脑功能失常,有抑郁、昏睡、精神错乱、谵妄、痴呆。神经毒主要是药物引起的代谢异常所致,如引起门冬酰胺的缺乏,致蛋白合成减少,影响脑组织代谢等,亦可能因药物所致肝脏损伤,氨负荷增加。原有肝病者可能较易发生。

3. 氟尿嘧啶(5-FU) 发生脑功能障碍者少于 1%,大剂量时发病率增加 c 临床表现为不同程度的意识或人格改变、精神错乱、智力衰退、定向力障碍、抑郁、谵妄、痴呆等。

4. 多柔比星(ADM) 可产生全身性或局限性癫痫发作,这主要是由于大脑皮质运动区(前中央回)的刺激所致。

5. 丙卡巴肼(PCZ) 可致中枢神经毒性,约 31% 用者可有程度不同的神经症状包括神智改变、抑郁、嗜睡、幻觉,甚至狂躁性精神病。脑电图改变有弥漫性慢波活动,亦可见可逆性外周神经病,常见四肢异常感觉,有时腱反射消失。

(二)鞘内用药

1. 甲氨蝶呤鞘内注射时,神经系统毒性发生率 5% ~ 61%,因高浓度药物或其防腐剂引起脑组织损伤,表现化学性脑膜炎及蛛网膜炎。注射后 2~4 小时出现脑膜刺激征:发热、呕吐、头痛、颈项强直、背痛等,多于注射 3~4 次后发生,持续 2~5 天。

2. 阿糖胞苷鞘内注射有一过性头痛、呕吐、发热,提示可致化学性蛛网膜炎。

3. 左旋门冬酰胺酶脑室内注射时,剂量渐增至 5000U,可有轻度头痛。

七、泌尿系统毒性

1. **顺铂**(DDP)　可引起肾小管损害,部分患者肾毒性为不可逆性。预先水化,然后加用甘露醇或呋塞米(速尿)等促使铂合物排泄的方法,以及用 3% 氯化钠静脉滴注,因氯离子强度高,可减少 DDP 变为肾毒性强的顺二羟二氨合铂,降低肾毒性。

2. **环磷酰胺**(CTX)　CTX 在肝中活化后,活性代谢产物磷酰胺氮芥及副产品丙烯醛从尿中排出,刺激性大,1~2 天内约可排出 60% 的活性产物,直接损害膀胱。异环磷酰胺(ifosfamide)用量较大,泌尿系统毒性更强,除膀胱外,还可影响肾功能。巯乙磺酸钠可明显保护膀胱,防止损害,同时还不减弱全身的化疗效果,故用异环磷酰胺时,必须合用此药。

3. **其他**　MTX、L-Asp、链脲霉素(链佐星)、普卡霉素也有不同程度的肾毒性。

八、代谢性毒性

1. **长春新碱**(VCR)　通过阻止微管的装配,可能破坏下丘脑核及垂体的神经分泌微管系统,使抗利尿激素分泌异常增加,引起所谓抗利尿激素分泌过多综合征,表现为低钠血症,血浆低渗,尿含钠量高,相对高渗,肾、肾上腺功能异常。此外,VCR 还能引起肾集合小管上皮细胞增生。

2. **环磷酰胺**(CTX)　用量达 60mg/kg 时,较常见体液潴留,偶尔见有血清抗利尿激素水平升高。

3. **顺铂**(DDP)　曾见引起低镁血症、与肌酐清除率下降相平行。

九、其他反应

1. **荨麻疹、红斑水肿** 莱霉素最长引起皮肤反应,且其表现多样化。可见荨麻疹皮疹、红斑水肿或瘙痒。持续用可见色素沉着、过度角化,尤其多见于手指、掌部。

2. **皮疹** 环磷酰胺偶尔可致片状麻疹样红斑疹,无瘙痒或见荨麻疹。用苯丁酸氮芥、左旋苯丙氨酸氮芥(美法仑)、洛莫司汀(环己亚硝脲,CCNU)及羟基脲者,偶可见斑丘疹状皮疹。甲氨蝶呤(MTX)曾见全身性斑丘疹、偶有危及生命。静脉滴注48小时者发生率增加。皮肤活检标明血管炎症病变。放线菌素可致红斑疹及毛囊炎。5-FU治疗几周后,10%~20%患者发生干鳞屑状皮炎,可侵犯黏膜。左旋门冬酰胺酶可致过敏、发生荨麻疹。服用PCZ后饮酒可发生潮红综合征,出现短暂而明显的面部红斑。因该阻止乙醇代谢、导致乙醇堆积而致。

3. **面部潮红** 多柔比星及达卡巴嗪亦致面部潮红。

4. **脱发** 毛囊细胞每12~24小时分裂1次,故对化疗药很敏感,多数药物在毛囊细胞生长活跃的生长期(anagen)作用后,毛囊会出现不生毛发或生成易于折断的毛发。用药后7~10天开始脱发,治疗1~2个月即很显著。

十、眼的毒性

白消安可引起白内障,顺铂致视网膜病变;阿糖胞苷(Ara-C)可致流泪、异物感和畏光、黑矇;氟尿嘧啶(5-FU)可致眼睑炎、眶周水肿、结合膜刺激和角膜浸蚀。

十一、抗癌药物的过敏反应

抗癌药物有些为蛋白质或含某种溶剂,可引起过敏。应着重预防,发生后亦应及时处理。主要有L-ASP。

十二、药物热如阿糖胞苷

十三、生殖毒性如氮芥

参 考 文 献

［1］金先庆,施诚仁.儿童实体肿瘤诊疗指南.北京:人民卫生出版社,2011.

［2］马军,秦叔逵,沈志祥.蒽环类药物心脏毒性防治指南(2013年版)临床肿瘤学杂志,2013,18(10):925-934.

［3］高馨,徐从景.抗肿瘤药物的肺毒性.临床肺科杂志,2014,19(11):2074-2077.

［4］张广超,李杰.儿童常用抗肿瘤药物的心脏毒性.实用儿科临床杂志,2010,1:5-6.

［5］李志光,儿童急性淋巴细胞性白血病诱导化疗强度与治愈的关系.中华儿科杂志,2007,5:321-323.

［6］Taillibert S,Le Rhun E,Chamberlain MC.Chemotherapy-Related Neu-rotoxicity.Curr Neurol Neurosci Rep,2016,16(9):81.

［7］Wang TP,Scott JH,Barta SK.The evolving role of targeted biological agents in the management of indolent B-cell lymphomas.Ther Adv Hematol,2017,8(12):329-344.

［8］Pritchard JR,Bruno PM,Gilbert LA,et al.Defining principles of combination drug mechanisms of action.Proc Natl Acad Sci USA,2013,110(2):E170-179.

［9］Zhang L,Yu Q,Wu XC,et al.Impact of chemotherapy relative dose intensity on cause-specific and overall survival for stage I-III breast cancer:ER+/PR+,HER2- vs.triple-negative.Breast Cancer Res Treat,2018,24.doi:10.1007/s10549-017-4646-1.

［10］Wang Y,Wu N,Liu D.Recurrent Fusion Genes in Leukemia:An Attractive Target for Diagnosis and Treatment.Curr Genomics,2017,18(5):378-384.

［11］Bansal N,Amdani S,Lipshultz ER,et al.Chemotherapy-induced cardiotoxicity in children.Expert Opin Drug Metab Toxicol,2017,13(8):817-832.

第二十四章　儿童肿瘤的放射治疗原则及方案

【概述】　目前随着儿童肿瘤多学科讨论的开展,有放射治疗适应证的儿童肿瘤患者数量尤其是 3 岁以下的儿童患者在不断增加。

儿童放射治疗需要由训练有素的放疗医师、物理师、技术员、麻醉师等组成的专业团队,对于非常年幼的儿童更是需要特殊的全麻技术。放射治疗的最大益处是能将肿瘤周围组织例如大血管、神经、结缔和器官组织包括在治疗范围内,而治疗的并发症风险较小,放射治疗还可以减少功能损伤和毁容的发生。但是对儿童患者(特别是处于发育期的儿童)使用放射治疗,则需要综合考虑,既权衡儿童患儿放射治疗带来的益处又要考虑放射治疗带来的长期潜在不良反应。通过多学科讨论来合理选择放射治疗,既可将放射治疗作为单独一种治疗方式,又可作为肿瘤综合治疗方案中的一部分。

如何提高放射治疗作用? 目前有两种措施:①通过先进的放射治疗设备(螺旋断层放射治疗系统 TOMO、质子加速器等)来改善体内放射剂量的分布(立体定向、调强等技术),即提高肿瘤组织的治疗剂量和减低正常组织的照射剂量;②通过使用药物来提高肿瘤组织放疗作用(放射治疗增敏剂-甘氨双唑钠)和降低正常组织对放射治疗的反应(放射治疗保护剂)。

作为儿童肿瘤放射治疗中心至少需要两台加速器从而能保证实施先进的放射治疗技术。需要具有放疗科专用的 CT 模拟机,通常可融合多种模式的图像(MRI、PET 等)。专业儿童放射治疗中心另外还需要一些设施要求:小儿麻醉医师实施全身麻醉情况下能行分次放疗或立体定向放疗,即在加速器旁要有足够的设备(观察室、视屏监测、监护等),儿童肿瘤患者同时要有中心静脉置管、要有与小儿科相匹配的麻醉机或呼吸器、儿童半自动除颤器的监护、血压、脉搏、氧饱和度、心电图、二氧化碳、呼吸频率监测仪等，能对麻醉深度进行监测。

儿童放射治疗适应证：根据中国小儿肿瘤专业委员会讨论制定"2009重庆儿童肿瘤诊断治疗推荐方案"和 SIOP 及 COG 制订的方案（根据每个疾病的放疗要求，放疗体积、照射剂量及器官限制来选择具体方案）。选择的治疗体积也应考虑到儿童的年龄和它的生长发育，例如年幼儿童双侧颈部的照射可保持均衡生长发育，整个椎体必须在照射区内剂量均匀最高可达 20Gy，以避免在青春期发育时畸形。

【不良反应】　在儿童放射治疗中靠近治疗区的器官认为是危险器官。放疗可能对患儿的器官功能、美容、生长发育等带来危害，同时也有产生第二肿瘤的危害，对年幼儿童及有生长能力的器官危害尤其大。

1. 中枢神经系统放疗后的远期毒性反应

（1）脑白质病变：它的发生是与少突胶质细胞逐渐消失和脱髓鞘联系在一起的。脑室周围和脑半球深部白质是最经常受到影响的区域。在临床上与渐进性痴呆、癫痫危象和共济失调相关联。主要的危险因素与照射的总剂量（剂量限制在 60Gy）、照射野的体积（全颅照射与局部照射相比脑白质病变增加了 5 倍）。脑白质病变可能与每次的照射分割剂量有关，因此强烈推荐在儿童放疗中每次的分割剂量不要超过 1.8Gy。如果放疗与甲氨蝶吟合用会增加危险性。Moya-Moya 病（脑底异常血管网症）：主要是与颅底血管的疾病有关（Willis 环的主要动脉）。患儿逐步发展缺血意外、癫痫、运动麻痹和痴呆。最初的迹象通常出现在照射后 5～20 年。主要风险因素包括在治疗时年龄小于 5 岁、I 型神经纤维瘤病和相关的视交叉区域放疗。神经纤维瘤病的存在，发展成 Moya-Moya 病需要的剂量是较低的（例如有神经纤维瘤病 36Gy 就能发生 Moya-Moya 病，而无神经纤维瘤时则需要 50Gy 才能发生）。

（2）放射性坏死：与照射剂量直接相关 54Gy 以下几乎为零，60Gy 后则放射性坏死发生率增加，大分割照射的风险更大。

（3）神经认知障碍：神经认知后遗症的评估是困难的，因为手术、化疗、放疗、诊断时的年龄、社会经济背景和肿瘤类型等与相关疾病的各种因素相互交织，最常遇到的问题是注意力、记忆、智力发展的紊乱。智商的下降（IQ）直接与放疗的剂量、脑照射体积和照射时儿童的年龄有关。POG（儿童组织）研究组显示全颅放疗 36Gy 与 23Gy 相比智商相差 15 分。如果是 5 岁以下儿童的差异又增加了 10 分，总计相差 25 分。在一个幼儿全颅放疗 36Gy 智商为 70，而在 5 岁后儿童全颅放疗 23.4Gy 智商为 90。估计 8 岁后儿童全颅放疗 23.4Gy 每年智商下降约 1 分，8 岁前儿童全颅放疗 36Gy 每年智商下降约 3 分。

2. **听觉**　单用放疗量 54Gy 之前很少会导致听力的损害。而与顺铂联用对听觉器官会有协同损害作用，此时放疗剂量最好不要超过 45～50Gy。

3. **呼吸功能**　儿童肺的耐受量与成人相比无差异。但还存在着一些特殊点如儿童肿瘤患者全肺照射较为常见：按照年龄全肺放疗剂量 12～18Gy。缺乏临床症状并不意味着没有后遗症：有研究表明成人后肺活量下降大约在 30%。在其他研究组中对儿童和青少年霍奇金淋巴瘤的治疗照射纵隔，大约 50% 的病例有显而易见的肺弥散功能的不足。这可能与肋骨的发育不足有关。

4. **中枢内分泌后遗症**　生长激素的缺乏是下丘脑-垂体轴照射最常见的并发症。20Gy 放疗后可能会出现垂体生长激素的不足，36～40Gy 或者更高剂量的照射可能造成促甲状腺激素和促肾上腺皮质激素分泌的紊乱。

5. **外周内分泌的不足**　当甲状腺的放疗剂量超过 10Gy 时可受到影响。激素分泌的不足，增加了患甲状腺癌的风险。1Gy 和 10Gy 之间危险性呈线性关系，然后 20Gy 后上升缓慢，直到 40Gy 后仍然显得重要。

6. 性腺后遗症

（1）女性儿童：盆腔及全颅全脊髓照射尤其是全身放疗能引起性腺及子宫的后遗症。全身放疗 2Gy 就能使卵巢有功能不足的危险，盆腔照射 30Gy 后几乎有不可逆的卵巢功能丧失。而 Wilms 瘤 20Gy 的腹部放疗一般不会引起严重的卵巢后遗症。但在年幼女孩子宫是一个非常放射敏感的器官，放疗 10~15Gy 后一般不能怀孕，如果怀孕常会发生自发性流产。

（2）男性儿童：睾丸生殖上皮对放疗最为敏感：大约 3Gy 的放疗剂量能引起短暂的无精症。12Gy 后，通常会绝精。在青春期前照射 20Gy 和青春期后照射 30Gy 可保留睾丸的内分泌功能。

7. 第二肿瘤的发生

第二肿瘤的发生一方面与照射部位相关，另一方面与给予的其他治疗（如化疗等）有关。一般来说，女孩发生第二肿瘤的风险比男孩要高两倍。在幼小儿童中发生第二肿瘤为实体肿瘤的危险高，而随着年龄的增加第二肿瘤为白血病的发生概率则增大。有一些原发肿瘤的类型易发生继发肿瘤：例如在遗传性视网膜母细胞瘤、霍奇金病和软组织肉瘤。第二肿瘤发生的危险性与放疗剂量增加有关，在年幼儿童中危险最大，随访时间越长则第二肿瘤发生率越大。如果与烷化剂或拓扑异构酶Ⅱ抑制剂化疗药物联用则危险性会进一步增加。

一些与放射治疗有关的原发和继发肿瘤是：

（1）霍奇金病与乳腺癌：随访 10 年发生乳腺癌危险增加 4 倍，治疗后 30% 的 30 岁妇女发生乳腺癌，女性在青春期放疗似乎危险性更高。

（2）淋巴母细胞性白血病和原发脑肿瘤放疗后会产生继发脑肿瘤。

（3）视网膜母细胞瘤、尤因肉瘤、软组织肉瘤放疗后会产生骨肉瘤，放疗引起骨肉瘤比原发更难治疗。儿童放疗器官限量见表 24-1。

表 24-1　儿童放疗器官限量

组织	剂量	后遗症
皮肤	35Gy	毛细血管扩张
脑	<1/3：55Gy	坏死
	2/3：40Gy	认知障碍
	3/3：35Gy	认知障碍
视神经	50Gy	失明
视交叉	52Gy	失明
脑干	55Gy	坏死
脊髓	45Gy	脊髓炎
晶体	10Gy	白内障
视网膜	40Gy	失明
耳朵内/外	50Gy	耳炎/耳聋
双侧腮腺	30Gy	唾液缺乏
肾	12Gy	肾功能不全
整个肝	20Gy	肝功能不全
卵巢	5Gy	内分泌紊乱
睾丸	5Gy	绝育
子宫	10Gy	绝育

注：推荐每天每次给予的照射剂量为 1.8~2Gy 年幼儿童或大体积的照射（整个腹腔、双肺）可每天每次减少至 1.5Gy

【儿童放射治疗定位技术】　在成人中使用的所有放疗技术只需一些修改都能运用于儿童：对于儿童接受低剂量照射的风险并不清楚，有些数学模型显示用高能量（18MV）调强放疗辐射诱发癌症的危险增加一倍。

CT 模拟时的固定体位依不同肿瘤部位而定：盆腔原发病

灶,则采用真空气垫和脚垫固定盆腔和双下肢;胸部原发病灶,则患儿双手上举,采用真空气垫固定;头或颈部原发病灶,则采用头或头颈肩面罩固定;四肢原发病灶,则采用相应的真空气垫或放疗定位固定膜。一个良好的重复摆位是必要的,这套重复摆位装置必须是个体化的、舒适的、重复性好。重复摆位装置制作应迅速和无痛的,其使用是强制性的,即使是在每次放疗全身麻醉的情况下。

肿瘤的确定依赖于体检、CT 扫描(明确有否骨侵犯)、MRI 扫描(明确有否存在软组织侵犯)以及 PET-CT。放疗所需采集的影像:CT 图像是必需的,尽可能与 CT 图像与其他多种图像相融合(PET,磁共振成像)。做治疗计划必须勾画整个危险器官和靶区轮廓,整个相关的体积,必须有剂量计算和剂量分布图。

【儿童放射治疗质量的控制】　必须在治疗前实施位置验证和治疗计划的剂量验证,每周应该有患儿的临床观察记录与治疗相关的放疗不良反应。儿童放射治疗资料要有:治疗参数(总剂量、分割次数、时间、靶区,危险器官剂量)、放疗后总结、随访记录,并存档。

【成为儿童放射治疗中心的标准】

1. 除姑息治疗可以就近治疗外,其他不同的儿童肿瘤病例每年至少治疗 15 例(包括全身照射)。

2. 放射治疗中心至少有一个受过小儿肿瘤综合治疗训练的放疗医师(负责儿童肿瘤的放疗),能确保治疗连续性。

3. 主管儿童放疗医师必须参加儿童多学科的讨论。儿童肿瘤放疗必须经过有关方面的认证即必须有儿童多学科的讨论,如果没有被认证的医院,每一例儿童肿瘤患者放射治疗必须通过其他儿童肿瘤治疗中心进行多学科的讨论。

4. 危险器官的吸收剂量必须要在患儿的病史中记录。

5. 儿童放射治疗医师必须至少每年参加一次儿童肿瘤学会议。

6. 儿童放射治疗医师必须服从中国小儿肿瘤专业委员会讨论制定所要求的质量控制。

7. 儿童放射治疗医师应确保按照已经建立的儿童肿瘤治疗方案对儿童随访：至少每年有一次随访记录（包括局部控制和不良反应）。

【儿童肿瘤靶区设计与勾画基本原则】　国际辐射单位及测量委员会（ICRU）提出了有关剂量报告的一些规定，目的是让放疗医师能行正确的治疗方针并不断改进治疗方案，同时为交流经验提供依据。这些定义包括：

1. **肿瘤区**（gross tumor volume，GTV）　采用以影像为主的一般诊断方法经肉眼可以观察到的在一定部位可确定形状大小的可见肿瘤。包括肿瘤原发灶、转移淋巴结和远处血行转移灶。治疗时要给予肿瘤区足够的剂量力求消灭肿瘤达到根治（CR），通过观察肿瘤区的变化判断治疗效果、修改治疗方案和开展临床研究。

2. **临床靶区**（clinical target volume，CTV）　按照放射生物要求及肿瘤发生、转移因素考虑的应给予一定照射剂量的肿瘤原发灶周围浸润形成的亚临床灶、区域淋巴转移路径等。是肿瘤区域放射治疗控制复发转移的基础。

3. **计划靶区**（planning target volume，PTV）　实施放射治疗时实际照射的范围。除包括临床靶区外，还要包括由于照射区域由呼吸、心跳、空腔脏器的充盈与排空等造成的生理变化范围，患者分次照射造成的摆位误差，仪器设备的机械误差等。该扩大的照射范围是为了保证临床靶区获得有效的治疗剂量。不同治疗中心有各自的摆位边界。靶区体积包括化疗和手术前呈现的原始肿瘤范围（GTV1、CTV1、PTV1）和新辅助化疗及术后残留肿瘤体积（GTV2、CTV2、PTV2）。

4. **放疗数据采集与保存**

（1）复印所有术前诊断影像 CT/MR/PET；

（2）复印模拟定位影像，含 GTV 勾画的每个射野 DRR 图像；

（3）复印每个野的验证片；

（4）病人在治疗体位的标记照片；

（5）BEV，REV；

（6）剂量总结,每个靶区和危及器官的剂量;

（7）处方剂量,剂量计算,DVH;

（8）等剂量分布,清楚显示靶区3D剂量分布;

（9）患者放疗记录,处方及每天累积剂量。

【肾母细胞瘤】

1. 放疗技术参数与质量控制

（1）治疗方法和照射野必须使治疗容积内剂量均匀（±5%）;

（2）通常使用4~6MeV能量加速器,治疗距离（源瘤距）100cm;

（3）肿瘤剂量是中心平面剂量,剂量单位:cGy;

（4）术后10天内放疗（手术日为第一天）,一般给予180cGy/d,5天/周,当放疗容积较大时（如全腹）,肿瘤剂量可减少至150cGy/d。如有特殊情况可考虑14天内。

（5）术后放疗患儿只要无感染性原因,WBC≥1000,即可放疗。

（6）放疗范围:PTV1=CTV1（GTV1+1~2cm）+5mm,注意双腹侧壁留3~5mm皮肤在照射野外,女孩全腹要慎重,用调强技术尽量保护卵巢和子宫。

2. 预后良好型（FH）

（1）Ⅰ、Ⅱ期不须放疗;

（2）Ⅲ、Ⅳ期须术后放疗,Ⅲ期原发灶放疗剂量1080cGy或全腹放疗10.8Gy,Ⅳ期原发灶为Ⅲ期放疗,转移灶放疗;

（3）Ⅴ期每侧独立治疗,Ⅲ期以上同上治疗。

3. 预后不良型（UFH）

（1）Ⅰ期不需放疗。

（2）Ⅱ、Ⅲ、Ⅳ期:所有病人必须术后放疗。

1）Ⅱ期:瘤床放疗,设野同FH设野（1）。剂量1980cGy/11次。

2）Ⅲ期、Ⅳ期原发灶:同FHⅢ期。剂量1980cGy/11次,全腹放疗1080cGy/6Fx,局部瘤床加量900cGy/5Fx。

3）Ⅳ期转移灶放疗同FHⅣ期（表24-2）。

表 24-2　放疗范围

肿瘤范围	放疗范围
肾门淋巴结侵犯、术后有肉眼或镜下残留、腹主动脉旁淋巴结侵犯	患侧腹部,过中线包括双侧腹主动脉旁淋巴结
腹膜种植、腹部肿块残留、术前或术中肿瘤破裂污染	全腹

注:局部加量范围:肿瘤最大直径外放至少 2cm

4. 放疗剂量

（1）Ⅲ期剂量:全腹式大野,总量 1080cGy,180cGy/d×6 次。

（2）对残留肾或双侧 Wilms 瘤的肾脏,放疗剂量<1440cGy,放疗容积超过 1/2 肝脏,剂量<1980cGy。

（3）Ⅳ期剂量:原发肿瘤剂量、放疗容积同Ⅲ期。远处转移灶化疗无效时可考虑放疗.

（4）肝转移:全肝 1980cGy/12 次/2.5 周,缩野后加量 540～1080cGy。75%肝放疗剂量<3060cGy。

（5）肺转移:双肺 1200cGy/8 次,局部加量 750cGy/5 次。<18个月婴儿肺转移建议用化疗。

（6）淋巴结转移:1980cGy,局部加量 540～1080cGy。

（7）脑转移:全颅 3060cGy/17 次/3.5 周。

（8）骨转移:根据影像学病灶外放至少 3cm,剂量 3060cGy。

放疗 1080cGy 需在 10 天内完成,全腹+缩野在 20 天内完成。若延迟按 BED 公式补量。健侧肾脏<1200cGy。

5. 设野

（1）肿瘤床放疗用于肾门淋巴结侵犯或局部残留。肿瘤床根据术前 CT 扫描或肾盂造影,来确定肾脏和肿瘤轮廓,加 1cm 范围,即上界肾脏上极外 1cm,内界肿瘤外 1cm。设野一般不包括膈顶(除膈顶有侵犯)。设野过中线应包括层面内完整脊柱,但不包括对侧肾脏。

（2）腹主动脉链受侵犯,设野包括双侧腹主动脉旁淋巴结。全腹放疗应用于腹腔内种植、术后巨大肿块残留或术前放疗。设野上界为膈顶,下界为闭孔,避开股骨头。

（3）缩野放疗主要考虑瘤床放疗,若术前肿瘤范围大,推移正常器官(如肝脏)复位,可适当考虑正常器官复位后解剖情况设野。放疗设野上下界主要考虑肿瘤术前上下极范围,左右界,需保护对侧正常肾脏。

6. 透明细胞肉瘤

（1）Ⅰ期不需放疗,Ⅱ、Ⅲ、Ⅳ期都需放疗。

（2）Ⅱ期设野和剂量:瘤床放疗,最小剂量为 1080cGy。

（3）Ⅲ、Ⅳ期原发灶:全腹 1080cGy,局部加量。

（4）Ⅳ期转移灶:同 FHⅣ。

7. 横纹肌肉瘤样 Wilms 瘤

（1）Ⅰ、Ⅱ、Ⅲ、Ⅳ 期:都需放疗,剂量 1980cGy（< 1 岁 1080cGy）。

（2）Ⅱ、Ⅲ期:术后放疗范围同前。

（3）Ⅳ期:同 FHⅣ。

8. 复发肾母细胞瘤的放疗　对于以前无放疗史及放疗剂量为 1080cGy,再次给予 2160cGy（<1 岁给予 1260～1800cGy）,局部加量不超过 3000cGy。

【神经母细胞瘤】　Ⅲ、Ⅳ期神经母细胞瘤(NB)复发率仍较高,尤其是Ⅳ期,其中 50% 为局部复发。局部外照射(EBRT)放疗安全性已有多个临床试验证实。对Ⅲ、Ⅳ期 NB 病人,在手术和化疗基础上加放疗,期望通过放疗降低局部复发率,提高Ⅲ、Ⅳ期 NB 远期疗效。

1. 放疗指征:

（1）Ⅲ/Ⅳ期神经母细胞瘤原发灶区或残留病灶区放疗。

（2）转移灶减症放疗。

（3）Ⅰ、Ⅱ期手术不能切净残留病灶区放疗。

（4）年龄≥18 个月。

（5）新辅助化疗肿瘤包绕大血管仍不能手术,试用术前放疗(可加用放疗增敏剂)。

2. 放疗时间:

（1）自身造血干细胞移植 28 天后 42 天内为宜。

（2）不移植患者化疗结束后。

（3）化疗后,原发灶手术困难者(如椎管内浸润或肿瘤包绕大血管),可考虑手术前放疗。放疗后 3~4 周手术。

（4）可考虑将全身放疗(TBI)+原发灶放疗作为自身造血干细胞移植预处理方案的组成部分。

3. 放疗条件:

（1）粒细胞绝对计数>1000。

（2）黏膜反应<G2。

（3）肝位于放射野内,ALT<2 倍正常值,胆红素<1.5 倍正常值,无 VOD 依据。

（4）气道位于放射野内,气管水肿<G2。

（5）腹部放疗,白蛋白>3g/dl。

（6）部分肾放疗野内,血清肌酐<1.5 倍正常值,双肾或大于 20%单肾放疗野内,必须确认未放射肾功能。

（7）肾或膀胱放疗野内,需无血尿。

急诊放疗:患者诊断后出现由肿瘤压迫引起的危及生命或器官功能时可考虑急诊放疗。

4. 放疗野、剂量与技术要求:

（1）放疗范围:

1）CT/MR/PET:根据 CT/MR/PET,为了保护正常组织,一般采用 PTV2=CTV2(GTV2+1~2cm)+5mm,加量为残留病灶。如果原发肿瘤小于 5cm,采用 PTV1= CTV1(GTV1+1~2cm)+5mm。

2）放疗剂量:肿瘤全切放疗剂量 21.6Gy/12 次,手术残留区加量 14.4Gy/8 次,放疗总量 36Gy/20 次。（局部放疗残留最多加至 45Gy/25 次）。

3）正常组织耐受:肝脏 V9<50%,V18<25%,双肾 V8<50%,V12<20%;肝、肾可利用非共面设野做到以上限制;脊柱<20Gy;胸腔放疗:肺 V15<33%。

4）放疗:不因发热、白细胞计数低中断。若出现严重感染,中断放疗或修改照射野。

5）移植前 TBI 剂量 10Gy,原发灶加量 10Gy。

6）IMRT(调强放疗):已经被承认,在胸腔的肿瘤调强必须有控制呼吸运动的呼吸门控或 4DCT 扫描,螺旋断层放射治疗系统 TOMO 能更好地保护正常器官。处方剂量 36Gy/20 次,局部放疗残留可加至 45Gy/25 次或更高。

7)术前放疗:给予 21.6Gy/12 次。

【儿童横纹肌肉瘤】

1. 靶区放疗容积

(1)瘤床预防放疗:PTV1 = CTV1(GTV1+1~2cm)+5mm。肿大淋巴结包括淋巴结区,淋巴结阴性不需包整个淋巴结链。腹腔肿瘤有腹膜转移危险,为整个腹腔;肢体的肿瘤床边界需放 2cm,避免肢体整个圆周放疗,尽量不跨越关节。

(2)残留肿瘤放疗:PTV2 = CTV2(GTV2+1~2cm)+5mm,如肿瘤体积>5cm 或周围有重要脏器,PTV2=GTV2+1~1.5cm。

2. 按照危险度进行放疗:

(1)低危

1)胚胎型和葡萄状型横纹肌肉瘤无残留不需放疗。临床 Group Ⅰ。

2)微残留放疗,临床 Group Ⅱ,TD36Gy/20 次,放疗时间为第 3 周,第 2 次 AMD 使用后。

3)眼眶残留放疗,临床 Group Ⅲ,TD45Gy/25 次,放疗时间为第 3 周,第 2 次 AMD 使用后。

4)淋巴结侵犯,需放疗,TD41.4Gy/23 次。

5)放疗时间:

①肿瘤微残留 Group Ⅱ和眼眶肿瘤残留组放疗于第 21 天开始。

②除了 Group Ⅲ 的非眼眶肿瘤残留(非脑膜旁的头颈部肿瘤,泌尿道),其放疗时间延迟至第 12 周(除了阴道),省略 15 周、18 周的 AMD,阴道肿瘤于 28 周放疗,省略 30 周、33 周的 AMD。

(2)中危

1)适应证:

①腺泡型及不能定型,Ⅰ、Ⅱ、Ⅲ期。

②胚胎型,Ⅱ、Ⅲ,部位:脑膜旁,膀胱,前列腺,四肢和其他(腹膜后,阴道,胃肠道和胆道)。

2)缩野:总量 36Gy/41.4Gy 不需缩野,脑膜旁不缩野,总量 50.4Gy,于 36Gy(淋巴结阴性)缩野,41.4Gy 缩野(淋巴结阳性)。

3）放疗时间:第12周,化疗后第2、3天开始,如做二期手术,术后2周,脑膜旁肿瘤侵,犯颅内,治疗初期即放疗。

4）放疗剂量:第12周仍有残留50.4Gy,影像及活检证实CR的最初淋巴结阳性41.4Gy,没有淋巴结侵犯36Gy,分割剂量1.8Gy。

5）转移灶放疗:50.4Gy/28次,肺转移:全肺15Gy后局部加量至50.4Gy。

（3）高危

1）放疗时间:15周(第105天),脑膜旁直接侵犯脑组织急诊放疗,急诊放疗还有脊髓挤压和视力缺失。

2）疗剂量:原发灶和转移灶剂量50.4Gy,手术切除后微转移者,淋巴结阳性41.4Gy,淋巴结阴性36Gy。

3）放疗参数:4MV以上20MV能量直线加速器,剂量均一性:剂量变化范围在+7%,-5%。95%剂量线包绕PTV,中断放疗>2周,加1次,中断放疗>3周加2次。（中性粒细胞<750,且伴不能控制的感染,中断放疗）

【尤因肉瘤、滑膜肉瘤、PNET】

1. 瘤床预防放疗　PTV1＝CTV1(GTV1+1～2cm)+5mm,剂量36～45Gy。

2. 残留肿瘤放疗　PTV2＝CTV2(GTV2+1～2cm)+5mm,总量50.4～54Gy。放疗原则基本同前。

（蒋马伟）

参 考 文 献

［1］Dörr W,Kallfels S,Herrmann T. Late bone and soft tissue sequelae of childhood radiotherapyStrahlenther Onko,2013,189:529-534.

［2］Ng AK,van Leeuwen FE. Hodgkin lymphoma:Late effects of treatment and guidelines for surveillance. Semin Hematol,2016,53(3):209-215.

［3］Debra L,Friedman Lu Chen,Suzanne Wolden. Dose-Intensive Response-Based Chemotherapy and Radiation Therapy for Children and Adolescents With Newly Diagnosed Intermediate-Risk Hodgkin Lymphoma:A Report From the Children's Oncology Group Study AHOD0031,J Clin Oncol,2014,32(32):3651-3658.

［4］ Paul E. Grundy, Daniel M, et al. Clinical Significance of Pulmonary Nodules Detected by CT and Not CXR in Patients Treated for Favorable Histology Wilms Tumor on National Wilms Tumor Studies-4 and 5: A Report from the Children's Oncology Group. Pediatr Blood Cancer, 2012, 59(4):631-635.

［5］ Kalapurakal JA, Perlman EJ, Seibel NL, et al. Outcomes of Patients With Revised Stage I Clear Cell Sarcoma of Kidney Treated in National Wilms Tumor Studies 1-5; Int J Radiat Oncol Biol Phys, 2013, 85(2):428-431.

［6］ Daniel M. Green, Norman E. Breslow, Giulio J. D'Angio, et al; Outcome of patients with stage II/favorable histology Wilms tumor with and without local tumor spill. A report from the National Wilms Tumor Study Group. Pediatr Blood Cancer, 2014, 61(1):134-139.

［7］ Ali Mazloom, Chrystal U. Louis, Jed Nuchtern, et al. Radiation Therapy to the Primary and Postinduction Chemotherapy MIBG-Avid Sites in High-Risk Neuroblastoma. Int J Radiat Oncol Biol Phys, 2014, 90(4): 858-862.

［8］ Park JR, Bagatell R, Cohn SL, et al. Revisions to the International Neuroblastoma Response Criteria: A Consensus Statement From the National Cancer Institute Clinical Trials Planning Meeting. J Clin Oncol, 2017, 35(22):2580-2587.

［9］ Suman Malempati, Douglas S. Hawkins, Rhabdomyosarcoma: Review of the Children's Oncology Group(COG) Soft-Tissue Sarcoma Committee Experience and Rationale for Current COG Studies. Pediatr Blood Cancer, 2012, 15:59.

［10］ John Breneman, Jane Meza, Sarah S. Donaldson, et al. Local Control with Reduced Dose Radiotherapy for Low-Risk Rhabdomyosarcoma: A Report from the Children's Oncology Group D9602 Study. Int J Radiat Oncol Biol Phys, 2012, 83(2):720-726.

［11］ Suzanne L Wolden, Elizabeth R Lyden Carola A. Arndt, et al. Local Control for Intermediate-Risk Rhabdomyosarcoma: Results From D9803 According to Histology, Group, Site, and Size: A Report From the Children's Oncology Group. Int J Radiat Oncol Biol Phys, 2015, 93(5): 1071-1076.

06检